骨科护士应知应会

主　编　高小雁　秦柳花　高　远

副主编　许蕊凤　鲁雪梅　曹艳霞　孔祥燕

U0197381

北京大学医学出版社

GUKE HUSHI YINGZHI YINGHUI

图书在版编目（CIP）数据

骨科护士应知应会 / 高小雁 , 秦柳花 , 高远主编 . —
北京 : 北京大学医学出版社 , 2018.5（2021.1 重印）
ISBN 978-7-5659-1782-0

Ⅰ.①骨… Ⅱ.①高… ②秦… ③高… Ⅲ.①骨科学
—护理学—问题解答 Ⅳ.① R473.6-44

中国版本图书馆 CIP 数据核字（2018）第 070013 号

骨科护士应知应会

主　　编：高小雁　秦柳花　高　远
出版发行：北京大学医学出版社
地　　址：（100083）北京市海淀区学院路 38 号　北京大学医学部院内
电　　话：发行部 010-82802230；图书邮购 010-82802495
网　　址：http://www.pumpress.com.cn
E — mail：booksale@bjmu.edu.cn
印　　刷：中煤（北京）印务有限公司
经　　销：新华书店
责任编辑：李　娜　　**责任校对**：金彤文　　**责任印制**：李　啸
开　　本：889 mm × 1194 mm　1/32　**印张**：10.875　**字数**：238 千字
版　　次：2018 年 5 月第 1 版　2021 年 1 月第 3 次印刷
书　　号：ISBN 978-7-5659-1782-0
定　　价：55.00 元

编委会名单

主　编　高小雁　秦柳花　高　远

副主编　许蕊凤　鲁雪梅　曹艳霞　孔祥燕

编　者（按姓名汉语拼音排序）

安艳晶	毕　娜	蔡　娟	曹红兵	曹建华	曹　晶
曹艳霞	陈燕梅	陈一秀	程凌燕	崔丽涛	范金艳
冯丽丽	高　凡	高　昶	高小平	高小雁	高艳明
高　远	巩向丽	果秀凌	韩　冰	黄　洁	季长高
贾晶丽	姜　耀	金　薇	金　侠	金　鑫	孔祥燕
雷国华	李爱珍	李春敏	李秀丽	李燕华	梁玉焕
刘名名	刘建梅	刘　伟	刘小华	刘秀梅	刘　研
刘　燕	刘　莹	柳　剑	鲁　楠	鲁雪梅	麻　巍
马殿群	马　蕊	穆　红	彭贵凌	秦柳花	覃　倩
苏　敏	孙胜男	田　园	佟　静	王会轻	王吉英
王　楠	王　欣	王秀均	魏　娜	吴淑华	吴卫东
徐　辉	许蕊凤	闫　杰	杨嫒苹	杨华丽	杨京春
杨　坤	杨溪洋	杨　旭	姚晋囡	易祖玲	尹　芳
于　梅	翟亚玲	张　红	张会娟	张　敏	张　然
张　爽	张　新	赵凤娜	甄菊梅	郑桂娟	郑红云
郑群怡					

主编简介

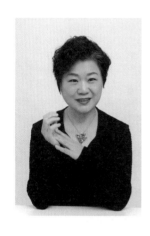

高小雁，中共党员，主任护师，北京市三八红旗手，原北京积水潭医院护理部主任。

学术兼职：国家级医院评审员，北京市卫生系列高级职称评审专家，第26届、第27届中华护理学会骨科护理专业委员会主任委员、顾问，中国非公立医疗机构协会骨科分会常务副主任委员，中华医学会骨科学分会护理学组组长、顾问，西安护理学会骨科护理专业委员会名誉主任委员，

北京医学会骨科学分会护理学组组长、顾问，白求恩精神研究会医学科技创新分会理事，北京护理学会理事、管理委员会委员。担任《中华护理杂志》《中华现代护理杂志》《中国护理管理杂志》《中国实用护理杂志》《中华损伤与修复杂志（电子版）》等杂志编委。

在核心期刊上发表论文80余篇，SCI收录3篇，主编并出版骨科护理专业书籍14部。参编中华医学会主编的中国第一部《中国血栓预防指南》《医院内静脉血栓栓塞症预防与管理建议》和《亚洲院内静脉血栓栓塞症预防指南》。拥有实用新型发明专利3项。

2016年创办了优玛-积水潭伤口学校，参与培养了该校第一批伤口管理师。在国内多个省市包括香港、澳门等地举办的继续教育课程、骨科论坛、管理论坛上多次做主题演讲。

曾获得北京市卫生局科技成果一等奖，北京市卫生局、北京市总工会共同颁发的北京市双语活动一等奖等奖项。获得"2015年度首届全国优秀护理部主任"荣誉称号。多次获得北京积水潭医院"院级优秀党员""院级优秀管理干部"等荣誉称号。曾任首都医疗骨科医院副院长、中康美复医疗健康咨询有限公司副总裁、总裁。

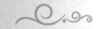

主编简介

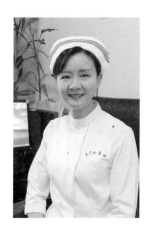

秦柳花，解放军第306医院护理部主任，全军脊柱外科中心护理专家，主任护师，研究生学历。现任中国残疾人康复协会肢体残疾康复专业委员会常务委员、护理学组组长，中国健康促进基金会骨科护理专家委员会副主任委员，中国研究型医院学会护理分会理事，中国医药教育协会护理专业委员会常务委员，中华护理学会骨科护理专业委员会专家库成员，中华医学会骨科学分会护理学组委员，全军护理专业委员会常务委员、外科学组副组长，全军骨科专业委员会护理学组副组长，北京护理学会骨科专业委员会副主任委员，北京医学会骨科学分会护理学组副组长。担任《中华护理杂志》《解放军护理杂志》《中华现代护理杂志》等杂志编委。荣获全军医疗成果二等奖、三等奖各1项，国家实用新型专利2项，北京市科技计划课题1项，院级重点科研课题2项。第1作者发表统计源期刊论文40余篇。主编、副主编专著5部，参与编写专著8部。

从事临床护理及管理工作28年，曾在新加坡国立大学医院接受两年专科护理培训，专注于临床骨科疾病、老年疾病康复、心理及护理管理方面的研究。2008年荣立三等功1次，2011年被评为"总装'十一五'岗位练兵先进个人"，多次获巾帼建功先进个人及嘉奖。

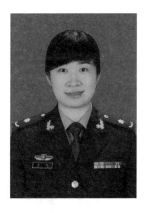

高远，中国人民解放军总医院骨科护士长，副主任护师。现任中华护理学会第 27 届骨科护理专业委员会主任委员、中华医学会骨科学分会护理学组副组长、北京医学会骨科学分会护理学组副组长、北京护理学会骨科专业委员会委员、全军骨科专业委员会护理学组副组长、中国医药信息学会护理信息学青年专业委员会副主任委员、中国健康促进基金会骨科护理专家委员会副主任委员、中华医学会创伤学分会护理学组委员兼秘书、北京护理学会骨科专业委员会委员、中国远程医药健康联盟专家指导委员会专家委员。担任《中华现代护理》杂志审稿专家。

承担军委科委重大项目 1 项、全军课题 2 项、院级课题 4 项。获国家实用新型专利 10 项、中华护理科技二等奖 1 项、中国人民解放军总医院科技进步二等奖 1 项、护理创新奖 2 项。在核心期刊发表论文 10 余篇，SCI 论文 5 篇，参与编写专著 7 部。先后主办 7 期国家及军队继续教育项目。

专注于骨科护理、病区管理、信息化管理、护理教学培训等方面的研究。负责中国人民解放军总医院护理信息化专项工作，担任中国人民解放军总医院卫勤保障分队护士长。完成汶川地区抗震救灾、北京奥运会医疗保健、西沙群岛医疗巡诊等多项重大保障任务。曾荣立"个人三等功"、中国人民解放军总医院"优秀护士长""个人突出贡献奖""教学先进个人"等荣誉。

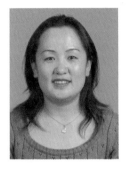

许蕊凤，副主任护师，北京大学第三医院骨科总护士长。现任中华护理学会第27届骨科护理专业委员会副主任委员、北京护理学会骨科专业委员会副主任委员、北京医学会骨科学分会护理学组组长、中华医学会骨科学分会护理学组委员、中国老年学会骨质疏松分会护理学组常委。承担校级科研课题1项、院级科研课题2项。以第1作者身份在统计源期刊上发表护理论文10余篇，主编《实用骨科护理技术》《骨科护士规范操作指南》等护理专著3部，参与编写护理专著10余部。

从事骨科护理及护理管理工作27年，专注于临床骨科疾病护理、骨科康复护理及护理管理方面的研究，积累了丰富的临床护理经验。作为骨科资深护理专家多次在全国、省市级、区级及院级骨科大会上做专题讲座。

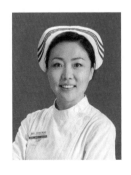

鲁雪梅，副主任护师，北京积水潭医院护理部主任。现任中华护理学会第27届骨科护理专业委员会副主任委员、中华护理学会行政管理专业委员会专家库成员、北京护理学会骨科专业委员会主任委员。担任《山东医药》杂志编委。作为副主编参编了《骨科护理用具指南》《骨科临床思维与实践》。在核心期刊发表护理论文多篇。在消化内科、血液科、风湿免疫科、肾内科等疾病护理方面具有扎实的理论基础和丰富的临床经验。

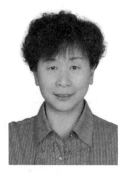

曹艳霞，主任护师，硕士研究生导师。现任中国中医科学院望京医院护理部主任、中华护理学会第27届骨科护理专业委员会委员、北京护理学会理事、北京护理学会骨科专业委员会委员、中国中西医结合学会骨科微创专业委员会护理学组组长、北京市中西医结合学会中西医结合护理专业委员会副主任委员、中华中医药学会护理分会常委、世界中医药联合会骨与关节专业委员会副会长、世界中医药联合会护理专业委员会常务理事、中国残疾康复协会肢残康复专业委员会护理学组副组长。担任《护理研究》杂志编委。

获得国家专利2项，主持并完成护理科研课题4项，参与11项科研课题工作。在核心期刊发表学术论文21篇，参编著作7部。

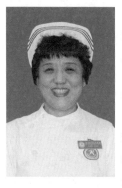

孔祥燕，主管护师，大学本科学历，北京大学人民医院护理部副主任。曾任骨肿瘤科护士长、创伤骨科护士长。

专业特长：护理质量管理、创伤骨科护理、创伤后功能康复。

社会兼职：中华护理学会第27届骨科护理专业委员会委员、中华医学会骨科学分会护理学组委员、中华医学会创伤学分会护理学组常委、北京医学会骨科学分会护理学组副组长、中国健康促进基金会骨病专项基金骨科护理专家委员会委员、中国老年学和老年医学学会骨质疏松分会护理专业委员会常务委员。

序 一

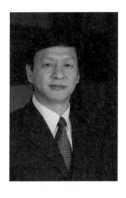

在《骨科护士应知应会》一书即将问世之际，我受本书主编的邀请为本书写序，感到非常欣喜和高兴。

在医学技术迅猛发展的今天，有许多先进的理念和技术日趋成熟，并被广泛应用于临床，骨科护理也是如此。中国共产党第十九次全国代表大会以来，实施健康中国战略、完善国民健康政策、满足人民群众日益增长的对健康的需求已经成为医疗行动的指南，也对骨科医疗和护理提出了更高的要求：从健康中国的高度、从满足人民对健康需求的高度、从学科发展的高度寻求骨科护理学科的构建和发展，而学科建设的一个重要组成部分就是知识体系的建设。《骨科护士应知应会》从骨科基础知识入手，从基本理论知识到临床操作技能，内容简明广泛、贴近临床，是从事骨科临床护理、骨科护理管理及骨科教学的必备参考书。

陈仲强

北京大学国际医院院长
原北京医学会骨科学分会主任委员

序 二

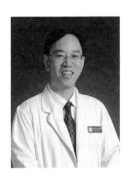

作为从患者入院到出院的全程照顾者、指导者和管理者，护士为患者的诊疗和康复做出了巨大贡献。护士不但要做好临床基础护理工作，还要不断学习专业知识、增加知识储备、拓宽视野、勇于创新，只有这样才能更好地为患者提供全程的、优质的、高效的和连续的服务，适应患者不断增长的对身体健康、幸福生活的美好追求。北京医学会骨科学分会护理学组正是在这样的思想指导下，牵头主编了这本《骨科护士应知应会》。本书在内容上基本涵盖了骨科的所有专业和基础知识，还介绍了骨科护理最前沿的内容，如疼痛管理、静脉血栓栓塞症的预防及护理管理、皮肤管理、快优康复等。全书采用一问一答的形式，知识点清晰，内容全面，信息量大，为临床护士提供了一本易携带、易阅读、易记忆、易实践的好书。

我作为北京医学会骨科学分会的主任委员，对于该书的出版表示衷心的祝贺。希望广大骨科护理人员不忘初心、凝心聚力、砥砺前行，继续为骨科护理事业的持续发展贡献爱心、智慧和力量，为满足患者不断增长的对美好生活的需求而努力！

北京大学人民医院院长

北京医学会骨科学分会主任委员

序 三

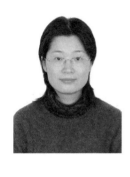

随着骨科医学技术的不断发展，脊柱外科、矫形外科、创伤骨科、手外科、骨肿瘤科等专业的专科特色越来越鲜明，部分骨科治疗技术和理念得到了更新，骨科护理知识、技术和理念也随之发生了重大变革，护理在促进患者康复过程中的作用日益突出。由于骨科护理涉及内容广泛、专业性强，要求骨科护理人员必须不断学习专业知识、提高专科技能，以适应骨科护理学科发展的需要。

《骨科护士应知应会》一书应时而生。此书采用一问一答的形式，内容全面、文字简练，不仅涵盖了骨科护理基础知识、专科护理知识、围术期护理知识，还对骨科常见疾病的康复宣教、骨科护理支具的应用等做了简要的介绍，易于临床护理人员理解、掌握。此书对提高骨科护理人员知识水平，更好地服务患者，推动骨科护理专科化发展将起到积极作用，是从事骨科临床护理、护理管理及教学的参考用书。

在《骨科护士应知应会》出版之际，希望广大骨科护理工作者努力学习，不断开拓创新，将理论与实际工作相结合，为保障患者的身心健康做出更大的贡献！

 李春燕

中华护理学会副理事长
北京市护理控制与改进中心主任
北京护理学会秘书长

前 言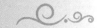

　　本书是北京医学会骨科学分会护理学组策划和组织编写的一本骨科护理专业书籍，来自北京市40多家医院的90多名骨科护理人员参与了编写工作，她们均是长期工作在骨科临床一线的护理专家、护士长及高年资护士。她们以循证医学为基础，阅读了大量骨科相关书籍及文献，汲取临床教学经验，总结归纳出临床工作中的常见问题，结合当前骨科护理发展的需求编写了本书。

　　全书共十一章，包括创伤骨科、脊柱外科、矫形外科、手外科、小儿骨科、运动损伤科、骨与软组织肿瘤科、中医骨科、皮肤管理、快优康复和骨科支具，凝练出约1400个问题，从解剖学到病理生理学，从医疗到护理，从西医到中医，从常用仪器到护理用具，内容全面、简明扼要、实用性强，有助于临床护士、进修护士、临床护理管理者以及护理专业学生全面地学习、巩固和强化骨科护理的相关知识点、重点和难点。本书既可以作为骨科护士随时查阅的口袋书指导临床工作，也可以作为专科化培训和考试的参考书。

　　本书的编写及出版得到了中华护理学会骨科护理专业委员会、北京护理学会骨科学分会，尤其是北京医学会骨科学分会的大力支持和帮助，在此表示衷心感谢！

　　由于参与编写的人员较多，限于水平，可能存在一些不足之处，恳请各位护理同仁谅解并批评指正。

高小雁　秦柳花　高远

目　录

第一章　创伤骨科

第一节　概述 ………………………………………………………1

1. 什么是骨折？ ……………………………………………………1

2. 创伤骨折都包括什么？ …………………………………………1

3. 上肢骨折都包括什么？ …………………………………………1

4. 下肢骨折都包括什么？ …………………………………………1

5. 骨折的常见病因是什么？ ………………………………………1

6. 骨折如何进行分型？ ……………………………………………2

7. 骨折后的全身临床表现有哪些？ ………………………………3

8. 骨折后的局部临床表现有哪些？ ………………………………3

9. 骨折的特有体征是什么？ ………………………………………3

10. 畸形的定义是什么？ ……………………………………………3

11. 什么是反常活动？ ………………………………………………3

12. 什么是骨擦音或骨擦感？ ………………………………………3

13. 骨折的辅助检查有哪些？ ………………………………………3

14. 骨折的处理原则是什么？ ………………………………………4

15. 骨折的复位方法有哪些？ ………………………………………4

16. 骨折的固定方法有哪些？ ………………………………………4

17. 骨折的功能锻炼方法有哪些？ …………………………………4

18. 什么是骨折的解剖复位？ ………………………………………4

19. 什么是骨折的功能复位？ ………………………………………4

20. 骨折的愈合过程分为几期？ ……………………………………5

21. 血肿机化演进期的特点是什么？ ………………………………5

22. 原始骨痂形成期的特点是什么？ ………………………………5

23. 骨痂改造塑形期的特点是什么？ ………………………………5

24. 什么是骨折的畸形愈合？ ………………………………………5

25. 什么是骨折的延迟愈合？ ………………………………………5

26. 什么是骨折不愈合（骨不连）？ ………………………………5

27. 骨折早期常见并发症有哪些? 6

28. 骨折晚期常见并发症有哪些? 6

29. 骨折患者的护理评估要点是什么? 6

30. 什么是骨筋膜室综合征? 6

31. 骨筋膜室综合征的病因有哪些? 6

32. 骨筋膜室容积骤减的主要原因有哪些? 7

33. 骨筋膜室内容物体积剧增的主要原因有哪些? 7

34. 骨筋膜室综合征的处理原则是什么? 7

35. 骨折愈合的标准是什么? 7

36. 衡量一个人骨质密度高低与否的唯一标准是什么? 7

37. 老年人为了预防骨折是否应该常规补钙? 7

第二节　上肢骨折 8

一、锁骨骨折 8

1. 锁骨的解剖学特点是什么? 8

2. 锁骨骨折好发于哪部分人群? 8

3. 锁骨的主要功能有哪些? 8

4. 造成锁骨骨折的原因是什么? 8

5. 锁骨骨折根据解剖部位如何分类? 8

6. 锁骨骨折的好发部位是哪里? 8

7. 锁骨骨折的主要临床表现有哪些? 9

8. 锁骨骨折的治疗方式取决于哪些因素? 9

9. 锁骨骨折的治疗方式有哪些? 9

10. 锁骨骨折的非手术治疗方式及适应证有哪些? 9

11. 锁骨骨折的手术治疗适应证有哪些? 9

12. 锁骨骨折保守治疗应遵循哪些原则? 9

13. 锁骨骨折的手术治疗形式有哪些? 10

14. 锁骨骨折术前体位护理要点有哪些? 10

15. 锁骨骨折术后早期功能锻炼的目的是什么? 10

二、肩锁关节脱位 10

1. 肩锁关节的解剖结构是什么? 10

2. 肩锁关节的解剖学特点是什么? 10

3. 肩锁关节脱位的病因是什么? 11

4. 肩锁关节脱位的分型、各型特点及其治疗手段是什么? 11

5. 肩锁关节脱位常用的手术治疗方法有哪些? 11

6. 肩锁关节脱位的主要临床表现有哪些? 11

7. 肩锁关节脱位患者术后如何进行功能锻炼?................................11

8. 肩锁关节脱位患者术后并发症有哪些?................................12

三、肱骨(肱骨干、肱骨髁上)骨折................................12

1. 肱骨的解剖学特点是什么?................................12

2. 肱骨干骨折与肱骨髁上骨折的特点是什么?................................12

3. 肱骨干骨折术前护理要点是什么?................................13

4. 肱骨干骨折术后功能锻炼的意义是什么?................................13

5. 如何指导肱骨干骨折患者进行术后功能锻炼?................................13

6. 肱骨髁上骨折术后常见并发症有哪些?................................13

四、尺骨鹰嘴骨折................................13

1. 尺骨鹰嘴的解剖学特点是什么?................................13

2. 尺骨鹰嘴骨折的定义是什么?................................14

3. 尺骨鹰嘴骨折的常见病因是什么?................................14

4. 尺骨鹰嘴骨折的分型有哪些?................................14

5. 尺骨鹰嘴骨折的临床表现是什么?................................14

6. 尺骨鹰嘴骨折的治疗原则是什么?................................14

7. 尺骨鹰嘴骨折的治疗方法有哪些?................................14

8. 尺骨鹰嘴骨折患者术后体位应注意什么?................................15

9. 尺骨鹰嘴骨折术后如何进行功能锻炼?................................15

五、尺桡骨骨折................................15

1. 尺桡骨骨折的定义是什么?................................15

2. 尺桡骨骨折好发于哪些人群?................................16

3. 尺桡骨骨折的病因是什么?................................16

4. 尺桡骨骨折的临床表现有哪些?................................16

5. 尺桡骨骨折手术治疗的适应证是什么?................................16

6. 如何预防前臂骨筋膜室综合征?................................16

7. 尺桡骨骨折患者术后如何进行功能锻炼?................................16

第三节 下肢骨折................................17

一、股骨颈骨折................................17

1. 股骨的解剖学特点是什么?................................17

2. 股骨颈骨折的定义是什么?................................17

3. 股骨颈骨折的病因有哪些?................................17

4. 股骨颈骨折好发于哪部分人群?................................17

5. 股骨头的血液供应源是哪里?................................17

6. 股骨颈骨折按骨折线部位分为哪几类?................................18

7. 股骨颈骨折按移位程度分为哪几类? ·····························18
8. 股骨颈骨折的临床表现有哪些? ·································18
9. 股骨颈骨折的治疗方法有哪些? ·································18
10. 股骨颈骨折治疗中的主要并发症有哪些? ·······················18
11. 股骨颈骨折致股骨头缺血性坏死的主要原因是什么? ···············18
12. 股骨颈骨折行关节置换术后患者如何保持患肢的正确体位? ·········18
13. 股骨颈骨折患者术后常见并发症及预防措施是什么? ···············19
二、股骨粗隆间骨折 ···20
1. 股骨粗隆的解剖结构是什么? ···································20
2. 股骨粗隆间骨折的定义是什么? ·································20
3. 股骨粗隆间骨折的好发人群是哪些? ·····························20
4. 股骨粗隆间骨折的病因是什么? ·································20
5. 股骨粗隆间骨折的分类有哪些? ·································21
6. 股骨粗隆间骨折的临床表现有哪些? ·····························21
7. 股骨粗隆间骨折的治疗方法有哪些? ·····························21
8. 如何指导股骨粗隆间骨折患者术后进行康复锻炼? ···············21
三、股骨干骨折 ···22
1. 股骨干的解剖学特点是什么? ···································22
2. 股骨干骨折的定义是什么? ·····································22
3. 股骨干骨折好发于哪些人群? ···································22
4. 股骨干骨折的发病机制有哪些? ·································22
5. 股骨干骨折的分类有哪些? ·····································22
6. 股骨干骨折的临床表现有哪些? ·································22
7. 股骨干骨折的治疗方法有哪些? ·································22
8. 股骨干骨折患者的术前护理要点有哪些? ·······················22
四、髌骨骨折 ···23
1. 髌骨的解剖学特点是什么? ·····································23
2. 髌骨的主要功能是什么? ·······································23
3. 髌骨骨折的好发人群是哪些? ···································23
4. 髌骨骨折的临床表现是什么? ···································23
5. 髌骨骨折的治疗方法有哪些? ···································23
6. 髌骨骨折系关节内骨折首选的治疗方法是什么? ·················23
7. 髌骨骨折术后如何指导患者进行功能锻炼? ·····················23
五、胫骨平台骨折 ···24
1. 胫骨平台的解剖学特点是什么? ·································24
2. 胫骨平台骨折的定义是什么? ···································24

3. 胫骨平台骨折的好发人群是哪些？ ……………………………24
4. 胫骨平台骨折的常见病因是什么？ ………………………………24
5. 胫骨平台骨折的分类方法有哪些？ ………………………………24
6. 胫骨平台骨折的临床表现是什么？ ………………………………24
7. 胫骨平台骨折的治疗方法有哪些？ ………………………………25
8. 胫骨平台骨折非手术治疗方法的适应证有哪些？ ……………25
9. 胫骨平台骨折手术治疗方法的适应证有哪些？ ………………25
10. 胫骨平台骨折术后如何进行患肢的观察？ ……………………25
11. 胫骨平台骨折术后如何指导患者进行功能锻炼？ ……………26

六、胫腓骨骨折 ……………………………………………………26
1. 胫腓骨的解剖学特点是什么？ ……………………………………26
2. 胫腓骨骨折的定义是什么？ ………………………………………26
3. 胫腓骨骨折的好发部位在何处？ …………………………………26
4. 胫腓骨骨折好发于哪些人群？ ……………………………………26
5. 胫腓骨骨折的常见病因是什么？ …………………………………26
6. 胫腓骨骨折的临床表现是什么？ …………………………………27
7. 胫腓骨骨折的治疗目的是什么？ …………………………………27
8. 胫腓骨骨折的治疗方法有哪些？ …………………………………27
9. 胫骨骨折患者的术前护理要点是什么？ …………………………27

七、踝关节骨折 ……………………………………………………27
1. 踝关节的解剖学特点是什么？ ……………………………………27
2. 踝关节骨折的发生原因是什么？ …………………………………27
3. 踝关节骨折如何分型？ ……………………………………………27
4. 踝关节骨折的临床表现是什么？ …………………………………28
5. 踝关节骨折的处理原则是什么？ …………………………………28

八、跟骨骨折 ………………………………………………………28
1. 跟骨的解剖学特点是什么？ ………………………………………28
2. 跟骨骨折的常见原因是什么？ ……………………………………28
3. 跟骨骨折的临床表现是什么？ ……………………………………28
4. 跟骨骨折包括哪些类型？ …………………………………………28
5. 跟骨骨折的常见治疗方法是什么？ ………………………………29
6. 如何指导跟骨骨折患者进行功能锻炼？ …………………………29

九、跖骨骨折 ………………………………………………………29
1. 跖骨的解剖学特点是什么？ ………………………………………29
2. 跖骨骨折的原因是什么？ …………………………………………29
3. 跖骨骨折的分型是什么？ …………………………………………29

4．距骨骨折的临床表现是什么？…30
5．距骨骨折的治疗方法是什么？…30
十、距骨骨折…30
1．距骨的解剖学特点是什么？…30
2．距骨骨折的常见病因是什么？…30
3．距骨骨折的好发人群是哪些？…30
4．距骨骨折的临床表现是什么？…30
5．距骨骨折包括哪些类型？…30
6．距骨骨折的治疗原则是什么？…30
7．距骨骨折的治疗方法是什么？…31
8．距骨骨折的并发症主要包括哪些？…31

第四节　骨盆骨折、皮肤撕脱伤、多发伤…31
一、骨盆骨折…31
1．什么是骨盆骨折？…31
2．骨盆骨折的常见病因是什么？…31
3．骨盆的解剖学特点是什么？…31
4．骨盆的稳定性如何获得？…32
5．骨盆骨折如何分型？…32
6．骨盆骨折的局部表现有哪些？…32
7．什么是骨盆挤压分离试验阳性？…32
8．骨盆骨折的治疗方案是什么？…32
9．骨盆骨折的非手术治疗方法有哪些？…33
10．骨盆骨折患者的急救护理措施有哪些？…33
11．骨盆骨折早期补液原则是什么？…34
12．骨盆骨折早期如存在尿道损伤，处理原则是什么？…34
13．骨盆骨折早期留置尿管记录尿量的重要性是什么？…34
14．骨盆骨折伴失血性休克吸氧的要求是什么？…34
15．骨盆骨折的早期观察要点有哪些？…35
16．骨盆骨折患者合并腹部内脏损伤的护理要点有哪些？…35
17．骨盆骨折合并多发伤患者早期固定原则有哪些？…35
18．骨盆骨骨折的早期处理方法是什么？…35
19．骨盆骨折患者的术后护理要点有哪些？…36
20．骨盆术后患者体位的护理要点有哪些？…36
21．骨盆术后患者腹胀的预防措施有哪些？…36
22．骨盆术后并发症的预防措施有哪些？…36

23. 骨盆骨折微创治疗的优点有哪些？ 37

二、皮肤撕脱伤 37

1. 什么是皮肤撕脱伤？ 37

2. 皮肤撕脱伤好发部位是哪里？ 37

3. 皮肤撕脱伤的临床表现有哪些？ 37

4. 皮肤撕脱伤的治疗原则是什么？ 37

5. 什么是负压封闭引流术？ 38

6. 负压封闭引流术的目的是什么？ 38

7. 负压封闭引流术的禁忌证是什么？ 38

8. 皮肤撕脱伤的术后护理要点有哪些？ 38

9. 皮肤肿胀程度如何区分？ 39

三、多发伤 39

1. 什么是多发伤？ 39

2. 界定多发伤的原则是什么？ 39

3. 多发伤的致伤因素有哪些？ 39

4. 多发伤的特点有哪些？ 39

5. 多发伤的三个死亡高峰是什么？ 40

6. 第一死亡高峰期的原因是什么？ 40

7. 第二死亡高峰期的原因是什么？ 40

8. 第三死亡高峰期的原因是什么？ 40

9. 多发伤的处理原则是什么？ 40

10. 多发伤的现场急救措施有哪些？ 40

11. 为何颅脑损伤伴胸、腹部严重损伤的患者症状和生命体征容易混淆？ ...41

12. 血气胸合并重度休克的患者临床检查要点是什么？ 41

13. 骨盆骨折合并腹腔内脏器官损伤形成腹膜后血肿的临床表现有哪些？ ...41

14. 创伤致腹膜后血肿的辅助诊断方法有哪些？ 41

15. 以四肢、骨盆、脊柱损伤为主的患者护理要点是什么？ 41

16. 严重多发伤患者的临床特征包括哪些？ 42

17. 重症创伤后患者精神异常、谵妄的主要表现有哪些？ 42

第五节　骨不连 **42**

1. 什么是骨不连？ 42

2. 骨不连的病因包括哪几方面？ 42

3. 造成骨不连的全身因素包括什么？ 43

4. 造成骨不连的技术性因素包括什么？ 43

5. 造成骨不连的生物学因素包括什么？ 43

6. 骨不连分为哪些类型？...44

7. 肥大型骨不连分为哪几种亚型？.................................44

8. 萎缩性骨不连分为哪几种亚型？.................................44

9. 骨不连的症状有哪些？...44

10. 骨不连的治疗目的有哪些？.....................................45

11. 骨不连的治疗方法有哪些？.....................................45

12. 如何指导骨不连患者进行功能锻炼？.........................45

第二章　脊柱外科

第一节　概述...46

一、脊柱解剖..46

1. 脊柱的解剖结构包括哪些？.....................................46

2. 脊柱有哪些功能？...46

3. 什么是脊柱的生理弯曲？...46

4. 椎骨结构由哪几部分组成？.....................................46

5. 各段椎骨英文缩写是什么？.....................................46

6. 椎间盘的生理功能包括哪些？.................................47

7. 椎间盘结构由哪几部分组成？.................................47

二、脊柱疾病分类及治疗..47

1. 常见脊柱疾病有哪些？...47

2. 脊柱疾病手术治疗的适应证有哪些？.........................47

三、脊柱外科常见检查...47

1. 脊柱疾病的影像学检查包括那些？.............................47

2. 脊柱疾病的辅助检查有哪些？.................................48

四、脊柱外科专科查体...48

1. 肌张力分为几级？...48

2. 什么是浅反射？...48

3. 什么是深反射？...48

4. 什么是腹壁反射检查？...48

5. 什么是提睾反射检查？...49

6. 什么是肱二头肌反射检查？.....................................49

7. 什么是肱三头肌反射检查？.....................................49

8. 什么是巴宾斯基征（Babinski sign）？.........................49

9. 什么是罗索里摩征（Rossolimo sign）？.....................49

10. 什么是霍夫曼征（Hoffmann sign）？.........................49

11．什么是前屈旋颈试验（又称 Fenz 征）？ 49

12．什么是椎间孔击压试验（又称击顶试验、Spurling 征）？ 49

13．什么是椎间孔分离试验（又称引颈试验）？ 50

14．什么是拾物试验？ 50

15．什么是托马斯征（Thomas sign）？ 50

16．什么是直腿抬高试验？ 50

17．什么是直腿抬高试验加强试验？ 50

18．什么是股神经牵拉试验？ 50

19．什么是骨盆回旋摇摆试验？ 50

20．什么是仰位过伸试验（又称 Gaenslen 征）？ 51

21．什么是"4"字试验？ 51

第二节　脊柱畸形 51

一、脊柱畸形的基础知识 51

1．什么是脊柱畸形？ 51

2．根据脊柱外观形态，常见的脊柱畸形有哪些？ 51

3．脊柱侧凸的分类有哪些？ 51

4．什么是非结构性脊柱侧凸？ 51

5．什么是结构性脊柱侧凸？ 51

6．非结构性脊柱侧凸由哪些原因引起？ 52

7．结构性脊柱侧凸根据病因主要分为哪些类型？ 52

二、脊柱侧弯 52

1．什么是脊柱侧弯？ 52

2．脊柱侧弯的临床表现有哪些？ 52

3．测量脊柱侧弯弯曲度最常用的方法是什么？ 53

4．什么是脊柱侧弯 Cobb 角？ 53

5．根据 Cobb 角度数对脊柱侧弯程度如何进行划分？ 53

6．什么是先天性脊柱侧弯？ 53

7．什么是特发性脊柱侧弯？ 53

8．特发性脊柱侧弯的病因有哪些？ 53

9．特发性脊柱侧弯根据发病年龄分为哪些类型？ 53

10．神经纤维瘤病型脊柱侧弯有哪些特征？ 54

11．马方（Marfan）综合征合并脊柱侧弯有哪些特征？ 54

12．脊柱侧弯非手术治疗方法有哪些？ 54

13．脊柱侧弯治疗性功能锻炼包括哪些？ 54

14. 脊柱侧弯治疗性功能锻炼的目的是什么? 54

15. 脊柱侧弯的姿势训练方法有哪些? 54

16. 治疗脊柱侧弯的常用支具有哪些? 55

17. CTLSO 支具的固定范围是什么? 55

18. TLSO 支具的固定范围是什么? 55

19. 先天性脊柱侧弯支具治疗的禁忌证有哪些? 55

20. 特发性脊柱侧弯的治疗目的有哪些? 55

21. 特发性脊柱侧弯非手术治疗方法有哪些? 55

22. 特发性脊柱侧弯哪个时期适合支具治疗? 55

23. 特发性脊柱侧弯支具佩戴治疗的禁忌证有哪些? 55

24. 脊柱侧弯矫形手术的类型有哪些? 55

25. 脊柱侧弯矫术前需进行哪些适应性训练? 56

26. 脊柱侧弯常见术前肺功能训练方法有哪些? 56

27. 脊柱侧弯矫术后临床常见并发症有哪些? 56

28. 脊柱侧弯矫形术后如何进行康复训练? 56

29. 如何帮助脊柱侧弯术后患者进行呼气、吸气训练? 57

30. 脊柱侧弯矫形术后患者如何进行形体康复训练? 57

三、强直性脊柱炎 57

1. 什么是强直性脊柱炎? 57

2. 强直性脊柱炎如何进展为脊柱后凸畸形? 57

3. 强直性脊柱炎的临床表现有哪些? 57

4. 强直性脊柱炎的治疗目的有哪些? 58

5. 强直性脊柱炎的治疗原则是什么? 58

6. 强直性脊柱炎非手术治疗方法有哪些? 58

7. 强直性脊柱炎手术治疗方法有哪些? 58

8. 如何预防强直性脊柱炎术后畸形复发? 59

第三节　脊柱退行性疾病 59

一、脊柱退行性疾病的基础知识 59

1. 常见脊柱退行性疾病有哪些? 59

2. 脊柱退行性疾病什么情况下必须进行手术治疗? 59

3. 脊柱退行性疾病患者保守治疗的常用药物有哪些? 59

二、颈椎退行性疾病 60

1. 颈椎退行性疾病常见的临床表现有哪些? 60

2. 什么是颈椎间盘突出症? 60

3. 颈椎间盘突出症临床分型有哪些? 60

4. 侧方型颈椎间盘突出症的临床表现有哪些? 60

5. 中央型颈椎间盘突出症的临床表现有哪些? 60

6. 人工颈椎间盘置换术的适应证有哪些? 60

7. 人工颈椎间盘置换术的禁忌证有哪些? 61

8. 什么是颈椎管狭窄症? 61

9. 颈椎管狭窄症临床分型有哪些? 61

10. 颈椎管狭窄症主要的临床表现有哪些? 61

11. 颈椎术后如何进行正确翻身? 61

12. 颈椎前路术后出现声音嘶哑的原因是什么? 62

13. 颈椎前路术后出现饮水呛咳的原因是什么? 62

14. 颈椎术后患者出现上肢上举困难的原因是什么? 62

15. 颈椎术后起床的注意事项有哪些? 62

16. 颈椎术后如何进行肢体锻炼? 62

17. 颈椎术后如何进行项背肌锻炼? 62

18. 枕颌吊带颈椎牵引的注意事项有哪些? 63

19. 颅骨牵引时如何保持牵引装置稳固、安全、有效性? 63

20. 颅骨牵引时对牵引重量的要求有哪些? 63

21. 颈椎手术出院后康复注意事项有哪些? 63

三、胸椎退行性疾病 63

1. 胸椎退行性疾病有哪些临床表现? 63

2. 什么是胸椎管狭窄症? 64

3. 脊柱韧带骨化主要包括哪些? 64

4. 胸椎管狭窄症的病因有哪些? 64

5. 胸椎管狭窄症的临床表现有哪些? 64

6. 胸椎管狭窄症的主要体征有哪些? 64

7. 胸椎后纵韧带骨化的临床表现主要有哪些? 65

8. 胸椎黄韧带骨化影像学分哪几型? 65

9. 胸椎管狭窄症的手术适应证有哪些? 65

10. 胸椎术后如何检查患者双下肢感觉活动? 65

11. 胸椎术后常见肢体功能训练有哪些? 65

四、腰椎退行性疾病 65

1. 腰椎退行性疾病有哪些临床表现? 65

2. 什么是腰椎间盘突出症? 66

3. 腰椎间盘突出症的病因有哪些? 66

4. 哪些因素会诱发腰椎间盘突出? 66

5. 腰椎间盘突出症按病理形态可分为哪些类型? 66

6. 腰椎间盘突出症按位置分为哪几种类型？……………………………66
7. 腰椎间盘突出症有哪些临床表现？………………………………………66
8. 腰椎间盘突出症有哪些主要体征？………………………………………67
9. 腰椎间盘突出症主要诊断依据有哪些？…………………………………67
10. 腰椎间盘突出症非手术治疗方法有哪些？……………………………67
11. 腰椎间盘突出症手术治疗方法主要有哪些？…………………………67
12. 什么是高位腰椎间盘突出症？…………………………………………67
13. 什么是中央型腰椎间盘突出症？………………………………………67
14. 什么是腰椎滑脱？………………………………………………………68
15. 腰椎滑脱按病因分为哪些类型？………………………………………68
16. 腰椎滑脱非手术治疗方法有哪些？……………………………………68
17. 腰椎滑脱手术治疗适应证有哪些？……………………………………68
18. 椎弓峡部裂及腰椎滑脱手术治疗方式主要有哪些？…………………68
19. 什么是腰椎管狭窄症？…………………………………………………68
20. 腰椎管狭窄解剖学上分为哪几型？……………………………………68
21. 什么是典型腰椎管狭窄？………………………………………………68
22. 什么是复杂型腰椎管狭窄？……………………………………………69
23. 腰椎管狭窄手术治疗适应证有哪些？…………………………………69
24. 腰椎术后常见并发症有哪些？…………………………………………69
25. 腰椎术后如何观察是否存在脑脊液漏？………………………………69

第四节　脊柱肿瘤……………………………………………………69
一、脊柱肿瘤的基础知识……………………………………………………69
1. 脊柱肿瘤的分类有哪些？………………………………………………69
2. 脊柱肿瘤有哪些临床表现？……………………………………………70
二、脊柱肿瘤的检查与治疗…………………………………………………70
1. 脊柱肿瘤局部检查的目的是什么？……………………………………70
2. CT监测下经皮穿刺活检术的目的是什么？……………………………70
3. PET-CT检查在脊柱肿瘤中的应用价值有哪些？………………………70
4. 什么是射频消融术（radiofrequency ablation，RFA）？………………70
5. 脊柱肿瘤射频消融术的适应证有哪些？………………………………70
6. 脊柱肿瘤外科手术切除常见的手术类型有哪些？……………………71
7. 骶骨肿瘤常见的手术类型包括哪些？…………………………………71
8. 骶骨肿瘤局部刮除术的适应证有哪些？………………………………71
9. 骶骨肿瘤骶骨次全切除术的适应证有哪些？…………………………71

第五节 脊柱感染 71

一、脊柱感染的基础知识 71
1. 常见的脊柱感染有哪些？ 71
2. 脊柱感染类型有哪些？ 72

二、化脓性脊椎炎 72
1. 化脓性脊椎炎临床上分为哪两种类型？ 72
2. 椎体化脓性骨髓炎最常见的致病菌是什么？ 72
3. 椎体化脓性骨髓炎病原菌侵入脊椎有哪些途径？ 72
4. 椎体化脓性骨髓炎常见的发病部位有哪些？ 72
5. 椎体化脓性骨髓炎的临床表现有哪些？ 72
6. 椎间隙感染常见致病菌有哪些？ 72
7. 椎间隙感染的临床表现有哪些？ 72
8. 化脓性脊椎炎的治疗原则是什么？ 73

三、脊柱结核 73
1. 什么是脊柱结核？ 73
2. 脊柱结核的传播途径有哪些？ 73
3. 根据病理类型，脊柱结核的分型有哪些？ 73
4. 脊柱结核的局部症状及体征有哪些？ 73
5. 胸椎结核合并截瘫患者的早期表现有哪些？ 74
6. 什么是结核性脓肿？ 74
7. 脊柱结核药物治疗的原则是什么？ 74
8. 脊柱结核联合用药治疗的原因是什么？ 74
9. 常用结核药物主要有哪些？ 74
10. 结核药物的主要副作用有哪些？ 74
11. 脊柱结核贫血患者术前改善全身营养状况的方法有哪些？ 75
12. 如何做结核菌素试验？ 75
13. 结核患者结核菌素试验结果的评价标准是什么？ 75

第六节 脊髓损伤 76

一、脊髓损伤的基础知识 76
1. 什么是脊髓损伤？ 76
2. 什么是四肢瘫？ 76
3. 什么是截瘫？ 76
4. 脊髓损伤按损伤程度分为哪几种类型？ 76
5. 什么是脊髓休克？ 76

6. 什么是脊髓震荡？...76
7. 不完全截瘫有哪些类型？...77
8. 什么是脊髓冷疗？...77
9. 如何进行脊髓冷疗？...77

二、颈脊髓损伤...77
1. 什么是颈脊髓损伤？...77
2. 颈脊髓损伤的原因有哪些？...77
3. 颈脊髓损伤按损伤程度如何分类？.....................................77
4. 颈脊髓不完全性损伤包括哪些？...78
5. 颈脊髓节段和其支配肌肉、皮肤感觉的关系是什么？.......78

三、胸腰椎脊髓损伤...78
1. 按损伤发生机制，胸腰椎脊髓损伤的分类有哪些？.........78
2. 胸腰椎脊髓损伤的病因有哪些？...78
3. 胸腰椎脊髓损伤的临床表现有哪些？.................................79
4. 胸腰段脊髓损伤的治疗方法有哪些？.................................79

四、脊髓损伤的护理...79
1. 院前急救搬运脊髓损伤患者要注意哪些方面？.................79
2. 脊髓损伤的常见并发症包括哪些？.....................................79
3. 脊髓损伤后出现高热的原因是什么？.................................79
4. 脊髓损伤后出现低热的原因是什么？.................................80
5. 脊髓损伤出现高温后物理降温时应注意什么？.................80
6. 脊髓损伤患者预防肺部感染的措施是什么？.....................80
7. 脊髓损伤患者预防静脉血栓的物理措施有哪些？.............80

第七节　脊柱骨折...80

一、脊柱骨折的基础知识...80
1. 颈椎骨折分为哪几种类型？...80
2. 胸腰椎骨折分为哪几种类型？...81
3. 胸腰椎三柱是如何划分的？...81
4. 什么是胸腰椎稳定性损伤？...81
5. 什么是胸腰椎不稳定性损伤？...81
6. 什么是Chance骨折？..81

二、骨质疏松性骨折...81
1. 什么是骨质疏松性骨折（脆性骨折）？.............................81
2. 骨质疏松性骨折发病原因是什么？.....................................82
3. 骨质疏松性骨折常见部位有哪些？.....................................82

4. 骨质疏松性骨折外科治疗的目的是什么？ 82

5. 围术期抗骨质疏松药物有哪些？ 82

6. 骨质疏松椎体压缩变形存在哪些形态？ 82

7. 什么是球囊扩张椎体后凸成形术？ 82

8. 球囊扩张椎体后凸成形术的优点是什么？ 83

三、脊柱爆裂骨折 83

1. 什么是脊柱爆裂骨折？ 83

2. 脊柱爆裂骨折的治疗方法有哪些？ 83

3. 脊柱爆裂骨折的常见并发症有哪些？ 83

第三章 矫形外科

第一节 概述 84

1. 什么是关节？ 84

2. 关节的构成有哪些？ 84

3. 人体常见的关节有哪些？ 84

4. 关节的分类有哪些？ 85

5. 关节有哪些特殊结构以增加其灵活性和稳固性？ 85

6. 什么是关节滑膜？ 85

7. 关节的运动形式有哪些？ 85

8. 关节常见的病变有哪些？ 85

9. 关节脱位的分类有哪些？ 86

10. 关节脱位的临床症状及体征有哪些？ 86

第二节 人工关节置换术 86

一、人工关节置换术的基础知识 86

1. 什么是人工关节置换术？ 86

2. 临床中常见的人工关节置换术有哪些？ 87

3. 人工关节置换术的适应证有哪些？ 87

4. 人工关节置换术的并发症有哪些？ 87

二、人工肩关节置换术 88

1. 肩关节常见疾病有哪些？ 88

2. 肩关节常见疾病的治疗方法有哪些？ 88

3. 人工肩关节置换术的适应证有哪些？ 88

4. 人工肩关节置换术的禁忌证有哪些？ 88

5. 人工肩关节置换术的并发症有哪些？ 89

三、人工肘关节置换术 89

1．肘关节的常见疾病有哪些? 89

2．肘关节常见疾病的治疗方法有哪些? 89

3．人工肘关节置换术的适应证有哪些? 89

4．人工肘关节置换术的禁忌证有哪些? 90

5．人工肘关节置换术的并发症有哪些? 90

6．人工肘关节置换术后发生僵硬的原因有哪些? 90

四、人工髋关节置换术 90

1．髋关节的常见疾病有哪些? 90

2．髋关节常见疾病的治疗方法有哪些? 90

3．人工髋关节置换术的适应证有哪些? 91

4．人工髋关节置换术的绝对禁忌证有哪些? 91

5．人工髋关节置换术后的并发症有哪些? 91

6．人工髋关节置换术的术后护理要点包括什么? 91

7．人工髋关节置换术后如何进行体位护理? 91

8．人工髋关节置换术后如何进行患肢护理? 92

9．人工髋关节置换术后如何对患者进行饮食指导? 92

10．人工髋关节置换术后患者发生感染的常见原因有哪些? 93

11．人工髋关节置换术后患者出现神经损伤时应给予哪些护理措施? ...93

12．人工髋关节置换术后患者出现血肿时应给予哪些护理措施? 93

13．人工髋关节置换术后患者出血量大时应给予哪些护理措施? 94

14．人工髋关节置换术后患者出现患肢肿胀的常见原因有哪些? 94

15．人工髋关节置换术后患者出现患肢肿胀应给予哪些护理措施? ...94

16．什么是"六P征"? 94

17．人工全髋关节置换术后患者出现脱位的常见原因有哪些? 95

18．人工髋关节置换术后脱位的临床表现有哪些? 95

19．人工髋关节置换术预防脱位的措施有哪些? 95

20．人工髋关节置换术后行走时如何正确使用拐杖? 95

21．如何指导人工髋关节置换术后患者进行上下台阶练习? 96

22．人工髋关节术后行走时如何正确使用助行器? 97

23．如何指导人工髋关节置换术后患者扶助行器上下床? 97

24．人工髋关节置换术后患者睡眠时应采取什么姿势? 98

25．如何指导人工髋关节置换术后患者进行坐位到站位的练习? 98

26．如何指导人工髋关节置换术后患者穿袜、穿鞋? 98

27．如何指导人工髋关节置换术后患者乘坐轿车? 98

28. 如何指导人工髋关节置换术后患者淋浴? ………………………………99

五、人工膝关节置换术 ………………………………………………………99

1. 膝关节常见疾病有哪些? ……………………………………………………99

2. 膝关节骨关节炎的临床表现有哪些? ………………………………………99

3. 什么是膝内翻? ……………………………………………………………100

4. 导致膝内翻的病因有哪些? ………………………………………………100

5. 什么是膝外翻? ……………………………………………………………100

6. 导致膝外翻的病因有哪些? ………………………………………………100

7. 膝关节常见疾病的治疗方法有哪些? ……………………………………100

8. 人工膝关节置换术的适应证有哪些? ……………………………………100

9. 人工膝关节置换术的禁忌证有哪些? ……………………………………101

10. 人工膝关节置换术后的并发症有哪些? …………………………………101

11. 人工膝关节置换术后患者发生感染的危险因素有哪些? ………………101

12. 如何指导人工膝关节置换术后患者坐下和站起? ………………………101

六、人工踝关节置换术 ……………………………………………………103

1. 踝关节的常见疾病有哪些? ………………………………………………103

2. 踝关节疾病的治疗方法有哪些? …………………………………………103

3. 人工踝关节置换术的优点有哪些? ………………………………………103

4. 人工踝关节置换术的适应证有哪些? ……………………………………103

5. 人工踝关节置换术的禁忌证有哪些? ……………………………………103

6. 人工全踝关节假体包括哪几部分? ………………………………………104

7. 人工踝关节置换术后的复查时间是什么时候? …………………………104

8. 人工踝关节置换术后患者出院后的注意事项有哪些? …………………104

第三节　　踇外翻 …………………………………………………………**104**

1. 什么是踇外翻? ……………………………………………………………104

2. 踇外翻的常见病因有哪些? ………………………………………………105

3. 穿高跟鞋为什么会导致踇外翻? …………………………………………105

4. 如何选择合适的鞋子? ……………………………………………………105

5. 踇外翻的临床表现有哪些? ………………………………………………106

6. 踇外翻形成各阶段的特征有哪些? ………………………………………106

7. 踇外翻的非手术治疗方法有哪些? ………………………………………107

8. 踇外翻的手术治疗方法有哪些? …………………………………………107

9. Mcbride 手术的适应证有哪些? …………………………………………107

10. Mcbride 手术后的固定方式是什么? ……………………………………107

11. 第 1 跖趾关节融合术的适应证有哪些？ 107

12. 第 1 跖趾关节融合术后的固定方式是什么？ 107

13. Chevron 手术的适应证有哪些？ 107

14. Chevron 手术后的固定方式是什么？ 108

15. 第 1 跖骨基底截骨术的适应证是什么？ 108

16. Scarf 手术的适应证有哪些？ 108

17. 跖骨远端截骨术的适应证有哪些？ 108

18. 姆外翻术后常见的并发症有哪些？ 108

19. 姆外翻患者术前的皮肤准备有哪些？ 108

20. 护士如何指导姆外翻术后患者进行功能锻炼？ 108

21. 姆外翻患者出院后的注意事项有哪些？ 109

第四节 保膝治疗 109

1. 为什么要提出保膝治疗的理念？ 109

2. 什么是膝关节骨性关节炎的阶梯治疗？ 109

3. 保膝手术相对于全膝关节置换术的最主要优点是什么？ 109

4. 保膝手术的特点有哪些？ 110

5. 胫骨高位截骨术的治疗原理是什么？ 110

6. 单髁置换术的治疗原理是什么？ 110

第四章 手外科

第一节 手部外伤 111

一、急诊手部外伤 111

1. 手部开放性损伤分为哪几类？ 111

2. 手外伤现场急救处理原则包括什么？ 111

3. 清创术的目的是什么？ 111

4. 动、静脉出血的表现是什么？ 111

5. 出血的处理原则是什么？ 112

6. 止血的方法有哪些？ 112

7. 使用止血带止血的注意事项有哪些？ 112

8. 压点止血法是什么？ 112

9. 继发性大出血的原因是什么？ 112

10. 继发性大出血如何处理？ 113

二、手及腕部骨与关节损伤 113

1. 什么是手部骨折？ 113

2．手部骨折的临床表现是什么？ ………………………………113

3．什么是 Colles 骨折？ ………………………………………113

4．Colles 骨折的病因是什么？ ………………………………113

5．Colles 骨折有什么特殊的临床表现？ ……………………113

6．Smith 骨折的临床特点是什么？ …………………………113

7．桡骨茎突骨折的分类是什么？ ……………………………114

8．最易发生的腕骨骨折是什么？ ……………………………114

9．为什么腕舟骨骨折易发生迟缓愈合和不愈合？ …………114

10．掌骨的解剖结构是什么？ …………………………………114

11．掌骨骨折的病因及分型是什么？ …………………………114

12．什么是尺骨撞击综合征？ …………………………………114

13．手部骨折的治疗原则是什么？ ……………………………114

14．严重骨与关节损伤的晚期并发症有哪些？ ………………114

15．怎样减轻肢体肿胀程度？ …………………………………115

16．骨质缺损患者取髂骨植骨后的注意事项是什么？ ………115

三、肢（指）体离断伤 ………………………………………115

1．什么是断肢（指）再植？ …………………………………115

2．什么是完全断离？ …………………………………………115

3．什么是不完全断离？ ………………………………………116

4．肢体离断伤的急救处理原则是什么？ ……………………116

5．肢体离断伤如何紧急止血？ ………………………………116

6．肢体离断伤如何进行断肢的保存？ ………………………116

7．肢体离断伤如何迅速转运？ ………………………………116

8．截肢的适应证是什么？ ……………………………………117

9．断肢（指）再植术后对病房的环境有什么要求？ ………117

10．断肢（指）再植术后护理要点有哪些？ …………………117

11．烤灯持续照射时有哪些注意事项？ ………………………117

12．如何观察断肢（指）再植术后患肢的血液循环？ ………117

13．毛细血管反应异常说明什么？ ……………………………118

14．为什么夜间和凌晨是血管危象的高发时段？ ……………119

15．动、静脉危象的临床特点是什么？ ………………………119

16．血管痉挛与血栓形成如何鉴别？ …………………………119

17．动脉危象的护理要点有哪些？ ……………………………120

18．静脉危象的护理要点有哪些？ ……………………………120

第二节　手部肌腱损伤 ………………………………………120

1. 屈肌腱损伤的临床表现是什么? ………………………………120
2. 伸肌腱损伤的临床表现是什么? ………………………………120
3. 何为锤状指畸形? …………………………………………………121
4. 何为"扳机指"? …………………………………………………121
5. 肌腱损伤的治疗原则是什么? …………………………………121
6. 肌腱损伤的并发症有哪些? ……………………………………121
7. 肌腱粘连的临床表现有哪些? …………………………………121
8. 肌腱粘连松解术的适应证有哪些? ……………………………121
9. 肌腱粘连松解术的禁忌证有哪些? ……………………………122
10. 肌腱断裂的原因有哪些? ………………………………………122
11. 如何预防关节僵硬? ……………………………………………122
12. 早期无抗阻的功能锻炼何时进行? ……………………………122

第三节　手部先天性畸形 ………………………………………123

1. 手部先天性畸形的病因有哪些? ………………………………123
2. 手部先天性畸形分为哪几类? …………………………………123
3. 什么是波伦综合征? ……………………………………………125
4. 肢体先天性畸形如何诊断? ……………………………………125
5. 肢体先天性畸形的治疗原则是什么? …………………………125
6. 肢体先天性畸形的治疗方法是什么? …………………………125

第四节　皮片、带蒂皮瓣、游离肌皮瓣 ……………………126

1. 常见的皮肤移植术有哪几类? …………………………………126
2. 什么是皮片移植? ………………………………………………126
3. 皮片分为哪几种? ………………………………………………126
4. 皮片移植的缺点是什么? ………………………………………126
5. 什么是皮瓣? ……………………………………………………126
6. 什么是袋状皮瓣? ………………………………………………127
7. 什么是管状皮瓣? ………………………………………………127
8. 什么是复合组织瓣? ……………………………………………127
9. 什么是肌皮瓣? …………………………………………………127
10. 如何做皮管训练? ………………………………………………127
11. 皮瓣撕脱的原因有哪些? ………………………………………127
12. 皮瓣术后观察要点是什么? ……………………………………128

13．如何预防肌皮瓣血肿的发生？ ……128
14．腹部皮瓣术后注意事项有哪些？ ……128
15．腹部皮瓣后如何进行肩关节的功能锻炼？ ……128

第五节　手部肿瘤 ……128

1．手部肿瘤的临床特点有哪些？ ……128
2．手部肿瘤的治疗原则是什么？ ……129
3．手部肿瘤的常见类型有哪些？ ……129
4．软组织肿瘤分哪几种？ ……129
5．什么是腱鞘囊肿？ ……129
6．什么是表皮样囊肿？ ……129
7．表皮样囊肿的临床表现是什么？ ……130
8．什么是血管球瘤？ ……130
9．什么是脂肪瘤？ ……130
10．黏液囊肿的临床特点是什么？ ……130
11．血管肿瘤分哪几种？ ……130
12．什么是创伤性动脉瘤？ ……130
13．神经鞘瘤的主要临床表现是什么？ ……131
14．软骨瘤的临床特点是什么？ ……131
15．骨软骨瘤的临床特点是什么？ ……131
16．骨样骨瘤的临床表现有哪些？ ……131

第六节　周围神经损伤 ……132
一、臂丛神经损伤 ……132

1．臂丛神经的组成结构是什么？ ……132
2．臂丛神经的支配区域有哪些？ ……132
3．臂丛神经损伤的常见病因有哪些？ ……132
4．臂丛神经损伤的疼痛特点是什么？ ……132
5．颈脊髓造影计算机断层扫描（CTM）术后的护理要点有哪些？ ……132
6．腓肠神经切取后的变化有什么？ ……133
7．膈神经移位治疗臂丛神经损伤的并发症有哪些？ ……133
8．膈神经移位术后为何要加强呼吸道的管理？ ……133
9．如何观察膈神经移位术后患者的呼吸功能？ ……133
10．健侧C7移位手术的并发症有哪些？ ……133
11．椎管内神经移植治疗臂丛神经损伤的并发症有哪些？ ……133

二、腕管综合征 133

1. 腕管综合征的定义是什么？ 133

2. 引起腕管综合征的病因有哪些？ 134

3. 腕管综合征的发病特点有哪些？ 134

4. 腕管综合征的临床表现是什么？ 134

5. 腕管综合征的鉴别诊断要点有哪些？ 134

6. 何为 Tinel 征？ 134

7. 如何行屈腕试验？ 135

三、肘管综合征 135

1. 什么是肘管综合征？ 135

2. 引起肘管综合征的病因包括哪些？ 135

3. 肘管综合征肘外翻发生的原因是什么？ 135

4. 肘管综合征尺神经半脱位发生的原因是什么？ 135

5. 肘管综合征的临床表现有哪些？ 135

6. 什么是爪形手？ 136

7. 肘管综合征的鉴别诊断要点有哪些？ 136

8. 肘管综合征的治疗原则有哪些？ 136

四、其他上肢神经损伤 136

1. 桡神经损伤的临床表现是什么？ 136

2. 正中神经损伤的临床表现是什么？ 136

3. 腋神经损伤的临床表现是什么？ 137

4. 肌皮神经损伤的临床表现是什么？ 137

5. 胸腔出口综合征的定义是什么？ 137

6. 胸廓出口综合征的临床表现有什么？ 137

五、下肢神经损伤 137

1. 下肢神经损伤主要包括哪些？ 137

2. 腰骶丛损伤的临床表现是什么？ 137

3. 股神经损伤的临床表现是什么？ 137

4. 腓总神经的解剖学走向是什么？ 138

5. 腓总神经损伤的病理原因是什么？ 138

6. 哪些情况可以引起腓总神经损伤？ 138

7. 腓总神经损伤的临床表现有哪些？ 138

8. 腓总神经损伤的非手术治疗方法有哪些？ 138

9. 下肢神经损伤后需要固定多长时间？ 139

10. 下肢神经损伤术后的患者如何预防足下垂？ 139

11. 卧床患者如何进行股四头肌的等长收缩锻炼？ 139

12.　卧床患者如何进行直腿抬高锻炼？ ·····················139

第五章　小儿骨科

第一节　概述 ··140

1.　小儿骨科收治患儿的年龄范围是什么？ ···············140

2.　小儿骨科常见疾病类型有哪些？ ·····················140

3.　儿童生长发育各阶段的特点有哪些？ ·················140

4.　儿童骨骼特有的结构是什么？ ·······················141

5.　儿童骨折的特点有哪些？ ···························141

6.　影响儿童骨折愈合后塑形能力的因素有哪些？ ·········141

7.　儿童干骺端骨折的愈合方式有哪些？ ·················141

8.　儿童骨折后特有的现象是什么？ ·····················142

9.　生长期儿童骨骼形态主要受哪些因素影响？ ···········142

10.　儿童骨折如何分类？ ·······························142

11.　儿童骨折的特殊类型有哪些？ ·······················142

第二节　先天性及发育性疾病 ························142

一、先天性肌性斜颈 ····································142

1.　先天性肌性斜颈的定义是什么？ ·····················142

2.　先天性肌性斜颈的病因有哪些？ ·····················143

3.　按胸锁乳头肌变性程度，先天性肌性斜颈可分为哪些病理类型？ ···143

4.　先天性肌性斜颈的主要临床表现有哪些？ ·············143

5.　先天性肌性斜颈常见的非手术治疗方法有哪些？ ·······143

6.　先天性肌性斜颈的手术治疗有哪些？ ·················144

7.　先天性肌性斜颈术后护理要点有哪些？ ···············144

8.　头颈胸支具佩戴方法及注意事项有哪些？ ·············144

二、发育性髋关节脱位 ··································145

1.　发育性髋关节脱位的定义是什么？ ···················145

2.　发育性髋关节脱位的分类有哪些？ ···················145

3.　发育性髋关节脱位的病因有哪些？ ···················145

4.　发育性髋关节脱位的体征有哪些？ ···················145

5.　发育性髋关节脱位的治疗原则是什么？ ···············146

6.　发育性髋关节脱位保守治疗主要采用哪些方法？ ·······146

7.　发育性髋关节脱位术后并发症有哪些？ ···············146

8.　发育性髋关节脱位术后单髋人字石膏的翻身原则是什么？ ···146

9.　大龄发育性髋关节脱位患儿术后功能锻炼有哪些？ ·····147

10．发育性髋关节脱位术后半年内不能做哪些动作？ ·····················147

三、马蹄内翻足 ··147
　1．什么是马蹄内翻足？ ·······································147
　2．马蹄内翻足分为哪些种类？ ·······························147
　3．先天性马蹄内翻足的临床表现主要有哪些？ ···············147
　4．先天性马蹄内翻足的治疗方法有哪些？ ···················148
　5．先天性马蹄内翻足术后常见的并发症有哪些？ ·············148
　6．先天性马蹄内翻足术后功能锻炼有哪些？ ·················148

第三节　儿童骨折及骺损伤 ·····························**148**

一、肱骨髁上骨折 ··148
　1．什么是肱骨髁上骨折？ ···································148
　2．肱骨髁上骨折处理不当易发生什么后遗症？ ···············149
　3．肱骨髁上骨折的常见病因有哪些？ ·······················149
　4．肱骨髁上骨折后紧急处理措施有哪些？ ···················149
　5．肱骨髁上骨折常见的治疗方法有哪些？ ···················149
　6．肱骨髁上骨折术后常见并发症有哪些？ ···················149
　7．肱骨髁上骨折术后常见的神经损伤有哪些表现？ ···········149
　8．肱骨髁上骨折术后功能锻炼有哪些？ ·····················150

二、尺桡骨骨折 ··150
　1．什么是尺桡骨骨折？ ·····································150
　2．尺桡骨骨折的临床表现主要有哪些？ ·····················150
　3．尺桡骨骨折常规治疗方法有哪些？ ·······················150
　4．尺桡骨骨折术后常见并发症有哪些？ ·····················150

三、孟氏骨折 ··150
　1．什么是孟氏骨折？ ·······································150
　2．孟氏骨折的临床表现主要有哪些？ ·······················151
　3．孟氏骨折常见的治疗方法有哪些？ ·······················151
　4．孟氏骨折术后常见并发症有哪些？ ·······················151

四、股骨头骺滑脱 ··151
　1．什么是股骨头骺滑脱？ ···································151
　2．股骨头骺滑脱的病因有哪些？ ···························151
　3．股骨头骺滑脱如何分类？ ·······························152
　4．股骨头骺滑脱的临床表现主要有哪些？ ···················152
　5．股骨头骺滑脱常见的治疗方法有哪些？ ···················152
　6．股骨头骺滑脱常见的术后并发症有哪些？ ·················152

7. 牵引期间有哪些注意事项？……………………………152
8. 牵引期间能做哪些功能锻炼？…………………………153

五、股骨干骨折………………………………………………153
1. 什么是股骨干骨折？……………………………………153
2. 股骨干骨折的常见病因有哪些？………………………153
3. 股骨干骨折的临床表现主要有哪些？…………………153
4. 股骨干骨折保守治疗的方法是什么？…………………153
5. 股骨干骨折的手术治疗方法有哪些？…………………153

六、胫腓骨骨折………………………………………………154
1. 胫腓骨骨折的常见部位是什么？………………………154
2. 胫腓骨骨折的常见类型有哪些？………………………154
3. 胫腓骨骨折的临床表现主要有哪些？…………………154
4. 胫腓骨骨折的保守治疗方法是什么？…………………154
5. 胫腓骨骨折常见的手术治疗方法有哪些？……………154
6. 胫腓骨骨折术后的常见并发症有哪些？………………155
7. 胫腓骨骨折术后功能锻炼有哪些？……………………155

第四节　其他疾病…………………………………………156

一、寰枢椎旋转移位…………………………………………156
1. 寰枢椎旋转移位的常见病因有哪些？…………………156
2. 寰枢椎旋转移位如何分类？……………………………156
3. 寰枢椎旋转移位的临床表现有哪些？…………………156
4. 寰枢椎旋转移位的保守治疗方法有哪些？……………156
5. 寰枢椎旋转移位的手术指征有哪些？…………………157
6. 枕颌牵引的目的是什么？………………………………157
7. 枕颌牵引体位是什么？…………………………………157
8. 枕颌牵引的重量是多少？………………………………157

二、臀肌挛缩症………………………………………………158
1. 臀肌挛缩症的病因有哪些？……………………………158
2. 臀肌挛缩症的临床表现主要有哪些？…………………158
3. 臀肌挛缩症术后康复训练方法有哪些？………………158

三、股骨头缺血坏死…………………………………………160
1. 什么是股骨头缺血坏死？………………………………160
2. 股骨头缺血坏死如何分期？……………………………160
3. 股骨头缺血坏死的临床表现主要有哪些？……………160
4. 股骨头缺血坏死的保守治疗方法有哪些？……………160

5. 股骨头缺血坏死患儿的术前宣教要点是什么？ ·········160

四、习惯性髌骨脱位 ····································160

1. 什么是习惯性髌骨脱位？ ···························160

2. 习惯性髌骨脱位的临床表现主要有哪些？ ···········161

3. 习惯性髌骨脱位的治疗方法有哪些？ ···············161

第六章　运动损伤科

第一节　概述 ··162

1. 什么是运动医学？ ·································162

2. 什么是运动损伤？ ·································162

3. 什么是本体感受？ ·································162

4. 什么是关节软骨？ ·································162

5. 什么是关节盂唇？ ·································162

6. 维持关节稳定性的三个因素是什么？ ···············162

7. 什么是肩关节的静态稳定结构？ ···················163

8. 什么是肩关节的动力稳定结构？ ···················163

9. 什么是膝关节的静力稳定结构？ ···················163

10. 什么是关节镜？ ··································163

11. 关节镜系统的组成是什么？ ·······················163

12. 关节镜手术的适应证及禁忌证是什么？ ·············163

13. 关节镜术后并发症有哪些？ ·······················163

14. 关节镜术后康复目的是什么？ ·····················163

15. 关节镜术后康复的基本原则是什么？ ···············164

16. 常用的肩关节保护性支具是什么？ ·················164

第二节　肩 ··164

一、肩关节的基础知识 ································164

1. 肩关节由哪些关节组成？ ···························164

2. 肩关节能做哪些运动？ ····························164

3. 盂肱关节由什么组成？ ····························164

4. 肩关节盂唇的功能有哪些？ ·······················164

5. 关节盂唇损伤有哪些类型？ ·······················164

6. 为什么肩关节脱位是最常见的关节脱位？ ···········164

7. 腋神经损伤后肩关节不能做什么运动？ ·············165

8. 桡神经所支配肌肉的主要功能有哪些？ ·············165

9. 正中神经损伤的临床表现有哪些?…………………………165

10. 尺神经损伤的临床表现有哪些?…………………………165

11. 什么情况下易伤及腋神经?………………………………165

12. 肩关节狭义上是指那个关节?……………………………165

13. 盂肱关节的骨性组成是什么?……………………………165

14. 盂肱韧带由哪几部分组成?………………………………165

15. 肩关节的运动有哪些?……………………………………165

16. 肩关节内收、外展的角度为多少?………………………165

17. 肩关节前屈、后伸的角度为多少?………………………166

18. 参与肩关节前屈的肌群有哪些?…………………………166

19. 参与肩关节后伸的肌群有哪些?…………………………166

20. 参与肩关节内收的肌群有哪些?…………………………166

21. 参与肩关节外展的肌群有哪些?…………………………166

22. 参与肩关节内旋的肌群有哪些?…………………………166

23. 参与肩关节环转的肌群有哪些?…………………………166

24. 全身最不稳定的关节是哪个关节?………………………166

25. 关节盂的面积与肱骨头面积的比例为多少?……………166

二、肩袖损伤 ……………………………………………………167

1. 什么是肩袖?………………………………………………167

2. 肩袖肌群包括哪些?………………………………………167

3. 临床常见的全层肩袖损伤有几种分类方法?……………167

4. 肩袖撕裂的主要临床表现是什么?………………………167

5. 肩袖损伤的特征性临床表现是什么?……………………167

6. 肩袖肌腱脂肪浸润程度分哪 5 级?………………………168

7. 肩袖损伤的发病原因和损伤机制是什么?………………168

8. 肩袖的作用是什么?………………………………………168

9. 肩袖损伤的定义是什么?…………………………………168

10. 何为肩坠落试验 (arm drop sign)?………………………168

11. 何为痛弧试验?……………………………………………168

12. 肩周炎的临床表现有哪些?………………………………169

三、肩峰下撞击综合征 …………………………………………169

1. 肩峰的型态分为哪 3 型?…………………………………169

2. 什么是肩峰角?……………………………………………169

3. 什么是外侧肩峰角?………………………………………169

4. 什么是肩峰下撞击综合征?………………………………169

5. Neer 将肩峰下撞击综合征分为哪几期?..........169

6. 肩峰下撞击综合征的临床表现主要有哪些?..........169

7. 肩峰下撞击综合征的保守治疗方法有哪些?..........169

8. 肩峰下撞击综合征的关节镜手术包括哪些?..........170

四、肩关节盂唇损伤..........170

1. 什么是 SLAP 损伤?..........170

2. 什么人易患 SLAP 损伤?..........170

3. SLAP 损伤的临床表现有哪些?..........170

4. 什么是 Bankart 损伤?..........170

5. 什么是 Hill-Sachs 损伤?..........170

五、肩关节脱位..........170

1. 根据肩关节脱位后肱骨头的位置,可将肩关节脱位分成哪几类?..........170

2. 肩关节脱位的临床表现有哪些?..........171

3. 肩关节脱位的典型体征有哪些?..........171

4. 何为方肩畸形?..........171

5. 何为搭肩试验阳性?..........171

6. 肩关节脱位最常见的手法复位方法是什么?..........171

第三节　肘..........171

一、肘关节的基础知识..........171

1. 肘关节由什么构成?..........171

2. 肘关节的活动度为多少?..........171

3. 什么是肱尺关节?..........172

4. 什么是肱桡关节?..........172

5. 什么是桡尺近侧关节?..........172

6. 肘关节主要结构包括哪些?..........172

7. 肘关节关节软骨的作用有哪些?..........172

8. 什么是肘关节关节囊?..........172

9. 什么是肘关节关节腔?..........172

10. 肘关节能做哪些运动?..........172

11. 何为臂丛?..........172

12. 臂丛在上臂及前臂的分支有哪些?..........172

13. 尺神经损伤患者的感觉障碍出现在哪个部位?..........173

14. 尺神经损伤患者会出现哪些功能异常?..........173

15. 爪形手是哪根神经损伤时出现的畸形?..........173

16. 正中神经损伤患者的感觉障碍出现在哪个部位?..........173

17. 正中神经损伤患者会出现哪些功能异常？ ………………………………173

18. 猿手畸形是哪根神经损伤时出现的畸形？ ………………………………173

19. 桡神经损伤患者会出现哪些功能异常？ …………………………………173

20. 垂腕畸形是哪根神经损伤时出现的畸形？ ………………………………173

21. 腋神经损伤的临床表现是什么？ …………………………………………173

22. 肌皮神经损伤的临床表现是什么？ ………………………………………173

23. 肘关节脱位分哪几类？ ……………………………………………………173

24. 什么是肘关节后脱位？ ……………………………………………………174

25. 什么是肘关节恐怖三联征？ ………………………………………………174

26. 参与肘关节屈曲活动的肌肉有哪些？ ……………………………………174

27. 参与伸肘的肌肉有哪些？ …………………………………………………174

28. 参与肘关节旋前运动的肌肉有哪些？ ……………………………………174

29. 参与肘关节旋后运动的肌肉有哪些？ ……………………………………174

30. 肘关节的主要韧带有哪些？ ………………………………………………174

31. 肘关节尺侧副韧带的作用有哪些？ ………………………………………174

32. 肱二头肌的解剖特点是什么？ ……………………………………………175

33. 肱肌的解剖特点是什么？ …………………………………………………175

34. 肱三头肌的解剖特点是什么？ ……………………………………………175

35. 上肢前侧的动脉有哪些？ …………………………………………………175

36. 肱动脉的分支有哪些？ ……………………………………………………175

37. 上肢浅静脉有哪些？ ………………………………………………………175

38. 上肢的深静脉有哪些？ ……………………………………………………175

二、肘关节相关疾病 ……………………………………………………………175

1. 肱骨外上髁炎（网球肘）的病因和临床表现是什么？ …………………175

2. 肱骨外上髁炎依据临床表现与病理表现分哪三期？ ……………………176

3. 肘关节外侧副韧带损伤最常见的病因是什么？ …………………………176

4. 肘关节外侧副韧带损伤后有哪些特殊检查可帮助确诊？ ………………176

5. 高尔夫球肘又称什么？ ……………………………………………………176

6. 肘管综合征又称什么？ ……………………………………………………176

7. 肘管综合征的临床表现有哪些？ …………………………………………176

第四节　膝 …………………………………………………………………………177

一、膝关节的基础知识 …………………………………………………………177

1. 膝关节由哪些结构组成？ …………………………………………………177

2. 膝关节的范围是什么？ ……………………………………………………177

3. 膝关节的主要韧带有哪些？ ………………………………………………177

4. 股四头肌的组成和作用是什么？ ·····177

5. 膝关节的常见损伤有哪些？ ·····177

6. 什么是膝关节损伤三联征？ ·····178

7. 什么是膝关节内外侧"四联复合体"？ ·····178

8. 什么是膝关节交锁？ ·····178

9. 什么是 Q 角？ ·····178

10. 膝关节主要伸肌及屈肌有哪些？ ·····178

二、半月板损伤 ·····178

1. 半月板的解剖特点是什么？ ·····178

2. 内侧半月板的解剖特点是什么？ ·····178

3. 外侧半月板的解剖特点是什么？ ·····179

4. 半月板的重要功能有哪些？ ·····179

5. 半月板损伤的临床表现是什么？ ·····179

6. 根据半月板血供分布情况，临床上将半月板分为哪几个区？ ·····179

7. 半月板撕裂有哪些体征？ ·····179

8. 半月板损伤常用的体格检查方法有哪些？ ·····179

9. 半月板撕裂最常见的部位是哪里？ ·····179

10. 半月板撕裂最具特征性的症状是什么？ ·····179

11. 半月板部分切除的目的是什么？ ·····179

12. 膝关节在哪种体位时易造成半月板损伤？ ·····180

13. 半月板损伤的诊断要点有哪些？ ·····180

三、膝关节韧带损伤 ·····180

1. 前交叉韧带的解剖位置和功能是什么？ ·····180

2. 后交叉韧带的解剖位置和功能是什么？ ·····180

3. 外侧副韧带的解剖位置和功能是什么？ ·····180

4. 内侧副韧带的解剖位置和功能是什么？ ·····180

5. 膝外侧肌主要有哪些？ ·····181

6. 股二头肌的功能是什么？ ·····181

7. 腘肌的功能是什么？ ·····181

8. 膝内侧肌主要有哪些？ ·····181

9. 膝内侧肌的作用是什么？ ·····181

10. 膝关节附近最主要的血管是什么？ ·····181

11. 腘动脉的走行及分支是什么？ ·····181

12. 膝关节附近最主要的神经是什么？ ·····181

13. 前交叉韧带损伤常见的病因有哪些？ ·····181

14. 前交叉韧带损伤的症状有哪些? ……………………………………182

15. 前交叉韧带损伤急性期的症状有哪些? ……………………………182

16. 前交叉韧带损伤慢性期的症状有哪些? ……………………………182

17. 前交叉韧带损伤常见的查体方法有哪些? …………………………182

18. 前抽屉试验的方法是什么? …………………………………………182

19. 拉赫曼试验的方法是什么? …………………………………………182

20. 足背动脉的位置是什么? ……………………………………………182

21. 足背动脉的评估方法是什么? ………………………………………182

22. 后交叉韧带损伤的病因是什么? ……………………………………182

23. 后交叉韧带的损伤机制是什么? ……………………………………183

24. 后交叉韧带断裂的症状有哪些? ……………………………………183

四、髌骨脱位 …………………………………………………………………183

1. 髌骨的解剖学特点有哪些? …………………………………………183

2. 髌骨的功能有哪些? …………………………………………………183

3. 髌骨脱位的定义是什么? ……………………………………………183

4. 髌骨脱位的发生机制有哪些? ………………………………………183

5. 髌骨脱位的症状有哪些? ……………………………………………184

6. 髌骨脱位的常见体征是什么? ………………………………………184

第五节　踝 ……………………………………………………………**184**

一、踝关节的基础知识 ………………………………………………………184

1. 踝关节由哪三个骨性结构组成? ……………………………………184

2. 踝关节的活动范围是什么? …………………………………………184

3. 评估外踝韧带不稳定最常用的检查是什么? ………………………184

4. 踝关节属于哪种类型关节? …………………………………………184

5. 踝关节的韧带结构有哪些? …………………………………………185

6. 下胫腓韧带的功能是什么? …………………………………………185

7. 踝关节内侧韧带(三角韧带)的功能是什么? ……………………185

8. 踝关节外侧韧带的功能是什么? ……………………………………185

9. 胫前动脉的解剖位置及分支是什么? ………………………………185

10. 胫后动脉的解剖位置及分支是什么? ………………………………185

11. 腓总神经的走行是什么? ……………………………………………185

12. 腓总神经损伤的临床表现有哪些? …………………………………186

13. 胫神经的走行是什么? ………………………………………………186

14. 胫神经损伤的临床表现有哪些? ……………………………………186

二、踝关节相关疾病 186

1. 踝关节韧带中最易损伤的是哪个韧带? 186
2. 踝关节扭伤的临床表现是什么? 186
3. 踝关节扭伤分哪 3 型? 186
4. 前方踝关节撞击的主要原因是什么? 187
5. 距骨骨软骨损伤的分期是什么? 187
6. 踝关节骨性关节炎的临床表现有哪些? 187
7. 跟腱断裂的临床表现有哪些? 187
8. 何为休息位不等长? 187
9. 跟腱断裂患者术前泡脚的方法是什么? 187

第六节　髋 188

1. 髋关节的常见损伤是什么? 188
2. 股骨髋臼撞击临床上分为哪两个类型? 188
3. 什么是凸轮撞击? 188
4. 什么是钳形撞击? 188
5. 股骨髋臼撞击的临床表现主要有哪些? 188
6. 髋关节属于什么关节? 188
7. 造成髋臼盂唇损伤的主要病因有哪些? 188
8. 髋臼盂唇损伤的临床表现有哪些? 188
9. 什么是臀肌步态? 189
10. 髋关节的骨性结构是什么? 189
11. 髋关节周围的主要屈肌有哪些? 189
12. 髋关节周围的主要伸肌有哪些? 189
13. 髋关节周围的主要外展肌有哪些? 189
14. 髋关节的内旋肌群有哪些? 189
15. 髋关节周围的血管有哪些? 189
16. 髋关节周围的主要神经有哪些? 189
17. 坐骨神经的走行及支配区是什么? 189
18. 弹响髋的临床表现有哪些? 189

第七章　骨与软组织肿瘤科

第一节　概述 190

1. 什么是骨肿瘤? 190
2. 骨肿瘤的分类及临床特点是什么? 190

3. 什么是软组织肿瘤？ ……………………………………………190

4. 软组织肿瘤的临床表现有哪些？ ………………………………190

5. 常见的良性骨肿瘤有哪些？ ……………………………………191

6. 常见的恶性骨肿瘤有哪些？ ……………………………………191

7. 常见的良性软组织肿瘤有哪些？ ………………………………191

8. 常见的恶性软组织肿瘤有哪些？ ………………………………191

9. 诊断骨与软组织肿瘤通常需要做哪些影像学检查？ …………191

10. 骨与软组织肿瘤术前行血管造影及动脉栓塞有何意义？ ……191

11. 病理学诊断对骨肿瘤的治疗有什么意义？ ……………………192

第二节　骨与软组织肿瘤手术的护理 …………………………**192**

1. 骨肿瘤的手术范围分类有哪些？ ………………………………192

2. 什么是囊内切除？ ………………………………………………192

3. 什么是边缘切除？ ………………………………………………192

4. 什么是广泛切除？ ………………………………………………192

5. 什么是根治性切除？ ……………………………………………192

6. 如何对骨与软组织肿瘤手术前患者进行疼痛护理？ …………192

7. 四肢肿瘤患者手术前如何进行皮肤护理？ ……………………193

8. 骨肿瘤患者手术前如何预防病理性骨折？ ……………………193

9. 手术前进行肢体功能锻炼的意义是什么？ ……………………193

10. 骨肿瘤手术后患者的病情观察要点主要包括哪些？ …………193

11. 皮瓣的观察要点主要包括哪些？ ………………………………193

12. 手术后功能锻炼的原则有哪些？ ………………………………193

13. 保肢手术的优点有哪些？ ………………………………………194

14. 保肢手术的要求有哪些？ ………………………………………194

15. 截肢手术后伤口残端的护理要点有哪些？ ……………………194

16. 什么是幻肢痛？ …………………………………………………194

17. 截肢手术后幻肢痛的护理要点有哪些？ ………………………194

18. 恶性骨与软组织肿瘤的转移途径主要有哪些？ ………………195

19. 青少年常见的四肢恶性骨肿瘤主要有哪些？ …………………195

20. 恶性骨肿瘤保肢治疗后的并发症主要有哪些？ ………………195

21. 软组织肿瘤术后常见并发症有哪些？ …………………………195

第三节　放疗的护理 ……………………………………………**195**

1. 什么是放射治疗（放疗）？ ……………………………………195

2. 放疗期间常见的并发症有哪些？ ………………………………195

3. 放疗后皮肤反应的各级表现主要是什么? 195

4. 放疗照射野皮肤的保护要点主要有哪些? 196

5. 骨与软组织肿瘤术后放疗的主要作用是什么? 196

6. 骨转移的常见部位有哪些? 196

7. 骨转移瘤患者主要临床表现有哪些? 196

8. 骨盆肿瘤术后患者应保持什么体位? 196

第八章　中医骨科

第一节　概述 197

1. 什么是中医骨伤科学? 197

2. 什么是中医骨科护理? 197

3. 骨伤科疗法主要有哪些? 197

4. 中医临床护理学的基本特点是什么? 197

5. 辨证方法有哪些? 197

6. 中医临床护理主要包括哪些内容? 197

7. 中医临床护理的病情观察要点是什么? 198

8. 情志护理的方法有哪些? 198

第二节　常见骨科疾病的中医护理 198

一、肩周炎 198

1. 什么是肩周炎? 198

2. 肩周炎的病因有哪些? 198

3. 肩周炎的临床表现有哪些? 198

4. 肩周炎患者功能锻炼的注意事项有哪些? 198

二、膝关节骨性关节炎 199

1. 什么是膝关节骨关节炎? 199

2. 膝关节骨关节炎的病因是什么? 199

3. 膝关节骨关节炎的分型有哪些? 199

4. 骨关节炎的临床表现有哪些? 199

5. 膝关节骨性关节炎的分型有哪些? 199

6. 膝关节骨性关节炎各类分型的中医治疗原则有哪些? ...199

7. 膝关节骨性关节炎患者的功能锻炼方法有哪些? 200

三、胫腓骨骨折 200

1. 中医骨伤治疗骨折的四项原则是什么? 200

2. 胫腓骨骨折的常见分型有哪些? 200

四、骨蚀（成人股骨坏死） ...200
1. 骨蚀（成人股骨坏死）的常见分型及特点有哪些？ ...200
2. 骨蚀患者根据不同的分型给予何种饮食指导？ ...200
3. 排尿困难的中医护理措施主要有哪些？ ...201
4. 便秘的中医护理措施主要有哪些？ ...201

五、腰痹（腰椎间盘突出症） ...201
1. 腰痹（腰椎间盘突出）的分型有哪些？ ...201
2. 腰痹各分型的特点有哪些？ ...201

六、项痹（神经根型颈椎病） ...202
1. 项痹的分型有哪些？ ...202
2. 项痹各分型的特点有哪些？ ...202

第三节　骨伤科常见中医技术的护理 ...203
一、中医微创技术 ...203
1. 何谓中医微创技术？ ...203
2. 中医微创治疗的原理是什么？ ...203
3. 中医微创治疗的优点有哪些？ ...203
4. 中医微创治疗的适应证有哪些？ ...203
5. 中医微创治疗的禁忌证有哪些？ ...204
6. 中医微创治疗分哪三大类？ ...204
7. 目前在国内外流行的针具有哪些？ ...204
8. 针刀的结构特征是什么？ ...204
9. 针刀医学的本质是什么？ ...204
二、中药离子导入法 ...204
1. 何谓中药离子导入法？ ...204
2. 中药离子导入的禁忌证有哪些？ ...204
3. 中药离子导入法的注意事项有哪些？ ...205
三、中药外用、外敷 ...205
1. 何谓中药外用法？ ...205
2. 中药外用法都包括什么？ ...205
3. 何谓中药外敷法？ ...205
4. 中药外敷的作用是什么？ ...206
5. 中药外敷的基本原理是什么？ ...206
6. 中药外敷法的骨科适应证有哪些？ ...206
7. 中药外敷法的骨科禁忌证有哪些？ ...206
8. 中药外敷法的注意事项有哪些？ ...206

9. 中药外敷法常见的不良反应有哪些? 206

10. 中药外敷法常见不良反应的处理方法有哪些? 207

四、推拿、拔罐、中药热敷等 207

1. 何谓推拿? 207

2. 何谓推拿疗法? 207

3. 推拿疗法适用于哪些骨伤科疾病? 207

4. 推拿疗法有哪些禁忌证? 207

5. 何为拔罐疗法? 208

6. 拔罐疗法的目的是什么? 208

7. 拔罐疗法的禁忌证有哪些? 208

8. 何为中药热敷? 208

9. 中药热敷的基本原理是什么? 208

10. 中药热敷的目的是什么? 208

11. 中药热敷的注意事项有哪些? 208

12. 何为低频治疗? 209

13. 低频治疗的目的是什么? 209

14. 哪些穴位可缓解患者术后疼痛? 209

15. 哪些穴位可缓解患者因术后卧床引起的便秘? 209

第九章　骨科患者皮肤管理

第一节　概述 210

1. 什么是备皮? 210

2. 备皮的目的是什么? 210

3. 手术患者皮肤准备必须剃毛吗? 210

4. 不剃毛备皮的分类有哪些? 210

5. 备皮的原则有哪些? 210

6. 备皮的注意事项有哪些? 210

7. 发生静脉危象的临床表现是什么? 211

8. 血管痉挛与静脉危象的鉴别要点是什么? 211

第二节　皮瓣移植患者的皮肤护理 211

1. 皮瓣移植术后观察内容有哪些? 211

2. 皮瓣移植术后观察皮肤温度的注意事项有哪些? 211

3. 皮瓣移植术后观察皮肤颜色时的干扰因素有哪些? 211

4. 移植组织供皮区皮肤护理的观察要点有哪些? 212

5．移植组织植皮区皮肤护理的观察要点有哪些？……………………212

6．移植组织植皮区的注意事项是什么？…………………………………212

7．皮瓣移植术后发生动脉危象的临床表现是什么？……………………212

8．皮瓣移植术后，为什么护士要对患肢实施保暖措施？………………213

9．皮瓣移植术后患者常用的抗凝、抗痉挛药物有哪些？………………213

第三节　压力性损伤的护理……………………………………………**213**

1．压力性损伤的定义是什么？……………………………………………213

2．压力性损伤的风险因素有哪些？………………………………………213

3．压力性损伤的高危人群有哪些？………………………………………213

4．临床中常用的压力性损伤风险因素评估量表有哪些？………………214

5．对于存在压力性损伤高危因素的患者，应评估哪些内容？…………214

6．皮肤评估的频率是什么？………………………………………………214

7．对于老年压力性损伤高危患者，适合采用何种营养评估方法？……214

8．患者皮肤营养状况评估包括哪些内容？………………………………214

9．心理社会评估包括哪些内容？…………………………………………215

10．给予患者侧卧位时，适宜角度是多少？……………………………215

11．体位变换的频率根据什么而定？……………………………………215

12．协助患者体位变换和躯体移动时有哪些注意事项？………………215

13．患者坐在轮椅上自我减压的方法是什么？…………………………215

14．压力性损伤的好发部位有哪些？……………………………………215

15．如何正确测量压力性损伤伤口？……………………………………215

16．如何正确测量压力性损伤伤口深度？………………………………216

17．伤口渗液分为几种颜色？……………………………………………216

18．什么情况下考虑为脊髓瘘？…………………………………………216

19．压力性损伤感染伤口切开引流的指征是什么？……………………216

20．临床中常见治疗压力性损伤的敷料种类包括哪些？………………216

21．压力性损伤伤口敷料的使用原则是什么？…………………………216

第十章　骨科患者快优康复

第一节　概述……………………………………………………………**217**

1．什么是康复？……………………………………………………………217

2．快速康复理念的由来什么？……………………………………………217

3．开展快速康复的目的是什么？…………………………………………217

4．什么是快速外科通道（FTS）？………………………………………218

5．快速外科通道（FTS）的五大要点是什么？ 218

6．什么是术后加强康复（ERAS）？ 218

7．术后加强康复（ERAS）的五大要点是什么？ 218

8．术后加强康复（ERAS）在围术期的关注要点有哪些？ 219

9．快优康复的由来是什么？ 219

10．快优康复的五大要点是什么？ 219

11．快优康复的益处有哪些？ 219

12．实现快优康复的最佳途径是什么？ 220

13．快优康复的16个关键环节有哪些？ 220

14．什么是评估？ 220

15．评估的目的是什么？ 220

16．评估的基本内容包括什么？ 220

17．评估的主要方法有哪些？ 221

18．什么是健康教育？ 221

19．健康教育的核心是什么？ 221

20．健康教育的目的有哪些？ 221

21．骨科常见的并发症有哪些？ 222

第二节　骨科患者静脉血栓栓塞症的管理............................222

1．什么是静脉血栓栓塞症？ 222

2．什么是下肢深静脉血栓形成？ 222

3．什么是肺栓塞？ 222

4．静脉血栓栓塞症的发病机制有哪些？ 223

5．什么是Caprini个体化静脉血栓栓塞症风险评估模型？ 223

6．下肢深静脉血栓形成的临床表现有哪些？ 223

7．什么是股青肿？ 223

8．什么是股白肿？ 223

9．根据血栓在血管里的位置，下肢深静脉血栓形成可以分为几型？ 224

10．肺栓塞的临床表现有哪些？ 224

11．血栓后综合征的临床表现有哪些？ 224

12．下肢深静脉血栓形成有哪些辅助检查？ 224

13．骨科大手术围术期血栓形成的高发期时间在什么时候？ 224

14．静脉血栓栓塞症的预防方法分哪几类？ 224

15．静脉血栓栓塞症的基本预防方法有哪些？ 225

16．静脉血栓栓塞症的物理预防方法有哪些？ 225

17. 物理预防方法的使用禁忌证包括哪些？ ……225

18. 梯度压力弹力袜的预防原理是什么？ ……225

19. 如何选择梯度压力弹力袜？ ……226

20. 弹力袜日常清洗维护时需要注意什么？ ……226

21. 间歇式充气加压装置的预防原理是什么？ ……226

22. 临床上常见的预防和治疗静脉血栓栓塞症的药物有哪几种？ ……226

23. 发生血栓后的治疗目标是什么？ ……226

24. 下肢深静脉血栓形成急性期（≤14天）的治疗方案是什么？ ……227

25. 因手术而导致血栓的患者治疗方案是什么？ ……227

26. 对于危险因素不明的血栓患者长期治疗方案是什么？ ……227

27. 下肢深静脉血栓形成慢性期（＞30天）的治疗方案是什么？ ……227

28. 普通肝素的药物特点及观察要点有哪些？ ……227

29. 低分子肝素的药物特点及观察要点有哪些？ ……227

30. 应用低分子肝素抗凝治疗的部位选择要点是什么？ ……228

31. 应用低分子肝素抗凝治疗的注射要点是什么？ ……228

32. 目前临床上常用的预充式抗凝药有哪些？ ……228

33. 预充式抗凝药的正确注射途径及方法是什么？ ……228

34. 使用维生素K拮抗剂的患者饮食需要注意什么？ ……228

35. 出血是抗凝治疗后的主要并发症，根据出血部位主要分为几类？ ……229

36. 临床上各类抗凝药物过量的拮抗方法分别是什么？ ……229

37. 什么是溶栓治疗？ ……229

38. 溶栓治疗的常用药物有哪些？ ……229

39. 溶栓治疗的适应证有哪些？ ……229

40. 溶栓治疗的禁忌证是什么？ ……229

41. 溶栓治疗的护理观察要点是什么？ ……230

42. 护理人员观察下肢肿胀时如何测量腿围？ ……230

第三节　骨科患者的疼痛管理 ……230

一、骨科患者疼痛管理的基础知识 ……230

1. 什么是疼痛？ ……230

2. 疼痛有哪几种分类方法？ ……231

3. 如何区分急性疼痛与慢性疼痛？ ……231

4. 骨科患者疼痛有何特点？ ……231

5. 疼痛管理的定义是什么？ ……231

6. 目前比较成熟的疼痛管理模式是什么？ ……231

7. 疼痛管理的目的有哪些? ……………………………………………………231

8. 疼痛管理的原则有哪些? ……………………………………………………232

9. 美国医疗机构评审国际联合委员会（简称JCI）疼痛管理标准总则包括哪些?

……………………………………………………………………………………232

10. 护士在疼痛管理中的角色是什么? ………………………………………233

11. 为何护士是疼痛患者权益的维护者? ……………………………………233

二、疼痛评估……………………………………………………………………233

1. 疼痛评估相关的人文因素有哪些? ………………………………………233

2. 发育特征如何影响疼痛评估? ……………………………………………233

3. 疼痛经历如何影响疼痛评估? ……………………………………………234

4. 疼痛评估的原则是什么? …………………………………………………234

5. 疼痛评估的要点和方法有哪些? …………………………………………234

6. 决定疼痛评估频率的因素是什么? ………………………………………235

7. 在为患者进行首次疼痛评估时，应充分了解哪些问题? …………………235

8. 应用疼痛评估工具的目的是什么? ………………………………………235

9. 急性疼痛管理的目标是什么? ……………………………………………235

10. 急性疼痛评估工具的特点有哪些? ………………………………………235

11. 常用的急性疼痛评估工具有哪些? ………………………………………236

12. 什么是数字分级法? ………………………………………………………236

13. 什么是口述分级评分法? …………………………………………………236

14. 视觉模拟评分法如何操作? ………………………………………………237

15. 视觉模拟评分法的缺点是什么? …………………………………………237

16. Wong-Baker面部表情疼痛量表如何应用? ……………………………237

17. 对慢性、持续性疼痛的评估工具有何要求? ……………………………237

18. 无法自我报告疼痛的患者如何进行疼痛评估? …………………………238

19. 目前国外临床工作中常用于无法报告疼痛患者的疼痛评估工具有哪些? ……

……………………………………………………………………………………238

20. 儿童疼痛的特点有哪些? …………………………………………………238

21. 常用的儿童疼痛评估工具有哪些? ………………………………………239

22. 常用的学龄前儿童疼痛评估工具有哪些? ………………………………239

23. 常用的学龄期儿童疼痛评估工具有哪些? ………………………………239

三、疼痛管理……………………………………………………………………239

1. 疼痛管理的常用方法有哪些? ……………………………………………239

2. 疼痛管理的物理治疗方法有哪些? ………………………………………240

3. 疼痛治疗的常用药物有哪些种类? ………………………………………240

4．疼痛治疗常用的给药途径有哪些？ ……………………………240

5．患者自控镇痛的给药途径有哪些？ ……………………………241

6．疼痛管理的用药原则是什么？ …………………………………241

7．临床常见的镇痛药不良反应有哪些？ …………………………241

8．恶心、呕吐的护理措施有哪些？ ………………………………241

9．嗜睡的护理措施有哪些？ ………………………………………241

10．眩晕的护理措施有哪些？ ……………………………………242

11．皮肤瘙痒的护理措施有哪些？ ………………………………242

四、骨科疼痛管理病房 ……………………………………………242

1．骨科患者关于疼痛的错误观念主要有哪些？ …………………242

2．对骨科患者进行疼痛管理的目标是什么？ ……………………242

3．病房疼痛管理团队由哪些人员组成？ …………………………243

4．护理人员在疼痛管理团队中如何起到主导作用？ ……………243

5．护理人员在疼痛管理中应具备的能力有哪些？ ………………244

6．常见骨科患者疼痛教育的流程是怎样的？ ……………………244

7．对住院患者疼痛教育的内容包括哪些？ ………………………244

8．疼痛教育的方法和形式有哪些？ ………………………………245

9．疼痛教育过程中有哪些注意事项？ ……………………………245

第十一章　骨科支具

一、概述 …………………………………………………………………246

1．支具的作用是什么？ ……………………………………………246

2．支具使用的适应证是什么？ ……………………………………246

3．支具使用的禁忌证是什么？ ……………………………………246

4．支具的分类有哪些？ ……………………………………………246

5．如何确定支具的舒适度？ ………………………………………246

6．支具如何养护？ …………………………………………………247

7．如何预防支具相关并发症的发生？ ……………………………247

二、翻身易 ………………………………………………………………247

1．翻身易的原理是什么？ …………………………………………247

2．使用翻身易的目的是什么？ ……………………………………247

3．使用翻身易的适应证有哪些？ …………………………………247

三、预托 …………………………………………………………………247

1．颈托的原理是什么？ ……………………………………………247

2．使用颈托的目的是什么？ ………………………………………248

3. 使用颈托的适应证有哪些? 248

4. 使用颈托的禁忌证有哪些? 248

四、颈椎枕 248

1. 使用颈椎枕的目的是什么? 248

2. 使用颈椎枕的适应证有哪些? 248

3. 使用颈椎枕的禁忌证有哪些? 248

五、头颈胸支具 249

1. 头颈胸支具的原理是什么? 249

2. 使用头颈胸支具的目的是什么? 249

3. 使用头颈胸支具的适应证有哪些? 249

4. 使用头颈胸支具的禁忌证有哪些? 249

六、胸腰支具 249

1. 胸腰支具的原理是什么? 249

2. 使用胸腰支具的目的是什么? 249

3. 使用头颈胸支具的适应证有哪些? 250

4. 使用头颈胸支具的禁忌证有哪些? 250

七、腰围 250

1. 腰围的原理是什么? 250

2. 使用腰围的目的是什么? 250

3. 使用腰围的适应证有哪些? 250

4. 使用腰围的禁忌证有哪些? 250

八、枕颌吊带牵引 251

1. 枕颌吊带牵引的原理是什么? 251

2. 使用枕颌吊带牵引的目的是什么? 251

3. 使用枕颌吊带牵引的适应证有哪些? 251

4. 使用枕颌吊带牵引的禁忌证有哪些? 251

九、Halo-vest 外固定架 251

1. Halo-vest 外固定架的原理是什么? 251

2. 使用 Halo-vest 外固定架的目的是什么? 252

3. 使用 Halo-vest 外固定架的适应证有哪些? 252

4. 使用 Halo-vest 外固定架的禁忌证有哪些? 252

十、颅骨牵引 252

1. 颅骨牵引的原理是什么? 252

2. 颅骨牵引的目的是什么? 253

3. 使用颅骨牵引的适应证有哪些? 253

4. 使用颅骨牵引的禁忌证有哪些? 253

十一、无助力助行架 253

1. 无助力助行架的原理是什么? 253

2. 使用无助力助行架的目的是什么? 253

3. 使用无助力助行架的适应证有哪些? 253

4. 使用无助力助行架的并发症有哪些? 254

5. 如何指导患者调节助行架的高度? 254

十二、拐杖 254

1. 使用拐杖的目的是什么? 254

2. 使用拐杖的并发症有哪些? 254

3. 正确使用拐杖的意义有哪些? 254

十三、骨牵引 255

1. 什么是骨牵引? 255

2. 使用骨牵引的目的是什么? 255

3. 使用骨牵引的适应证有哪些? 255

4. 使用骨牵引的禁忌证有哪些? 255

5. 各部位骨牵引的重量是多少? 255

十四、外固定架 256

1. 什么是外固定架? 256

2. 外固定架的原理是什么? 256

3. 使用外固定架的目的是什么? 256

4. 使用外固定架的适应证有哪些? 257

5. 使用外固定架的禁忌证有哪些? 257

十五、医用过床器 257

1. 医用过床器的目的是什么? 257

2. 使用医用过床器的评估要点有哪些? 257

3. 使用医用过床器的并发症有哪些? 257

十六、平车 258

1. 使用平车的目的是什么? 258

2. 使用平车的评估要点有哪些? 258

3. 平车使用过程中的注意事项有哪些? 258

十七、冰毯机 258

1. 冰毯机的原理是什么? 258

2. 使用冰毯机的目的是什么? 258

3. 使用冰毯机的适应证有哪些? 259

4. 使用冰毯机的禁忌证有哪些? 259

5. 使用冰毯机的并发症有哪些? 259

十八、膝关节固定矩形器、铰链式矩形器 259

1. 膝关节固定矩形器、铰链式矩形器的原理是什么？ 259

2. 使用膝关节固定矩形器、铰链式矩形器的目的是什么？ 259

3. 使用膝关节固定矩形器、铰链式矩形器的适应证有哪些？ 259

4. 使用膝关节固定矩形器、铰链式矩形器的禁忌证有哪些？ 259

5. 使用膝关节固定矩形器、铰链式矩形器的并发症有哪些？ 260

十九、外展（外旋）包 260

1. 外展（外旋）包的原理是什么？ 260

2. 使用外展（外旋）包的目的是什么？ 260

3. 使用外展（外旋）包的适应证有哪些？ 260

二十、膝关节持续被动运动仪 260

1. 使用膝关节持续被动运动仪的目的是什么？ 260

2. 膝关节持续被动运动仪的原理是什么？ 261

3. 使用膝关节持续被动运动仪的适应证有哪些？ 261

二十一、预防压疮气垫床 261

1. 预防压疮气垫床的原理是什么？ 261

2. 使用预防压疮气垫床的目的是什么？ 261

3. 使用预防压疮气垫床的适应证是什么？ 261

二十二、抗血栓梯度压力袜 262

1. 抗血栓梯度压力袜的原理是什么？ 262

2. 使用抗血栓梯度压力袜的适应证有哪些？ 262

3. 使用抗血栓梯度压力袜的禁忌证有哪些？ 262

二十三、间歇充气加压装置（IPC） 262

1. 间歇充气加压装置的原理是什么？ 262

2. 使用间歇充气加压装置的目的是什么？ 262

3. 使用间歇充气加压装置的适应证有哪些？ 263

4. 使用间歇充气加压装置的禁忌证有哪些？ 263

二十四、石膏 263

1. 使用石膏的目的是什么？ 263

2. 石膏固定的适应证是什么？ 263

3. 石膏固定的禁忌证是什么？ 264

4. 使用石膏常见的并发症有哪些？ 264

二十五、小儿头颈胸石膏 264

1. 使用小儿头颈胸石膏的目的是什么？ 264

2. 使用小儿头颈胸石膏的适应证有哪些？ 264

3. 使用小儿头颈胸石膏的并发症有哪些？ 264

4. 使用小儿头颈胸石膏的评估要点有哪些？……264

二十六、小儿人类位石膏……265

1. 使用小儿人类位石膏的目的是什么？……265

2. 使用小儿人类位石膏的适应证有哪些？……265

3. 使用小儿人类位石膏的并发症有哪些？……265

二十七、小儿单髋人字石膏……265

1. 使用小儿单髋人字石膏的目的是什么？……265

2. 使用小儿单髋人字石膏的适应证有哪些？……265

3. 使用小儿单髋人字石膏的并发症有哪些？……265

二十八、皮牵引……265

1. 什么是皮牵引？……265

2. 皮牵引的目的是什么？……266

3. 使用皮牵引的适应证及禁忌证各有哪些？……266

二十九、小儿双下肢悬吊皮牵引……266

1. 小儿双下肢悬吊皮牵引的目的是什么？……266

2. 使用小儿双下肢悬吊皮牵引的适应证有哪些？……266

3. 使用小儿双下肢悬吊皮牵引的禁忌证有哪些？……267

4. 使用小儿双下肢悬吊皮牵引的并发症有哪些？……267

5. 使用小儿双下肢悬吊皮牵引前的评估要点有哪些？……267

三十、小儿下肢皮牵引……267

1. 小儿下肢皮牵引的目的是什么？……267

2. 使用小儿下肢皮牵引的适应证有哪些？……267

3. 使用小儿下肢皮牵引的禁忌证有哪些？……268

4. 使用小儿下肢皮牵引的并发症有哪些？……268

5. 使用小儿下肢皮牵引的评估要点有哪些？……268

三十一、Russell 牵引……268

1. Russell 牵引的目的是什么？……268

2. 使用 Russell 牵引的适应证有哪些？……268

3. 使用 Russell 牵引的禁忌证有哪些？……269

4. 使用 Russell 牵引的并发症有哪些？……269

三十二、Orthofix 外固定支架……269

1. Orthofix 外固定支架的目的是什么？……269

2. 使用 Orthofix 外固定支架的适应证有哪些？……269

3. 使用 Orthofix 外固定支架的并发症有哪些？……269

三十三、Hizarov 外固定延长支架……270

1. 使用 Hizarov 外固定延长支架的目的是什么？……270

2. 使用 Hizarov 外固定延长支架的适应有证哪些? 270

3. 使用 Hizarov 外固定延长支架的并发症有哪些? 270

三十四、头臂外固定支具 270

1. 使用头臂外固定支具的目的是什么? 270

2. 使用头臂外固定支具的适应证有哪些? 270

3. 使用头臂外固定支具的禁忌证有哪些? 270

三十五、烤灯 271

1. 使用烤灯的目的是什么? 271

2. 使用烤灯的适应证有哪些? 271

3. 使用烤灯的禁忌证有哪些? 271

三十六、颈腕吊带 271

1. 使用颈腕吊带的目的是什么? 271

2. 使用颈腕吊带的适应证有哪些? 272

3. 使用颈腕吊带的禁忌证有哪些? 272

三十七、弹性支具 272

1. 使用弹性支具的目的是什么? 272

2. 使用弹性支具的适应证有哪些? 272

3. 使用弹性支具的禁忌证有哪些? 272

三十八、肩外展支具 272

1. 使用肩外展支具的目的是什么? 272

2. 使用肩外展支具的适应证有哪些? 273

3. 使用肩外展支具的禁忌证有哪些? 273

三十九、负压封闭引流(VSD) 273

1. 使用负压封闭引流的目的是什么? 273

2. 使用负压封闭引流的适应证有哪些? 273

3. 使用负压封闭引流的禁忌证有哪些? 274

四十、Geko 神经肌肉刺激器 274

1. 什么是 Geko 神经肌肉刺激器? 274

2. Geko 神经肌肉刺激器的原理是什么? 274

3. Geko 神经肌肉刺激器的使用方法是什么? 274

4. 使用 Geko 神经肌肉刺激器的适应证有哪些? 275

5. 使用 Geko 神经肌肉刺激器的禁忌证有哪些? 276

四十一、自动脉冲冷疗系统 276

1. 什么是冷疗? 276

2. 冷疗的温度设定要求是什么? 276

3. 冷疗的方式有哪些? 276

4．什么是自动脉冲冷疗系统？ …………………………………………276

5．自动脉冲冷疗系统的工作原理是什么？ …………………………276

6．使用自动脉冲冷疗系统的目的是什么？ …………………………277

7．使用自动脉冲冷疗系统的适应证有哪些？ ………………………277

8．使用自动脉冲冷疗系统的禁忌证有哪些？ ………………………277

9．自动脉冲冷疗系统的评估要点有哪些？ …………………………277

10．使用自动脉冲冷疗系统的注意事项有哪些？ ……………………277

第一章　创伤骨科

第一节　概　　述

1. 什么是骨折?

答：骨折（fracture）是指骨或骨小梁的连续性或完整性中断。

2. 创伤骨折都包括什么?

答：上肢骨折、骨盆骨折、下肢骨折、多发伤、皮肤撕脱伤等。

3. 上肢骨折都包括什么?

答：锁骨骨折、肩锁关节脱位、肱骨（肱骨干、肱骨髁上）骨折、尺骨鹰嘴骨折、尺桡骨骨折、掌骨骨折。

4. 下肢骨折都包括什么?

答：股骨颈骨折、股骨粗隆间骨折、股骨干骨折、髌骨骨折、胫骨平台骨折、胫腓骨骨折、踝关节骨折、跟骨骨折、距骨骨折、距骨骨折。

5. 骨折的常见病因是什么?

答：（1）创伤

①直接暴力：骨折发生在暴力直接作用的部位；

②间接暴力：暴力通过传导、杠杆或旋转作用使远处发生骨折；

③肌肉拉力：肌肉突然猛烈收缩，可拉断肌肉附着处的骨质；

④积累性劳损：长期、反复、轻微的直接或间接损伤可致使肢体某一特定部位骨折。

（2）骨骼疾病：骨肿瘤、骨髓炎、骨质疏松或骨骼本身病变，易发生病理性骨折。

6. 骨折如何进行分型？

答：（1）按骨折断端是否与外界相通分为

①闭合性骨折：骨折处皮肤或黏膜完整，不与外界相通；

②开放性骨折：骨折附近的皮肤或黏膜破裂，骨折处与外界相通。

（2）按骨折程度分为

①完全性骨折：骨的连续性和完整性完全中断；

②不完全性骨折（青枝骨折）：只表现为骨折处骨皮质的劈裂，多见于儿童。

（3）按骨折线形状分为

①横行骨折：骨折线与骨干纵轴垂直；

②斜行骨折：骨折线与骨干纵轴开成一定角度；

③螺旋形骨折：骨折线呈螺旋形；

④粉碎性骨折：骨质碎裂成3块以上；

⑤嵌插骨折（嵌入性骨折）：骨折后，坚骨质嵌插入松骨质内；

⑥压缩骨折：松骨质因压缩而变形；

⑦骨骺分离：骨折累及骨骺，骨骺断面有数量不等的软组织。

（4）按伤后时间分为

①新鲜骨折：骨折2周以内；

②陈旧性骨折：受伤在2周以上，如血肿已吸收，骨折端已有纤维粘连，不易闭合复位。

7. 骨折后的全身临床表现有哪些?

答:(1)休克:对于多发性骨折、骨盆骨折、股骨骨折、脊柱骨折及严重的开放性骨折,患者常因广泛的软组织损伤、大量出血、剧烈疼痛或并发内脏损伤等而引起休克。

(2)发热:骨折处有大量内出血,血肿吸收时体温略有升高,一般不超过 38 ℃。开放性骨折体温升高时应考虑感染的可能。

8. 骨折后的局部临床表现有哪些?

答:局部肿胀、瘀斑、压痛、活动受限。

9. 骨折的特有体征是什么?

答:畸形、反常活动、骨擦音或骨擦感。

以上三种体征只要发现其中之一即可确诊,但未见此三种体征者也不能排除骨折的可能,如嵌插骨折、裂缝骨折。

10. 畸形的定义是什么?

答:骨折端移位可使患肢外形发生改变,主要表现为缩短、成角、延长。

11. 什么是反常活动?

答:正常情况下肢体不能活动的部位,骨折后出现不正常的活动。

12. 什么是骨擦音或骨擦感?

答:骨折后两骨折端相互摩擦撞击,可产生骨擦音或骨擦感。

13. 骨折的辅助检查有哪些?

答:(1)X 线检查:对治疗有指导意义;

(2)CT 和 MRI 检查;

(3)骨扫描。

14. 骨折的处理原则是什么?

答:(1)复位:早期正确复位是骨折愈合的必要条件;

(2)固定:已复位的骨折部位必须持续固定于良好位置,直至骨折愈合;

(3)功能锻炼:是骨折治疗的重要组成部分,以促进功能恢复。

15. 骨折的复位方法有哪些?

答:手法复位、牵引复位和手术复位。

16. 骨折的固定方法有哪些?

答:(1)外固定:夹板、石膏、牵引、支具、外架固定器等;

(2)内固定:钢针、螺丝针、髓内钉、外压钢板、自体或异体骨等。

17. 骨折的功能锻炼方法有哪些?

答:(1)骨折早期:伤后1~2周,在不影响患肢固定的情况下进行肢体等长收缩练习,预防肌萎缩;

(2)骨折中期:伤后3~5周,骨折部位相对稳定,运动以骨折远端、近端关节活动为主;

(3)骨折后期:伤后6~8周,进行抗阻力下锻炼,逐渐进行负重练习。

18. 什么是骨折的解剖复位?

答:骨折通过复位,恢复了正常的解剖关系,对位(两骨折端的接触面)和对线(两骨折段在纵轴上的关系)完全良好。

19. 什么是骨折的功能复位?

答:骨折在整复后,两骨折段虽未恢复正常的解剖关系,但在骨折愈合后对肢体功能无明显影响者。

20. 骨折的愈合过程分为几期?

答：血肿机化演进期、原始骨痂形成期和骨痂改造塑形期。

21. 血肿机化演进期的特点是什么?

答：需 2～3 周。伤后 6～8 h 机体凝血系统被激活，出血部位的血液凝成血块，随着新生的毛细血管、成纤维细胞及吞噬细胞侵入血块，形成纤维组织并将骨折两断端连接起来。

22. 原始骨痂形成期的特点是什么?

答：需 4～8 周。此阶段内、外骨痂及桥梁骨痂三者融合形成原始骨痂。此时可抵抗肌肉收缩、剪力及旋转力等，达到临床愈合。

23. 骨痂改造塑形期的特点是什么?

答：需 8～12 周。随着肢体活动及负重的增加，原始骨痂形态不断改变，最终改造为永久骨痂，骨髓腔相通，骨折痕迹消失，达到骨性愈合。

24. 什么是骨折的畸形愈合?

答：骨折愈合的位置未达到功能复位的要求，断端重叠、旋转、成角状态下连接而引起功能障碍。

25. 什么是骨折的延迟愈合?

答：骨折经治疗后，已超过同类骨折正常愈合所需的最长期限，骨折端仍未连接愈合，以骨折局部仍有疼痛、压痛、肿胀、异常活动、功能障碍等症状为主要表现的疾病。

26. 什么是骨折不愈合 (骨不连)?

答：骨折愈合功能停止，骨折断端已形成假关节；X 线显示：骨折端相互分离，间隙增大，骨折端硬化或萎缩疏松，骨髓腔封闭；用一般的固定方法无法使其连接。

27. 骨折早期常见并发症有哪些?

答:骨筋膜室综合征、脂肪栓塞综合征、休克、感染、合并重要脏器损伤、脊髓损伤、周围组织损伤。

28. 骨折晚期常见并发症有哪些?

答:关节僵硬、创伤性关节炎、骨化性肌炎、缺血性骨坏死、急性骨萎缩、坠积性肺炎、压疮。

29. 骨折患者的护理评估要点是什么?

答:(1)血运

①肤色:动脉供血不足时,肤色苍白;静脉回流不良时,肤色呈青紫色。

②皮温:患肢同健侧对称点作比较,对比时,肢体要在同一室温下。

③动脉搏动:上肢可触诊桡动脉和尺动脉,下肢可触诊足背动脉及胫后动脉。若动脉搏动消失,则有肢端缺血或动脉损伤的可能。

④毛细血管充盈情况:手指压迫患肢的指(趾)甲至颜色变苍白,移去压迫,1~2 s 内即恢复原来红润现象为正常。

(2)感觉:是否出现麻木、感觉异常等。

(3)活动:是否出现活动障碍,如出现异常情况应及时报告医生。

30. 什么是骨筋膜室综合征?

答:骨筋膜室综合征是指由骨、骨间膜、肌间隔和深筋膜形成的骨筋膜室内肌肉和神经因急性严重缺血、缺氧而出现的一系列症候群,多见于前臂掌侧和小腿。

31. 骨筋膜室综合征的病因有哪些?

答:(1)骨筋膜室容积骤减;

(2)骨筋膜室内容物体积剧增。

32. 骨筋膜室容积骤减的主要原因有哪些?

答:敷料包扎过紧、局部产生压迫等。

33. 骨筋膜室内容物体积剧增的主要原因有哪些?

答:(1)严重挫伤、挤压伤等损伤引起毛细血管通透性增强,渗出增加,组织水肿;

(2)骨折移位或凝血机制障碍所致的骨筋膜室内大血肿;

(3)剧烈运动、高速运动所致的组织损伤和组织挤压伤。

34. 骨筋膜室综合征的处理原则是什么?

答:及时切开减压,同时防止失水、酸中毒、高钾血症、肾衰竭、心律不齐、休克等严重并发症,必要时行截肢挽救生命。

35. 骨折愈合的标准是什么?

答:(1)局部无压痛,无纵向叩击痛;

(2)局部无异常活动;

(3)X线片显示骨折线模糊,有连续性骨痂通过骨折线;

(4)功能测定,在解除外固定情况下,上肢能平举1 kg达数分钟,下肢能连续徒手步行3 min,并不少于30步;

(5)连续观察2周骨折处不变形。

36. 衡量一个人骨质密度高低与否的唯一标准是什么?

答:骨密度。通常骨密度低容易出现骨折。

37. 老年人为了预防骨折是否应该常规补钙?

答:《美国医学会杂志》(JAMA)在2017年12月份的最新文献报道,补充钙剂或者联合补充维生素D均不能降低老年人骨折风险,甚至大剂量补充维生素D还会增加骨折发生的风险。补钙不能预防骨质疏松性骨折,只能减缓骨质疏松的速度。

第二节　上肢骨折

一、锁骨骨折

1. 锁骨的解剖学特点是什么?

答：锁骨（clavicle）为"S"状，是连接肩胛带与躯干之间唯一的骨性联系，位于胸骨和肩峰之间。锁骨细长弯曲，位置表浅。锁骨有两个弯曲，内侧段向前突，外侧段向后突，内侧段有胸锁乳突肌附着，外侧段有三角肌和斜方肌附着，中 1/3 下方有臂丛神经和锁骨下血管走行。

2. 锁骨骨折好发于哪部分人群?

答：锁骨骨折发生率占全身骨折的 5% ~ 10%，多发生在儿童及青壮年。

3. 锁骨的主要功能有哪些?

答：(1)连接上肢与躯干；

(2)参与肩胛骨的活动；

(3)是许多肌肉的附着点；

(4)保护血管、神经；

(5)参与呼吸功能；

(6)维持颈、肩部的良好外形。

4. 造成锁骨骨折的原因是什么?

答：多为间接暴力，其次为直接暴力。

5. 锁骨骨折根据解剖部位如何分类?

答：内侧 1/3 骨折、中 1/3 骨折和外侧 1/3 骨折。

6. 锁骨骨折的好发部位是哪里?

答：大约 80% 的锁骨骨折发生在中 1/3 段，多为横断或斜行骨折。

7. 锁骨骨折的主要临床表现有哪些?

答:(1)局部肿胀、皮下淤血、压痛或有畸形,畸形处可触到移位的骨折断端,如骨折移位并有重叠,肩峰与胸骨柄间距离变短;

(2)伤侧肢体功能受限,肩部下垂,上臂贴胸不敢活动,并用健手托扶患肘,以缓解因胸锁乳突肌牵拉引起的疼痛;

(3)触诊时骨折部位压痛,可触及骨擦音及锁骨的异常活动。

8. 锁骨骨折的治疗方式取决于哪些因素?

答:年龄、健康状况、骨折部位、合并损伤。

9. 锁骨骨折的治疗方式有哪些?

答:包括手术治疗和非手术治疗。

10. 锁骨骨折的非手术治疗方式及适应证有哪些?

答:(1)吊带或三角巾固定:儿童或成人骨折无移位者保护 3～4 周;

(2)"8"字绷带固定:儿童骨折有移位者固定 3 周;

(3)手法复位 +"8"字绷带固定:成人骨折有移位者。

11. 锁骨骨折的手术治疗适应证有哪些?

答:(1)开放骨折;

(2)合并血管、神经损伤的骨折;

(3)有喙锁韧带断裂的锁骨外端或外 1/3 移位骨折;

(4)骨折不愈合。

12. 锁骨骨折保守治疗应遵循哪些原则?

答:(1)支持肩部,使骨折远端向上、向外和向后;

(2)向下压骨折远端;

(3)维持复位后的稳定;

（4）尽可能使患者肘关节和手早期活动。

13. 锁骨骨折的手术治疗形式有哪些?

答：髓内固定、钢板固定和外固定架固定。

14. 锁骨骨折术前体位护理要点有哪些?

答：（1）保持两肩后伸、外展，有利于维持良好的复位位置；

（2）站立时保持挺胸提肩，卧位时应去枕仰卧，两肩胛骨中间垫枕；

（3）局部用"8"字绷带、上肢贴胸固定带、上肢吊带等固定时，密切观察双上肢的血液循环，腋下不要压迫太紧，以免损伤神经及压疮的发生；

（4）嘱患者"8"字绷带包扎时禁忌做肩关节前屈、内收等动作，以免腋部血管、神经受压。

15. 锁骨骨折术后早期功能锻炼的目的是什么?

答：促进上肢肿胀消退，同时有效避免肌肉萎缩和促进骨折愈合。

二、肩锁关节脱位

1. 肩锁关节的解剖结构是什么?

答：肩锁关节是由肩峰与锁骨外端构成，内有关节盘。肩锁关节脱位（dislocation of the acromioclavicular joint）占肩部所有脱位的12%。

2. 肩锁关节的解剖学特点是什么？

答：（1）肩关节靠关节囊、肩锁韧带、三角肌、斜方肌、喙锁韧带等维持稳定；

（2）肩关节活动范围大，关节盂面积小而浅，关节囊和韧带松弛，周围韧带薄弱，故易发生脱位。

3. 肩锁关节脱位的病因是什么?

答：通常是暴力直接作用于肩峰所致，少数也可通过间接机制引起。

4. 肩锁关节脱位的分型、各型特点及其治疗手段是什么?

答：根据 Allman 分型可分三类：

分型	特点	治疗手段
Ⅰ型	肩锁韧带不完全断裂，喙锁韧带完整，锁骨轻度移位	患肢三角巾悬吊1~2周即可
Ⅱ型	肩锁韧带完全断裂，喙锁韧带牵拉伤，骨外端直径一半上翘突出超过肩峰	弹力带固定或弹力带加托固定
Ⅲ型	肩锁韧带与喙锁韧带均已破裂，锁骨外侧端"全脱位"	首选手术治疗

5. 肩锁关节脱位常用的手术治疗方法有哪些?

答：（1）肩锁关节切开复位内固定术；

（2）喙锁韧带重建或固定术；

（3）锁骨外端切除术；

（4）肌肉动力重建术等。

6. 肩锁关节脱位的主要临床表现有哪些?

答：（1）疼痛：局部有压痛，肩关节任何活动都使疼痛加剧；

（2）肿胀及畸形：局部肿胀，触诊肩锁关节有一个凹陷，肩锁关节松动；

（3）活动受限：伤肢上举、外展、前屈、后伸运动受限。

7. 肩锁关节脱位患者术后如何进行功能锻炼?

答：（1）麻醉作用消失后，鼓励患者进行手指活动练习；

（2）术后1~3天，进行相邻关节的训练，患者前臂在吊带保护下下地活动；

（3）术后6~8周，在保护下行肩关节一定范围内的被动功能锻炼，活动内容为被动屈曲上举、外展及患肢的钟摆练习；

（4）术后 8~12 周，骨折基本愈合，训练以肩关节主动活动为主，鼓励患者用患侧手参与日常生活，如洗脸、刷牙、梳头、洗澡、如厕等；

（5）术后 12 周，以抗阻力训练为主，继续牵拉训练，增加运动量和运动持续时间，但应避免接触性运动。

8. 肩锁关节脱位患者术后并发症有哪些？

答：（1）感染：伤口红、肿、热、痛，渗液异常，体温升高及血象改变；

（2）神经损伤：手指麻木、感觉活动障碍；

（3）血液回流障碍等。

三、肱骨（肱骨干、肱骨髁上）骨折

1. 肱骨的解剖学特点是什么？

答：肱骨上方为圆柱形，中段以下则近似三角形，近髁上部位呈扁形。

2. 肱骨干骨折与肱骨髁上骨折的特点是什么？

答：见下表。

	肱骨干骨折	肱骨髁上骨折
骨折部位	肱骨髁上与胸大肌止点之间的骨折，好发于骨干中部	肱骨远端内外髁上方2~3 cm的骨折，属关节外骨折
病因	直接暴力和间接暴力	多为间接暴力
好发人群	青壮年	小儿
临床分型	简单骨折、楔形骨折、复杂骨折	伸直型、屈曲型、粉碎型
临床表现	（1）局部肿胀、疼痛； （2）触摸有异常活动及骨擦感； （3）合并桡神经损伤可出现垂腕、垂指、伸腕肌力下降、手的桡侧感觉迟钝或消失	（1）肘关节肿胀，局部压痛明显； （2）呈枪托样双曲畸形，功能障碍
治疗手段	（1）移位不明显者：夹板或石膏固定4~6周； （2）移位明显者：手法复位，前臂吊带悬胸、贴胸固定6~8周； （3）手术治疗	（1）非手术治疗：闭合复位外固定、尺骨鹰嘴骨牵引； （2）手术治疗：闭合复位内固定、切开复位内固定

3. 肱骨干骨折术前护理要点是什么?

答：除一般护理外，还应注意保护患肢，防止桡神经进一步损伤：

（1）患肢应保持曲肘功能位，卧位时患肢用软枕垫起，减轻受伤组织的张力；

（2）搬动时应双手分别托住患者的肩关节和肘关节；

（3）患肢尽量不扎止血带、不输液，避免加重桡神经缺血、缺氧。

4. 肱骨干骨折术后功能锻炼的意义是什么?

答：（1）促进上肢肿胀消退；

（2）避免肌肉萎缩和肘关节僵硬；

（3）促进骨折愈合。

5. 如何指导肱骨干骨折患者进行术后功能锻炼?

答：（1）术后1~7天，做伸屈指、掌、腕关节活动，患肢做肌肉收缩练习，被动做肘关节和肩关节屈伸运动，禁止上臂旋转；

（2）术后2~3周，开始做肩、肘关节活动，做伸屈、旋转肩肘关节，双臂上举锻炼；

（3）术后4周，全面练习肩关节活动，例如举肩摸头、反臀摸腰以及手爬墙练习等。

6. 肱骨髁上骨折术后常见并发症有哪些?

答：缺血性肌挛缩、肘内翻畸形和神经损伤。

四、尺骨鹰嘴骨折

1. 尺骨鹰嘴的解剖学特点是什么?

答：尺骨近端后方位于皮下的突起为鹰嘴，与前方的尺骨冠状突构成半月切迹，此切迹恰与肱骨滑车形成关节。

2. 尺骨鹰嘴骨折的定义是什么?

答:尺骨鹰嘴骨折(fracture of olecranon)是波及半月切迹的关节内骨折。尺骨鹰嘴骨折较常见,多发生于成年人,占全身骨折的1.17%。

3. 尺骨鹰嘴骨折的常见病因是什么?

答:(1)肘后侧直接暴力如打击伤等致骨折,多为粉碎性骨折;

(2)间接暴力,如摔倒时肘后着地,主要为肱三头肌腱猛烈收缩造成撕脱骨折。

4. 尺骨鹰嘴骨折的分型有哪些?

答:(1)Ⅰ型:无移位及稳定骨折,从X线片判断,骨折端分离应在2 mm以内,肘关节仍有对抗重力的伸直活动,即伸肘功能尚完好;

(2)Ⅱ型:移位骨折,X线片看骨折端分离应在3 mm以上,且肘关节不能抗重力活动。

5. 尺骨鹰嘴骨折的临床表现是什么?

答:(1)局部肿胀明显;

(2)肘关节内积血,使肘关节两侧肿胀、隆起;

(3)肘关节呈半屈曲状,伸屈功能障碍。

6. 尺骨鹰嘴骨折的治疗原则是什么?

答:恢复关节面的正常解剖对位、牢固固定及早期活动关节是获得肘关节良好功能的重要措施。

7. 尺骨鹰嘴骨折的治疗方法有哪些?

答:(1)非手术治疗:适用于骨折无移位或轻度移位患者;

(2)手术治疗:适用于骨折移位明显,经手法复位失败或不宜手法复位者,常采用切开复位内固定术治疗。

8. 尺骨鹰嘴骨折患者术后体位应注意什么?

答：术后取舒适卧位，抬高上肢高于心脏 15～20 cm，利于静脉及淋巴回流，减轻肿胀。

9. 尺骨鹰嘴骨折术后如何进行功能锻炼?

答:（1）手部伸握练习：麻醉消退后开始练习，至少每小时练习 5 min。

（2）肩关节活动练习：在健侧肢体辅助下进行肩关节前屈、后伸、外展、水平内收、水平外展等各方向运动。由于不影响手术部位，故术后 2 天即可开始练习。

（3）肩部周围力量练习：主动进行肩关节前屈、后伸、外展、水平内收、水平外展等各方向运动。

五、尺桡骨骨折

1. 尺桡骨骨折的定义是什么?

答：尺桡骨骨折（fracture of the ulna and radius）又称前臂双骨折，是指发生在前臂尺、桡骨骨干的骨折（图 1-2-1）。临床上比较常见，约占骨折的 7.5%。

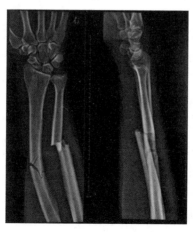

图 1-2-1 尺桡骨骨折

2. 尺桡骨骨折好发于哪些人群？

答：本病多发生于青少年，儿童多为青枝骨折。

3. 尺桡骨骨折的病因是什么？

答：直接暴力常见，也可由间接暴力、传导或扭转暴力导致骨折。

4. 尺桡骨骨折的临床表现有哪些？

答：（1）局部肿胀、疼痛；

（2）患肢畸形，前臂旋转功能障碍；

（3）完全骨折时可扪及骨擦音。

5. 尺桡骨骨折手术治疗的适应证是什么？

答：断端复位不良，骨间隙消失或骨折端疑有软组织嵌入者。

6. 如何预防前臂骨筋膜室综合征？

答：由于前臂双骨的结构和骨筋膜室分布的特点，骨折后易出现骨筋膜室综合征，其预防措施为：

（1）保持前臂中立位，避免做旋前、旋后动作。

（2）评估手指末梢血液循环情况，如颜色、温度、桡动脉搏动、手指的运动及感觉等。

（3）评估肿胀程度。肿胀较轻时，协助抬高患肢，高于心脏 20 ～ 30 cm；出现张力性水疱时，做好皮肤护理。

（4）患肢若出现进行性肿胀，疼痛加剧，手指活动受限或麻木，肤色发绀，血管充盈差，则警惕骨筋膜室综合征的发生，应立即通知医生并给予相应处理。

7. 尺桡骨骨折患者术后如何进行功能锻炼？

答：（1）初期可练习上臂和前臂肌肉收缩活动，用力握拳，充分屈伸手指；

（2）1 周后开始练习肩、肘、腕等关节活动，禁忌做前臂旋转活动；

（3）4周后练习前臂旋转及手推墙动作。

第三节　下肢骨折

一、股骨颈骨折

1. 股骨的解剖学特点是什么？

答：股骨是人体最长、最结实的长骨，其长度约占身高的1/4。上端朝向内上方，其末端膨大呈球形，叫股骨头，与髋臼相关节。头的中央稍下方有一小凹，叫作股骨头凹，为股骨头韧带的附着处。头的外下方较细的部分称股骨颈。颈与体的夹角称颈干角，男性平均132°，女性平均127°。颈体交界处的外侧有一向上的隆起，叫作大转子，其内下方较小的隆起叫作小转子。大转子的内侧面有一凹陷称为转子窝（又叫梨状窝）。大、小转子间，前有转子间线，后有转子间嵴相连。两者之间称股骨粗隆间，是骨折多发处。

2. 股骨颈骨折的定义是什么？

答：由股骨头下至股骨颈基底部之间的骨折。

3. 股骨颈骨折的病因有哪些？

答：骨质疏松、外伤，年轻人的股骨颈骨折多为严重创伤所致。

4. 股骨颈骨折好发于哪部分人群？

答：股骨颈骨折好发于老年人，以女性居多，由于生理代谢的原因骨质疏松发生较早。

5. 股骨头的血液供应源是哪里？

答：供应源是旋骨内、外侧动脉的分支；少部分血液供应来源于股骨头圆韧带动脉，提供股骨头凹部的血液循环。

6. 股骨颈骨折按骨折线部位分为哪几类?

答：头下骨折、经颈骨折和基底骨折。

7. 股骨颈骨折按移位程度分为哪几类?

答：(1)Garden Ⅰ型：不完全骨折，股骨头呈外展位；

(2)Garden Ⅱ型：无移位的完全骨折；

(3)Garden Ⅲ型：部分移位的完全骨折，股骨头呈外展位；

(4)Garden Ⅳ型：完全移位的完全骨折，两骨折端完全分离。

8. 股骨颈骨折的临床表现有哪些?

答：(1)髋部疼痛：移动时疼痛加剧，活动受限；

(2)患肢短缩：轻度屈曲，外旋，大粗隆上移；

(3)需与粗隆间骨折鉴别：粗隆间骨折失血量更多，局部肿胀、瘀斑明显。

9. 股骨颈骨折的治疗方法有哪些?

答：(1)非手术治疗：适用于部分稳定型骨折，可选择牵引治疗；

(2)手术治疗：如闭合复位内固定、切开复位内固定、人工关节置换术等。

10. 股骨颈骨折治疗中的主要并发症有哪些?

答：骨折不愈合和股骨头缺血性坏死。

11. 股骨颈骨折致股骨头缺血性坏死的主要原因是什么?

答：股骨头血供受损是主要原因。

12. 股骨颈骨折行关节置换术后患者如何保持患肢的正确体位?

答：(1)术后患肢制动，卧位时两腿间放一荞麦枕头，患肢置于外展中立位，以防患肢内收、外旋、分离。

(2)避免内收内旋腿，穿鞋可以借助长一点的鞋拔子等工具（图 1-3-1）。

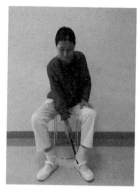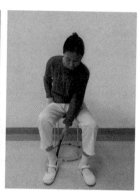

图 1-3-1 穿鞋示意图

（3）避免曲髋超过 90°。有很多患者都是蹲在地上捡东西的时候脱位的，应该尤其注意，同时可以配备一些专用的工具，还要注意上厕所时的角度，可以自购高架马桶（图1-3-2）。

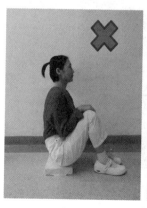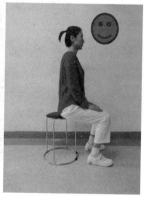

图 1-3-2 曲髋坐位示意图

13. 股骨颈骨折患者术后常见并发症及预防措施是什么？

答：（1）预防肺部感染：定时翻身叩背，指导患者进行呼吸训练（深呼吸、咳嗽、咳痰）；

（2）预防压疮：定时变换体位，早期下床活动，避免骶尾部和足跟处等部位受压；

（3）预防血栓：主要包括基本预防、物理预防和药物预防。

二、股骨粗隆间骨折

1. 股骨粗隆的解剖结构是什么？

答：股骨颈体交界处的外侧有一向上的隆起，叫作大粗隆，其内下方较小的隆起叫作小粗隆。大、小粗隆间，前有粗隆间线，后有粗隆间嵴相连，两者之间称股骨粗隆间，是骨折多发处。

2. 股骨粗隆间骨折的定义是什么？

答：指股骨颈基底至小粗隆下缘之间的骨折（图1-3-3）。

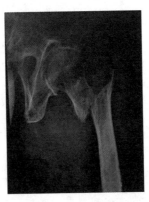

图1-3-3　粗隆间骨折

3. 股骨粗隆间骨折的好发人群是哪些？

答：常见于老年人，女性多于男性。

4. 股骨粗隆间骨折的病因是什么？

答：多为间接外力引起。老年人下肢突然扭转、跌倒时强力内收或外展，或受直接外力撞击均可发生，骨折多为粉碎性。

5. 股骨粗隆间骨折的分类有哪些?

答：国际内固定研究学会（AO/ASIF）将股骨粗隆间骨折纳入其整体骨折分型系统中，并将其归为 A 类骨折，具体分型如下：

（1）A1 型：经转子的简单骨折；

（2）A2 型：经转子的粉碎骨折；

（3）A3 型：反粗隆间骨折，骨折线通过骨外侧骨皮质。

6. 股骨粗隆间骨折的临床表现有哪些?

答：（1）伤后患髋疼痛，可见肿胀及瘀斑，不能站立或行走；

（2）患肢缩短，外旋可达 90°；

（3）局部疼痛和肿胀的程度比股骨颈骨折明显。

7. 股骨粗隆间骨折的治疗方法有哪些?

答：（1）非手术治疗：稳定性骨折、骨折严重粉碎或骨质疏松者不适宜内固定及患者要求用牵引者；

（2）手术治疗：稳定或不稳定性骨折，年龄较大，无明显手术禁忌者，采用骨折复位内固定方法治疗。

8. 如何指导股骨粗隆间骨折患者术后进行康复锻炼?

答：见下表。

锻炼时机	锻炼内容
术后早期（0~7天）	增加肌肉力量为主：患肢的踝泵练习及股四头肌等长收缩。同时可进行全身的功能锻炼
术后中期（7~14天）	增加髋、膝关节屈伸以及髋关节内收、外展锻炼，但屈曲不宜超过90°
术后晚期（术后2~12周）	鼓励患者下地活动，做患肢不负重的活动，注意防止摔倒

三、股骨干骨折

1. 股骨干的解剖学特点是什么？

答：股骨是一个长管状结构，是人体最长和最坚强的骨。

2. 股骨干骨折的定义是什么？

答：指股骨小粗隆以下、股骨髁上以上部位的骨折，约占所有类型骨折的6%。

3. 股骨干骨折好发于哪些人群？

答：多见于青壮年。

4. 股骨干骨折的发病机制有哪些？

答：多由强大的直接暴力（撞击、挤压、火器伤）和间接暴力（扭转、杠杆作用或高处坠落）所致。

5. 股骨干骨折的分类有哪些？

答：横行骨折、斜形骨折、螺旋形骨折和粉碎性骨折。

6. 股骨干骨折的临床表现有哪些？

答：（1）伤后剧痛，大腿肿胀，皮下瘀斑；

（2）肢体短缩畸形，骨折远端常有外旋；

（3）骨折局部可见异常活动和骨擦音；

（4）需注意检查有无血管和神经受损的体征；

（5）注意有无休克的表现。

7. 股骨干骨折的治疗方法有哪些？

答：（1）非手术治疗：牵引治疗；

（2）手术治疗：切开复位内固定。

8. 股骨干骨折患者的术前护理要点有哪些？

答：（1）除常规术前护理外，股骨干骨折一般行牵引治疗，在牵引期间，应观察牵引轴线、重量是否正确；

（2）牵引的重量不可随意加减；

（3）注意观察患者牵引处的皮肤。

四、髌骨骨折

1. 髌骨的解剖学特点是什么？

答：髌骨是人体中最大的籽骨，它是膝关节的一个组成部分。髌骨略呈三角形，尖端向下，被包埋在股四头肌肌腱内，其后方是软骨面，与股骨两髁之间软骨面成关节。髌骨骨折是较常见的损伤。

2. 髌骨的主要功能是什么？

答：（1）保护与稳定膝关节；

（2）传递股四头肌力量；

（3）是股四头肌伸膝作用的主要支点。

3. 髌骨骨折的好发人群是哪些？

答：一般好发于20～50岁，男性多于女性，约为2∶1。

4. 髌骨骨折的临床表现是什么？

答：膝关节肿胀，瘀斑，疼痛，伸膝功能丧失；关节腔内积血（浮髌试验阳性）；有移位的骨折可触及骨折端或骨折间隙。

5. 髌骨骨折的治疗方法有哪些？

答：（1）手术治疗：切开复位内固定、髌骨部分切除术、髌骨全切术、抓髌器及外固定支架；

（2）非手术治疗：如佩戴支具固定等。

6. 髌骨骨折系关节内骨折首选的治疗方法是什么？

答：手术治疗是首选方法。

7. 髌骨骨折术后如何指导患者进行功能锻炼？

答：（1）踝关节屈伸练习：麻醉作用消失后即可指导患者进行练习；

（2）股四头肌等长收缩：术后疼痛减轻后即可开始；

（3）直腿抬高、下地活动：膝部软组织修复愈合后开始练习，一般术后5~7天可以借助拐杖等下地。

五、胫骨平台骨折

1. 胫骨平台的解剖学特点是什么?

答：胫骨近端的干骺端及关节面，此解剖位置称之为胫骨平台，是胫骨近端的关节部分，与股骨踝构成膝关节，是膝关节的重要负荷结构。

2. 胫骨平台骨折的定义是什么?

答：是指胫骨上端与股骨下端的接触面发生的骨折，属于关节内骨折。

3. 胫骨平台骨折的好发人群是哪些?

答：多发生于青壮年。

4. 胫骨平台骨折的常见病因是什么?

答：多数是由于机动车事故和高处坠落。

5. 胫骨平台骨折的分类方法有哪些?

答：胫骨平台骨折有很多分类方法，当前应用最广泛的为Schatzker分类法：

（1）Ⅰ型：外侧平台劈裂骨折；

（2）Ⅱ型：外侧平台劈裂塌陷合并关节面塌陷骨折；

（3）Ⅲ型：外侧平台中央单纯塌陷骨折；

（4）Ⅳ型：内侧平台塌陷；

（5）Ⅴ型：双髁骨折，干骺端和骨干仍保持连续；

（6）Ⅵ型：双髁骨折合并干骺端骨折。

6. 胫骨平台骨折的临床表现是什么?

答：（1）伤后膝关节肿胀、疼痛，皮肤紧张发亮或出现水疱，伤肢不能负重，可有异常活动和畸形；

（2）开放骨折可见骨折片外露，小儿青枝骨折表现为不敢负重和局部疼痛；

（3）如伤后小腿疼痛严重，肌肉有压痛，足背动脉搏动消失，足发凉、苍白或发绀，足趾不能活动、感觉障碍，可能为骨筋膜室综合征。

7. 胫骨平台骨折的治疗方法有哪些?

答：（1）非手术治疗：如牵引、关节镜下辅助复位及固定等；

（2）手术治疗：如手术入路、外侧平台骨折显露、内侧平台骨折显露、胫骨平台骨折内固定等。

8. 胫骨平台骨折非手术治疗方法的适应证有哪些?

答：（1）无移位；

（2）严重内科疾病；

（3）老年骨质疏松患者；

（4）感染患者；

（5）严重污染的开放性骨折。

9. 胫骨平台骨折手术治疗方法的适应证有哪些?

答：（1）开放性骨折；

（2）合并急性血管损伤；

（3）骨筋膜室综合征；

（4）可导致关节不稳的外侧平台骨折。

10. 胫骨平台骨折术后如何进行患肢的观察?

答：（1）密切观察患肢足趾感觉、运动、皮温、肿胀程度、伤口渗血，如有异常，立即报告医生并做相应处理；

（2）伤口引流管护理：保证引流管引流通畅，妥善固定导管，防止受压，观察并记录引流液颜色、性质及量；

（3）体位护理：抬高患肢以利于局部肿胀消退。严禁患肢外旋，以免发生腓总神经损伤；

（4）警惕并发腘动脉损伤：一旦出现患肢苍白、皮温降低，足背动脉搏动摸不到时，应立即报告医生，必要时协助医生行紧急探查。

11. 胫骨平台骨折术后如何指导患者进行功能锻炼?

答：(1)麻醉作用消失后，即开始进行踝关节屈伸功能锻炼；

(2)术后每日进行患肢股四头肌收缩练习，防止肌肉萎缩；

(3)术后早期指导患者下地活动，但患肢不负重。当疼痛减轻时，遵医嘱行膝关节主动屈伸功能锻炼及直腿抬高；

(4)术后晚期可协助患者借助拐杖负重行走。

六、胫腓骨骨折

1. 胫腓骨的解剖学特点是什么?

答：胫骨是连接股骨下方的支撑体重的主要骨骼；腓骨是附着小腿肌肉的重要骨骼，并承担 1/6 的承重。

2. 胫腓骨骨折的定义是什么?

答：指胫骨平台以下至踝关节以上部分发生骨折，占全身各类骨折的 13% ~ 17%。

3. 胫腓骨骨折的好发部位在何处?

答：胫骨中下 1/3 交界处，骨的断面由三棱形转为四角形，是胫腓骨骨折的好发部位。

4. 胫腓骨骨折好发于哪些人群?

答：以青壮年和儿童居多。

5. 胫腓骨骨折的常见病因是什么?

答：(1)直接暴力：多为直接暴力打击和压轧所致；

(2)间接暴力：多由高处坠落、滑倒所致。

6. 胫腓骨骨折的临床表现是什么？

答：以患肢疼痛、肿胀、畸形和功能障碍为主要表现。

7. 胫腓骨骨折的治疗目的是什么？

答：恢复小腿的长度、对线和承重功能。

8. 胫腓骨骨折的治疗方法有哪些？

答：（1）非手术治疗：如手法复位外固定、支具固定、牵引治疗等；

（2）手术治疗：如切开复位内固定等。

9. 胫骨骨折患者的术前护理要点是什么？

答：（1）维持患肢血运，观察末梢血运：注意观察皮肤颜色、温度、感觉运动情况，防止并发骨筋膜室综合征；

（2）严密观察患肢肿胀程度；

（3）腓总神经损伤的观察：若出现垂足畸形、踝不能背伸、足背感觉消失，则提示腓总神经损伤。

七、踝关节骨折

1. 踝关节的解剖学特点是什么？

答：踝关节是人体负重最大的关节，由胫骨远端、腓骨远端和距骨体构成，并有韧带和关节囊的连接和支持。踝关节骨折是一种常见创伤，发病率居各个关节骨折的首位。

2. 踝关节骨折的发生原因是什么？

答：多由扭转等间接暴力引起，一部分也源于直接暴力。

3. 踝关节骨折如何分型？

答：（1）Ⅰ型：内翻内收型；

（2）Ⅱ型：分为两个亚型，即外翻外展型和内翻外旋型，均为三踝骨折；

（3）Ⅲ型：外翻外旋型。

4. 踝关节骨折的临床表现是什么?

答:疼痛、肿胀、皮下瘀斑、活动时踝关节疼痛加重为主要表现。

5. 踝关节骨折的处理原则是什么?

答:将骨折脱位解剖复位,并维持至骨折愈合,恢复踝关节良好功能。

八、跟骨骨折

1. 跟骨的解剖学特点是什么?

答:跟骨是足骨中最大的跗骨,作为足纵弓的后侧部分,固定而有弹性地支撑体重,为小腿肌肉提供一个很强的杠杆支点。跟骨骨折约占全身骨折的 2%,成年人多见。

2. 跟骨骨折的常见原因是什么?

答:主要原因是高处坠落,足跟着地,常作为多发骨折的一部分。

3. 跟骨骨折的临床表现是什么?

答:(1)足跟部剧烈疼痛,肿胀和瘀斑明显;

(2)张力性水疱形成;

(3)骨擦感;

(4)患足畸形。

4. 跟骨骨折包括哪些类型?

答:跟骨骨折的 Sanders 分型如下:

(1)Ⅰ型:所有无移位的关节内骨折;

(2)Ⅱ型:后关节面 2 片段骨折,根据骨折线的位置分为 A、B、C3 个亚型;

(3)Ⅲ型:后关节面 3 片段骨折,按照 2 个骨折线的位置分为 AB、AC 或 BC3 个亚型;

(4)Ⅳ型:后关节面 4 片段骨折,为严重的粉碎性关节内骨折，常不止4个骨块。

5. 跟骨骨折的常见治疗方法是什么？

答：（1）非手术治疗：手法复位、石膏固定、保守治疗等；

（2）切开复位内固定术：常用钢板、克氏针、空心加压螺钉等；

（3）功能修复术：早期预防性关节融合术、后期截骨矫形术。

6. 如何指导跟骨骨折患者进行功能锻炼？

答：（1）麻醉作用消失后，即可进行膝关节及足趾屈曲活动；

（2）术后第1天做股四头肌等长收缩，并开始坐于床边；

（3）术后第2天可扶拐进行患肢免重行走，待复查时根据骨折愈合情况遵医嘱开始患肢部分负重活动，逐步过渡到完全负重行走。

九、跖骨骨折

1. 跖骨的解剖学特点是什么？

答：跖骨属于长骨，共5块，由内侧向外侧依次为第1～5跖骨。在足的5个跖骨中，第1跖骨最粗大，发生骨折的机会较少，2～4跖骨发生骨折机会最多。第5跖骨基底由于是松质骨，常因腓骨短肌猛烈收缩而发生骨折。

2. 跖骨骨折的原因是什么？

答：多数由直接暴力，如重物打击足背、辗压及足内翻扭伤引起。

3. 跖骨骨折的分型是什么？

答：可分为基底部、干部及颈部骨折三种，其中以基底部骨折最多见，干部次之，颈部最少。

4. 跗骨骨折的临床表现是什么?

答:局部痛、压痛、疲劳无力感及足背部肿胀、足尖负重障碍和用足跟步行等特点。

5. 跗骨骨折的治疗方法是什么?

答:(1)非手术治疗:复位后石膏固定 4～6 周;
(2)手术治疗:切开复位内固定术等。

十、距骨骨折

1. 距骨的解剖学特点是什么?

答:距骨居于胫腓骨与跟、舟骨之间,是足部主要负重骨之一,对踝关节的活动有非常重要的作用。

2. 距骨骨折的常见病因是什么?

答:多为高处跌下,暴力直接冲击所致。

3. 距骨骨折的好发人群是哪些?

答:多见于青壮年。

4. 距骨骨折的临床表现是什么?

答:局部肿胀、疼痛、皮下瘀斑、不能站立行走。

5. 距骨骨折包括哪些类型?

答:距骨骨折根据部位分为:
(1)距骨外侧突骨折;
(2)距骨后突骨折;
(3)距骨头骨折;
(4)距骨颈骨折(骨折线通过跗骨窦);
(5)距骨体骨折(骨折线通过距下关节后关节面)。

6. 距骨骨折的治疗原则是什么?

答:尽早解剖复位以恢复踝关节、距下关节对合关系,减少距骨坏死的风险。

7. 距骨骨折的治疗方法是什么？

答：（1）无移位骨折，应以石膏靴固定 6～8 周，在骨折未坚实愈合前，尽量不要强迫支持体重；

（2）对有移位骨折，常需开放复位，用螺丝钉做牢固的内固定。

8. 距骨骨折的并发症主要包括哪些？

答：距骨缺血性坏死、创伤性关节炎、畸形愈合、距骨骨髓炎和皮肤坏死。

第四节 骨盆骨折、皮肤撕脱伤、多发伤

一、骨盆骨折

1. 什么是骨盆骨折？

答：指骨盆壁的一处或多处连续性中断，发病率占全身骨折的 1%～3%。

2. 骨盆骨折的常见病因是什么？

答：多由强大的直接暴力所致，如压砸、轧碾、撞挤和高处坠落，其次为肌肉的撕脱伤。

3. 骨盆的解剖学特点是什么？

答：（1）骨盆是一个骨性环，由髂骨、耻骨、坐骨组成的髋骨连同骶尾骨构成闭合骨环；

（2）骨盆位于躯干与下肢之间，是负重的主要结构；同时盆腔内有许多重要脏器，骨盆起到保护作用；

（3）骨盆骨折可造成躯干与下肢的桥梁失去作用，同时可造成盆腔内脏器的损伤。

4. 骨盆的稳定性如何获得?

答：通过后部韧带复合体、髂腰韧带、骶髂韧带和耻骨联合获得稳定性。

5. 骨盆骨折如何分型?

答：当前骨盆骨折分型众多，这里主要介绍 Tile 分型（表 1-4-1），是最常用的分型，该分型把骨盆骨折的定向模式和影像学图像所显示的稳定性与不稳定性结合在一起。

表1-4-1　骨盆骨折Tile分型

Ⅰ型	稳定型：（1）未波及骨盆环的骨折；（2）稳定型，骨盆环轻度移位的骨折；（3）单纯横断骶骨骨折
Ⅱ型	旋转不稳定，垂直稳定型：（1）开书型；（2）侧方挤压，单侧（同侧），（3）侧方挤压：对侧（桶柄型）
Ⅲ型	旋转和垂直都不稳定：（1）单侧；（2）双侧；（3）合并髋臼骨折

6. 骨盆骨折的局部表现有哪些?

答：（1）疼痛：有明显疼痛，可在搬动及翻身时加重；

（2）骨盆分离及挤压试验阳性；

（3）稳定性骨折多表现为局部肿胀、疼痛及皮下淤血；

（4）血肿：骨盆各骨主要为骨松质，邻近有许多动静脉丛，血液供应丰富，盆腔与后腹膜的间隙较大可容纳出血，因此骨盆骨折可引起大出血。

7. 什么是骨盆挤压分离试验阳性?

答：（1）骨盆挤压试验阳性：以两手向内对向挤压两侧髂骨翼时骨折处疼痛加剧；

（2）骨盆分离试验阳性：以两手分别置于两侧髂前上棘向后外方推压骨盆时骨折处疼痛加剧。

8. 骨盆骨折的治疗方案是什么?

答：由于骨盆骨折早期死亡率较高，因此处理原则是救治危及生命的出血性休克及内脏损伤放在第一位，同时固定骨盆骨折本身（图 1-4-1）。

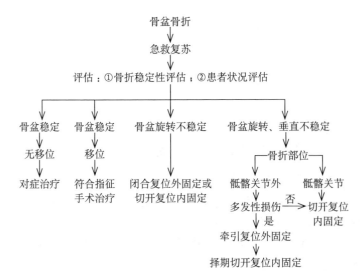

图 1-4-1　骨盆骨折治疗流程

9. 骨盆骨折的非手术治疗方法有哪些?

答:(1)骨盆环完整的骨折:需卧床休息 3~4 周;

(2)骨盆单环单处骨折:可用骨盆兜带悬吊牵引固定;

(3)骨盆双环骨折:病情许可下采用手法复位,复位方法应根据骨折移位情况而定。

10. 骨盆骨折患者的急救护理措施有哪些?

答:(1)将患者平卧于硬板床,清理呼吸道,保持呼吸道通畅,吸氧并注意保暖,密切监测生命体征、中心静脉压及意识变化;

(2)建立静脉通路,补充血容量及维持正常组织灌注;

(3)尽量减少搬动,以免加重休克及出血;

(4)留置尿管并注意观察尿液的颜色、性质及量;

(5)迅速有效止血、镇痛是抢救的关键。

11. 骨盆骨折早期补液原则是什么?

答:(1)坚持"早期、快速、足量补充血容量"的补液原则;

(2)补液时应遵循先盐后糖、先晶后胶、见尿补钾的原则;

(3)穿刺位置尽量在上肢并建立两条静脉通道;

(4)早期积极给予患者止血治疗。

12. 骨盆骨折早期如存在尿道损伤,处理原则是什么?

答:(1)当尿道出现破裂时,对此类患者应尽快实施膀胱造瘘术;

(2)留置尿管的患者妥善固定尿管,保证引流通畅,不可随意拔除尿管;

(3)鼓励患者每日摄入足够量的水分,每日2500~3000 ml;

(4)对造瘘口处纱布渗血进行严密的观察,牢靠固定造瘘管,避免出现扭曲、脱落、堵塞。

13. 骨盆骨折早期留置尿管记录尿量的重要性是什么?

答:(1)严密观察尿量:可以直接反映休克程度;

(2)休克状态的持续时间比较长,易导致急性肾衰竭,要为患者留置导尿管;

(3)对于尿量<30 ml/h 的患者,要使补液速度加快,有需要的时候,采用利尿剂,使肾功能得到保护;

(4)如果患者的尿量>30 ml/h,则表明其肾血流灌注有所改善,循环得到一定恢复,说明抗休克治疗效果良好。

14. 骨盆骨折伴失血性休克吸氧的要求是什么?

答:失血性休克患者都存在不同程度的缺氧,应给予面罩给氧,氧流量为 4~6 L/min,对缺氧给患者机体造成的损害进行纠正。

15. 骨盆骨折的早期观察要点有哪些?

答:(1)严密观察患者的病情变化,如生命体征、神志意识状态以及有无腹膜刺激征、腹痛等发生;

(2)针对患者的病情变化,给予对症措施,保证有效循环血量;

(3)如果患者的血压控制后再次发生下降,则考虑患者的出血状况未得到改善,应立即报告医生并做相应处理。

16. 骨盆骨折患者合并腹部内脏损伤的护理要点有哪些?

答:(1)密切监测患者生命体征,注意血压、心律有无明显变化;

(2)观察腹部情况,有无压痛、腹胀、腹肌紧张、肠鸣音减弱,并定时测量腹围;

(3)对可疑病灶及时建议进行腹腔穿刺,行腹部 B 超或其他影像学检查;

(4)定时给予抽血检查,观察血红蛋白测定情况。

17. 骨盆骨折合并多发伤患者早期固定原则有哪些?

答:(1)骨折早期处理;

(2)骨盆带或骨盆兜需处于平整状态,松紧度适宜,最好可以容纳四指;

(3)对于多发骨折处,采用无菌纱布加压包扎后实施夹板固定或者石膏托外固定;

(4)对于肋骨骨折者,采用胸带实施固定;对于同时存在血气胸的患者,配合医生进行胸腔穿刺、胸腔闭式引流。

18. 骨盆骨骨折的早期处理方法是什么?

答:采用骨盆带或者兜骨盆对骨盆骨折实施临时固定,使骨折处的运动减少,使骨盆腔容量减少,这对凝血极为有利。

19. 骨盆骨折患者的术后护理要点有哪些？

答：（1）生命体征的观察；

（2）切口的观察；

（3）体位护理；

（4）预防腹胀；

（5）并发症的观察与护理；

（6）指导功能锻炼。

20. 骨盆术后患者体位的护理要点有哪些？

答：（1）患者术后充分卧床休息；

（2）术后第2天可遵医嘱取 40°～60° 半卧位；

（3）翻身时可取 40° 健侧卧位，双下肢垫软枕，有利于患肢肿胀消退；

（4）保持外展中立位，防止患肢外旋内收。

21. 骨盆术后患者腹胀的预防措施有哪些？

答：由于术中腹膜牵拉、腹股沟皮神经损伤、骨折后长时间卧床等原因，患者术后均有一定程度腹胀：

（1）术后当天应禁食，第2天开始进行半流食，少量多餐，避免摄入胀气食物；

（2）注意观察肛门排气及肠鸣音、有无腹胀加重等情况；

（3）协助左、右侧位，给予腹部顺时针按摩。

22. 骨盆术后并发症的预防措施有哪些？

答：（1）神经损伤的预防：术后须注意观察患肢有无麻木及足背背伸活动情况，患肢保持外展中立位，防止外旋造成腓总神经损伤，指导患者尽早功能锻炼；

（2）深静脉血栓的预防：骨盆骨折术后患者易发生下肢深静脉血栓，每日嘱患者主动进行踝泵运动，观察患肢肿胀、疼痛程度，并注意皮肤温度、感觉以及足背动脉搏动情况。密切观察超声结果，及时给予相应处理。遵医嘱使用足底泵、压力梯度袜等预防血栓的形成。

23. 骨盆骨折微创治疗的优点有哪些?

答:(1)创伤小,对患者的打击小;

(2)由于骨膜未剥离,断端血肿(含大量成骨因子)保留完好,骨折愈合快;

(3)由于术后可以进行早期功能锻炼,骨折相关联的关节活动功能保留较好,肌肉萎缩较轻;

(4)可以较好地保留切口周围皮肤的血运,减少切口周围皮肤的坏死。

二、皮肤撕脱伤

1. 什么是皮肤撕脱伤?

答:由于车轮或机器传动带等产生的外力作用导致皮肤和皮下组织从深筋膜深面或浅面强行剥脱,同时伴有不同程度的软组织碾挫损伤。

2. 皮肤撕脱伤好发部位是哪里?

答:皮肤撕脱伤多发生于四肢。

(1)上肢,多由于手绞入转动的机器部件所致;

(2)下肢,多见于交通事故中各种车轮碾压伤;

(3)头皮,多由于发辫绞入转动的机器中牵扯所致。

3. 皮肤撕脱伤的临床表现有哪些?

答:(1)皮肤撕裂,或呈托套状;

(2)皮肤挫、裂伤,皮下潜行大量积血;

(3)肌肉、骨关节、神经、血管暴露;

(4)合并休克、骨折、颅脑及内脏损伤。

4. 皮肤撕脱伤的治疗原则是什么?

答:预防及纠正休克等严重并发症,待生命体征平稳后,尽早进行彻底清创及创面闭合。

5. 什么是负压封闭引流术?

答：负压封闭引流术（vacuum sealing drainage，VSD）是用 VSD 材料 + 半透性生物膜 + 负压吸引器进行负压吸引的技术。VSD 能够彻底去除创面分泌物和坏死组织（图1-4-2）。

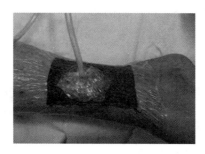

图 1-4-2　负压封闭引流术

6. 负压封闭引流术的目的是什么?

答:（1）全方位引流去除了细菌培养基和创伤后受损组织产生的毒性分解产物，减少机体组织对毒素和坏死组织的重吸收;

（2）半透膜的密封阻止了外部细菌进入创面，保证了创面内和皮肤的水蒸气正常透出，将开放创面变为闭合创面;

（3）可控制的全方位负压作用，为主动引流提供了动力，促进了局部的血液循环加快，刺激了肉芽生长，提高创面愈合效果，加快创面愈合时间。

7. 负压封闭引流术的禁忌证是什么?

答:（1）有活动性出血的伤口;

（2）癌性溃疡伤口;

（3）疑似厌氧菌感染的伤口。

8. 皮肤撕脱伤的术后护理要点有哪些?

答:（1）保持患者舒适体位，情绪稳定。动脉供血不足可平放肢体，静脉回流不足可抬高患肢。

（2）保持室温 25~28 ℃，病房每天通风，严禁吸烟，注意患肢保暖，局部可遵医嘱行烤灯持续照射。

（3）实施"三抗"。

9. 皮肤肿胀程度如何区分？

答：肿胀程度分三度，可反映出是否有血液循环障碍：

（1）Ⅰ度：皮肤肿胀，皮纹存在；

（2）Ⅱ度：皮肤肿胀明显，皮纹消失；

（3）Ⅲ度：皮肤极度肿胀，出现张力性水疱。

三、多发伤

1. 什么是多发伤？

答：单一创伤因素造成 2 个或 2 个以上解剖部位损伤且至少有 1 个部位的损伤威胁生命，它不是各部位创伤的简单叠加，而是伤情彼此掩盖、又互相作用的症候群。

2. 界定多发伤的原则是什么？

答：（1）无法维持安全稳定呼吸的昏迷患者；

（2）任何创伤所致的危及生命的低血压；

（3）累计下列伤情两项或两项以上部位的严重创伤：头、胸、腹、骨盆和四肢。

3. 多发伤的致伤因素有哪些？

答：交通事故、坠落伤、钝器伤、挤压伤、穿通伤、烧伤等。

4. 多发伤的特点有哪些？

答：（1）伤情变化快，死亡率高；

（2）伤情严重，休克率高；

（3）伤情复杂，容易漏诊；

（4）伤情复杂，处理矛盾；

（5）抵抗力低，感染率高。

5. 多发伤的三个死亡高峰是什么?

答：（1）第一死亡高峰期：伤后数分钟内；

（2）第二死亡高峰期：伤后6~8 h内；

（3）第三死亡高峰期：伤后数天或数周。

6. 第一死亡高峰期的原因是什么?

答：主要为脑、脑干、高位脊髓的严重创伤或心脏主动脉等大血管撕裂，往往来不及抢救。

7. 第二死亡高峰期的原因是什么?

答：主要为脑内、硬膜下及硬膜外的血肿、血气胸、肝脾破裂、骨盆及股骨骨折及多发伤大出血。如迅速及时，抢救措施得当，大部分患者可免于死亡。这类患者是抢救的主要对象。

8. 第三死亡高峰期的原因是什么?

答：主要为严重的感染或器官功能衰竭。

9. 多发伤的处理原则是什么?

答：（1）第一时间寻找和解除危及生命的损伤；

（2）危重者优先处理；

（3）诊疗模式由平时的诊断 - 治疗改为抢救 - 诊断 - 治疗；

（4）遵循救命第一，保存器官、肢体第二，维护功能第三的原则。

10. 多发伤的现场急救措施有哪些?

答：（1）首先协助患者脱离危险环境，第一时间寻找和解除危及生命的损伤；

（2）呼吸道管理，开放气道；

（3）建立有效静脉通路及扩容、抗休克；

（4）处理活动性出血；

（5）解除气胸所致的呼吸困难；

（6）骨折部位的固定；

（7）安全转运和途中监护。

11. 为何颅脑损伤伴胸、腹部严重损伤的患者症状和生命体征容易混淆？

答：（1）颅脑损伤伴有意识不清楚的患者对于自身胸腹部的外伤情况无法诉求，容易造成漏诊；

（2）颅内压增高导致失血性休克时的血压和脉搏的变化被掩盖，胸外伤的症状与呼吸的改变之间相互掩盖等，因此在临床处理中要注意细节，提高鉴别能力。

12. 血气胸合并重度休克的患者临床检查要点是什么？

答：要密切检查患者腹内脏器有无损害的现象，如果存在膈肌破裂的胸、腹联合伤，胸腔出血既有可能来自腹内脏器，又有可能来自胸腔外。同样，腹腔内的出血也有可能是胸腔的血液通过膈肌的破裂入口进入到腹腔中去。

13. 骨盆骨折合并腹腔内脏器官损伤形成腹膜后血肿的临床表现有哪些？

答：可导致患者出现腹痛、腹胀、腰背痛、反跳痛、全腹压痛和肌紧张，肠鸣音检查变弱或者消失，严重者可伴有休克或者血尿等。

14. 创伤致腹膜后血肿的辅助诊断方法有哪些？

答：B超、CT、腹腔穿刺检查等。

15. 以四肢、骨盆、脊柱损伤为主的患者护理要点是什么？

答：（1）严密监测生命体征的变化；

（2）观察脊髓损伤及肢体截瘫情况；

（3）观察患者呼吸情况，必要时给予气管插管；

（4）若脊柱、脊髓有损伤，保证轴线翻身，使颈、胸、腰在同一直线上，防止扭曲。

16.　严重多发伤患者的临床特征包括哪些?

答:(1)往往涉及多个系统、器官,尤其是胸腔、腹腔脏器的内伤,有时早期症状不明显,易导致漏诊;

(2)常合并严重应激状态,且生理功能严重紊乱、免疫力逐渐减弱,继而出现感染等并发症;

(3)伤势严重,休克、低氧血症发生率高;

(4)治疗难度大,抢救人员必须熟练掌握严重多发伤的急诊急救方法。

17.　重症创伤后患者精神异常、谵妄的主要表现有哪些?

答:(1)意识水平紊乱表现为短时间嗜睡后很快出现异常警觉,易激惹,对外界刺激反应波动大;

(2)认知改变,对环境意识清晰度降低,注意力集中、维持和转移能力下降,思维混乱,表现为语言障碍、散漫,常伴有感知觉混乱、错觉、幻觉,时间、空间感、方向感混乱,定向障碍;

(3)谵妄的其他症状包括失眠、异常精神活动以及情绪障碍(恐惧、焦虑、愤怒、冷漠、快感)。

第五节　骨不连

1.　什么是骨不连?

答:一定部位和类型的骨折未能在其平均时间内愈合(通常3～6个月)称为延迟愈合;骨折6个月未愈合,并且已经观察3个月没有进一步愈合的倾向称为骨不连。

2.　骨不连的病因包括哪几方面?

答:全身因素、技术性因素和生物学因素。

3. 造成骨不连的全身因素包括什么?

答:患者的代谢和营养状况、一般健康状况和活动情况等,例如患者营养不良、体质虚弱或伴随其他消耗性疾病,或术后过早负重活动,或功能锻炼方法不正确等。

4. 造成骨不连的技术性因素包括什么?

答:主要是由于治疗方法不当引起的。

(1)感染使骨折端坏死以及营养血管闭塞,破坏骨痂形成的正常进程,骨质吸收或形成死骨,导致骨不连;

(2)治疗不当使骨折端分离;不能消除骨折端不利的异常活动及应力;肌肉收缩力使骨折断端间隙增大,如尺骨鹰嘴骨折、髌骨骨折等;开放性粉碎性骨折清创时过多地去除碎骨片造成骨缺损;骨折间隙嵌有软组织;

(3)严重开放性骨折造成软组织损伤,影响骨折端血运,骨不连发生率也较高,可达5%～17%;

(4)手术切开复位,因骨膜剥离过多,骨不连发生率可高于闭合复位的4倍。传统的坚强内固定和一期愈合与应力遮挡,钢板下的血运破坏发生率较高,易发生坚强内固定后的骨吸收以及拆除内固定物后再骨折。

5. 造成骨不连的生物学因素包括什么?

答:(1)生物学因素有时治疗方法是得当的,骨不连是由于生物学过程异常造成的,包括骨痂形成障碍、骨痂钙化障碍、异常分化、骨改建塑形异常;

(2)骨折后的软、硬组织损伤具有促进正常骨愈合的作用,称为区域性加速现象(regional acceleratory phenomenon,RAP);

(3)临床上某些疾病可使RAP低下,包括糖尿病、合并周围神经损伤、各种原因引起的区域性主要感觉丧失、二磷酸中毒、严重放射性损伤和营养不良等。

6. 骨不连分为哪些类型?

答:(1)肥大型骨不连(血管丰富型);

(2)萎缩性骨不连(缺血型)。

7. 肥大型骨不连分为哪几种亚型?

答:(1)"象足"型:骨折端有肥大和丰富骨痂,骨不连主要是由于固定不牢、制动不充分或早期负重引起;

(2)"马蹄"型:骨折端骨痂少,主要是由于固定不牢固;

(3)营养不良型:骨折端为非肥大,缺乏骨痂,主要发生骨折端明显移位、分离或内固定未能准确定位。

8. 萎缩性骨不连分为哪几种亚型?

答:(1)扭转楔形:两骨折端中间有一块缺乏或无血供的骨片,可与一端愈合而与另一端没有连接;

(2)粉碎性骨不连:存在一个或多个死骨片,无骨痂形成;

(3)缺损型骨不连:骨干存在骨块缺损;

(4)萎缩型骨不连:中间骨片缺失,缺损处由缺乏成骨能力的瘢痕组织填充,断端出现萎缩和骨质疏松。

9. 骨不连的症状有哪些?

答:(1)骨折端有异常活动:骨折在6个月以上,做骨折端活动检查时,若有异常活动,即可诊断为骨不连;

(2)疼痛:骨折端在移动时或试做负重时,出现疼痛;

(3)畸形与肌萎缩:未连接的骨折,可有成角、缩短与旋转畸形;由于长期不能使用肢体,关节挛缩畸形与肌萎缩都可出现;

(4)负重功能丧失:骨干骨折后的骨不连负重功能丧失,但某些股骨颈骨折有跛行;

(5)骨传导音降低:骨不连或延迟连接,骨传导音较健侧弱。

10．骨不连的治疗目的有哪些?

答：通过骨连接和伤肢功能的恢复来消除疼痛，并获得肢体的正确对线及功能。

11．骨不连的治疗方法有哪些?

答：（1）改善局部生物性状的治疗方法：去除感染灶、骨移植、骨髓移植和骨搬移方法；

（2）提高机械稳定性的方法：钢板螺钉内固定术、髓内钉内固定和外固定架。

12．如何指导骨不连患者进行功能锻炼?

答：（1）在不影响固定的前提下，指导患者进行软组织收缩活动，可防止肌肉萎缩、关节痉挛；

（2）术后 3~5 日病情稳定后，进行小幅度康复训练；

（3）待拆线后，内固定坚实者可在石膏固定下行关节肌肉训练。

①关节功能锻炼：下肢主要训练膝、踝关节，上肢以肩、肘、腕关节为主。康复训练师训练时首先进行按摩，然后进行被动活动，最后进行自主活动。

②肌力训练：患肢肌肉等长收缩练习。

第二章　脊柱外科

第一节　概　　述

一、脊柱解剖

1. 脊柱的解剖结构包括哪些?

答：成人的脊柱由 24 个独立的椎骨、1 个骶骨及 1 个尾骨组成。24 个椎骨分为 7 个颈椎、12 个胸椎、5 个腰椎。骶骨由 5 个骶椎互相融合而成。尾骨由 3 ~ 5 个尾椎组成。

2. 脊柱有哪些功能?

答：（1）支持体重；

（2）参与胸、腹腔和盆腔的构成；

（3）保护体腔内在器官，特别是脊髓。

3. 什么是脊柱的生理弯曲?

答：脊柱有四个生理弯曲，即颈、腰曲前凸，胸、骶曲后凸。此生理弯曲对维持人体直立和稳定具有重要作用。

4. 椎骨结构由哪几部分组成?

答：由前方的椎体和位于后方的椎弓合成。两者融合所形成的孔为椎孔，椎体为圆柱形，椎弓呈弓形的骨板，其前部为椎弓根，后部扁宽称椎弓板。

5. 各段椎骨英文缩写是什么?

答：颈椎：C；胸椎：T；腰椎：L；骶椎：S。

6. 椎间盘的生理功能包括哪些?

答:(1)是椎体间强有力的连接结构,保持脊柱高度并使椎间产生一定活动度;

(2)是脊柱运动和吸收震荡的主要结构,起着弹性垫的作用;

(3)具有平衡、缓冲外力的作用;

(4)维持脊柱的生理曲度,维持人体的正常姿势。

7. 椎间盘结构由哪几部分组成?

答:纤维环、髓核和软骨终板。

二、脊柱疾病分类及治疗

1. 常见脊柱疾病有哪些?

答:脊柱畸形、脊柱退行性疾病、脊柱肿瘤、脊柱感染及结核、脊柱创伤性疾病(脊柱脊髓损伤、脊柱骨折)。

2. 脊柱疾病手术治疗的适应证有哪些?

答:(1)非手术治疗不能治愈、效果不佳者;

(2)脊柱结构损坏严重,必须重建脊柱稳定性、脊柱承重和维持体态的功能者;

(3)脊柱病变导致脊髓受压,病情发展导致脊髓受压者;

(4)脊柱畸形必须得到矫正,防止畸形进一步加重者。

三、脊柱外科常见检查

1. 脊柱疾病的影像学检查包括那些?

答:(1)X线平片:可显示生理弧度改变、椎间隙变窄等(脊柱侧凸、脊柱滑脱);

(2)磁共振成像(MRI):椎间盘突出、脊柱肿瘤、脊柱韧带骨化组织变化、椎管内占位等疾病的诊断;

(3)CT影像:椎间盘突出、脊柱韧带骨化症、脊柱肿瘤等疾病的辅助诊断;

（4）椎管造影片（CTM）：可显示对硬膜的压迫、椎管内的神经受压情况，如椎间盘突出、椎管狭窄、椎管内肿瘤等；

（5）椎间盘造影：是确定椎间盘源性腰痛的主要检查；

（6）椎间盘造影后CT（CTD）：对极外侧椎间盘突出的患者，椎间盘造影和CTD能清晰显示椎间盘突出的状况；

（7）选择性神经根造影和封闭：有功能定位诊断的作用。

2. 脊柱疾病的辅助检查有哪些？

答：（1）骨密度检查；

（2）神经电生理检查（肌电图、脊髓诱发电位等）。

四、脊柱外科专科查体

1. 肌张力分为几级？

答：0级：无肌肉收缩；

1级：有肌肉收缩，但无肢体运动；

2级：肢体能在床上移动，但不能抬离床面；

3级：肢体能抬离床面，但不能拮抗阻力；

4级：肢体能抬离床面，但只能拮抗较小的阻力；

5级：正常肌力。

2. 什么是浅反射？

答：刺激皮肤或黏膜引起的反射，包括角膜反射、腹壁反射、提睾反射。

3. 什么是深反射？

答：刺激骨膜肌腱引起的反射，包括肱二头肌反射、肱三头肌反射、桡骨膜反射、膝反射、跟腱反射。

4. 什么是腹壁反射检查？

答：用棉签从外而内分别划左右两侧上、中、下腹壁皮肤，能引起腹肌收缩反应，婴儿此反射可不明显。

5. 什么是提睾反射检查?

答：用火柴杆或钝头竹签由下向上轻划股内侧上方皮肤，可引起同侧提睾肌收缩，睾丸上提。

6. 什么是肱二头肌反射检查?

答：以左手托扶患者屈曲的肘部，并将拇指置于肱二头肌肌腱上，然后以叩诊锤叩击拇指，正常反应为肱二头肌收缩，前臂快速屈曲。

7. 什么是肱三头肌反射检查?

答：以左手托扶患者的肘部，嘱患者肘部屈曲，然后以叩诊锤直接叩击鹰嘴突上方的肱三头肌肌腱，反应为三头肌收缩，前臂稍伸展。

8. 什么是巴宾斯基征（Babinski sign）?

答：患者仰卧、下肢伸直，检查者手持患者踝部，用钝头竹签划足底外侧，由后向前至小趾跟部并转向内侧，阳性反应为拇趾背伸，余趾呈扇形展开，见于锥体束损害。

9. 什么是罗索里摩征（Rossolimo sign）?

答：用手指或叩诊锤急促地弹叩足趾跖面或手指掌面，阳性者足趾向跖面弯曲或手指弯曲。

10. 什么是霍夫曼征（Hoffmann sign）?

答：以示、中指夹住患者中指末节后，迅速弹刮指甲，引起拇指掌屈为阳性。

11. 什么是前屈旋颈试验（又称 Fenz 征）?

答：患者头颈部前屈，再左右旋转活动，若颈椎处出现疼痛即为阳性。

12. 什么是椎间孔击压试验（又称击顶试验、Spurling 征）?

答：将患者头转向患侧，并略屈，检查者左手掌垫于患者头顶，右手轻叩击之，当有神经根性损害时会出现肢体放射性疼痛或麻木等感觉，即为阳性。

13. 什么是椎间孔分离试验（又称引颈试验）？

答：检查者腹部顶住患者枕部双手托于下颌，向上牵引，若根性症状减轻则为阳性。

14. 什么是拾物试验？

答：脊柱因病变而僵硬，不能伸膝位弯腰，只能屈膝做蹲位拾物，阳性常见于胸椎和腰椎结核。

15. 什么是托马斯征（Thomas sign）？

答：患者仰卧，大腿伸直，则腰部前凸，可置一拳，屈曲健侧髋关节，迫使脊椎代偿性前凸消失，患侧大腿被迫抬起，不能接触床面即为阳性。

16. 什么是直腿抬高试验？

答：患者仰卧，伸膝，检查者一手压膝，一手托足跟，抬高肢体至患者疼痛或不能继续抬高，记录其角度，在30°～70°出现疼痛者有意义。

17. 什么是直腿抬高试验加强试验？

答：直腿抬高疼痛时，降低5°左右，再突然使足背伸，可引起大腿后侧剧痛为阳性。

18. 什么是股神经牵拉试验？

答：患者俯卧屈膝，检查者将小腿上提或尽力屈膝，出现大腿前侧放射性疼痛者为阳性。

19. 什么是骨盆回旋摇摆试验？

答：患者仰卧位，双手抱膝，极度屈髋膝，检查者一手扶膝，一手托臀，使臀部离开床面，腰部极度屈曲，摇摆膝部，腰痛者即为阳性。

20. 什么是仰位过伸试验（又称 Gaenslen 征）？

答：患者仰卧，一侧下肢伸直并垂于床边，另一侧屈髋膝，双手抱于胸前，检查者固定骨盆，将垂下肢体向下施压，若骶髂关节痛即为阳性。

21. 什么是"4"字试验？

答：患者仰卧，患肢屈髋膝，并外展、外旋，外踝置于对侧大腿上，两腿相交成"4"字形，检查中一手固定骨盆，一手将屈膝向下压，若骶髂关节痛即为阳性。

第二节 脊柱畸形

一、脊柱畸形的基础知识

1. 什么是脊柱畸形？

答：脊柱的冠状位、矢状位或轴向位偏离正常位置，发生形态上异常的表现，称为脊柱畸形。

2. 根据脊柱外观形态，常见的脊柱畸形有哪些？

答：脊柱侧凸和脊柱后凸。

3. 脊柱侧凸的分类有哪些？

答：非结构性脊柱侧凸和结构性脊柱侧凸。

4. 什么是非结构性脊柱侧凸？

答：非结构性脊柱侧凸在侧方弯曲像或牵引像上可以被矫正，非结构性侧凸的脊柱及其支持组织无内在的、固有的改变，弯曲像表现对称，累及的椎体未固定在旋转位。

5. 什么是结构性脊柱侧凸？

答：结构性脊柱侧凸是指伴有旋转的、结构固定的侧方弯曲，即患者不能通过平卧或侧方弯曲自行矫正侧凸，或虽矫正但无法维持，X 线片可见累及的椎体固定于旋转位，或两侧弯曲的 X 线片表现不对称。

6. 非结构性脊柱侧凸由哪些原因引起?

答：（1）姿势性脊柱侧弯；

（2）癔症性脊柱侧弯；

（3）神经根刺激性脊柱侧弯；

（4）双下肢不等长；

（5）髋关节挛缩；

（6）炎症。

7. 结构性脊柱侧凸根据病因主要分为哪些类型?

答：（1）先天性脊柱侧弯；

（2）特发性脊柱侧弯；

（3）神经肌肉型脊柱侧弯；

（4）神经纤维瘤病型脊柱侧弯。

二、脊柱侧弯

1. 什么是脊柱侧弯？

答：脊椎一个或数个节段在冠状面上偏离身体中线向侧方弯曲并伴有椎体旋转，以及矢状面后凸或前凸增加或减少的畸形，是一种脊柱的三维畸形，并且应用 Cobb 法测量站立位的全脊柱正位 X 线片的脊柱侧方弯曲，角度＞10° 则定义为脊柱侧弯。

2. 脊柱侧弯的临床表现有哪些?

答：（1）双肩高低不平；

（2）脊柱偏离中线；

（3）肩胛骨一高一低；

（4）一侧腰部出现皱褶皮纹；

（5）前屈时双侧背部不对称（即"剃刀背"征）；

（6）骨盆倾斜；

（7）神经系统牵拉或压迫的相应症状。

3. 测量脊柱侧弯弯曲度最常用的方法是什么？

答：Cobb 法。

4. 什么是脊柱侧弯 Cobb 角？

答：头侧端椎上缘的垂线与尾侧端椎下缘的垂线的交角即为 Cobb 角。

5. 根据 Cobb 角度数对脊柱侧弯程度如何进行划分？

答：（1）Cobb 角度数<40° 为轻度脊柱侧弯；

（2）Cobb 角度数 40°～70° 为中度脊柱侧弯；

（3）Cobb 角度数>70° 为重度脊柱侧弯。

6. 什么是先天性脊柱侧弯？

答：先天性脊柱侧弯是脊椎胚胎发育异常所导致的其前方或侧前方纵向生长不对称，并导致以脊柱矢状面畸形为主的脊柱畸形。

7. 什么是特发性脊柱侧弯？

答：生长发育期间原因不明的脊柱侧弯，占脊柱侧弯总数的 70%～80%。

8. 特发性脊柱侧弯的病因有哪些？

答：（1）遗传因素；

（2）脊柱结构变化；

（3）椎旁肌肌力不平衡；

（4）中枢神经系统异常；

（5）褪黑素影响椎旁肌；

（6）其他：如姿势不正、不恰当运动等。

9. 特发性脊柱侧弯根据发病年龄分为哪些类型？

答：（1）婴儿型（0～3 岁）；

（2）少儿型（4～10 岁）；

（3）青少年型（11~18岁）；

（4）成人型（＞18岁）。

10. 神经纤维瘤病型脊柱侧弯有哪些特征?

答：（1）皮肤有6个以上直径≥1 cm的咖啡斑；

（2）有的有局限性橡皮病性神经瘤。

11. 马方（Marfan）综合征合并脊柱侧弯有哪些特征?

答：（1）瘦长体型、韧带松弛、细长指（趾）、漏斗胸、鸡胸、高腭弓、扁平足；

（2）伴有主动脉瓣、二尖瓣闭锁不全等；

（3）侧弯严重，常有疼痛；

（4）肺功能障碍。

12. 脊柱侧弯非手术治疗方法有哪些?

答：治疗性功能锻炼和佩戴支具等。

13. 脊柱侧弯治疗性功能锻炼包括哪些?

答：姿势训练和侧弯矫正训练。

14. 脊柱侧弯治疗性功能锻炼的目的是什么?

答：（1）改善姿势、伸长脊柱凹侧、增加挛缩的软组织的柔韧性；

（2）增强腹肌在维持姿势中的力量；

（3）矫正肌力不平衡，改善呼吸运动。

15. 脊柱侧弯的姿势训练方法有哪些?

答：（1）骨盆摆动运动：坐于球上，左右摆动臀部，每侧维持15 s，重复3组；

（2）姿势对称性训练：通过意识控制，保持坐、立位姿势挺拔和对称，可在直立位做上肢外展、高举前屈、腰背部前屈、后伸等。

16. 治疗脊柱侧弯的常用支具有哪些?

答:(1)CTLSO 支具(Milwaukee 支具,又称颈胸腰骶支具);

(2)TLSO 支具(胸腰骶支具)。

17. CTLSO 支具的固定范围是什么?

答:颈、胸、腰、骶椎。

18. TLSO 支具的固定范围是什么?

答:中段胸椎、下段胸椎、腰椎、骶椎。

19. 先天性脊柱侧弯支具治疗的禁忌证有哪些?

答:节段僵硬侧凸、一侧未分节骨桥和后凸畸形。

20. 特发性脊柱侧弯的治疗目的有哪些?

答:正畸形、获得稳定、维持平衡和尽可能减少融合范围。

21. 特发性脊柱侧弯非手术治疗方法有哪些?

答:石膏固定法、支具疗法、牵引疗法和电刺激疗法。

22. 特发性脊柱侧弯哪个时期适合支具治疗?

答:适用于少儿期和青春期的特发性脊柱侧弯,婴儿期亦可使用。

23. 特发性脊柱侧弯支具佩戴治疗的禁忌证有哪些?

答:(1)两个结构性弯曲至 50° 或单个弯曲超过 45° 时;

(2)合并胸椎前凸的脊柱侧弯。

24. 脊柱侧弯矫形手术的类型有哪些?

答:(1)根据手术入路分为前路手术和后路手术;

(2)根据手术性质分为终末期手术和过渡性手术;

(3)根据是否进行矫形分为原位融合术和矫形内固定术。

25. 脊柱侧弯矫形术前需进行哪些适应性训练?

答:(1)大小便训练:指导患者卧位大小便;

(2)手术体位的训练:能支持2h以上的俯卧训练;

(3)侧卧位轴线翻身训练:指导患者脊柱呈一条直线翻身,避免术后翻身不正确导致疼痛加重或出现松钉断棒等并发症发生;

(4)唤醒试验:训练患者听到自己名字时,即可反射性地做握拳、足趾伸屈活动。

26. 脊柱侧弯常见术前肺功能训练方法有哪些?

答:(1)有效咳嗽、咳痰;

(2)缩唇呼吸训练;

(3)扩胸运动;

(4)吹气球、吹水瓶;

(5)呼吸训练器。

27. 脊柱侧弯矫形术后临床常见并发症有哪些?

答:肠系膜上动脉综合征、腹胀、脑脊液漏、肺部并发症和神经系统并发症。

28. 脊柱侧弯矫形术后如何进行康复训练?

答:(1)呼吸训练:常采用吹气球法、缩唇呼吸法、深呼吸法锻炼肺功能以及吸气、呼气训练;

(2)胃肠功能训练:术后当日起,可行腹部按摩法以及自主收腹、缩肛运动;

(3)肢体功能训练:麻醉清醒后开始进行肢体锻炼。

①主动运动(抗阻力锻炼):常采用等长练习、等张练习和增加关节活动度练习;

②被动运动:以膝、踝、肘、腕及手指、足趾的伸屈活动为主,如直腿抬高练习等。

(4)负重站立训练:术后7~14日可佩带支具行负重站立训练,如抬腿及屈膝运动、下蹲运动、甩腿运动、倒退缓慢行走、体侧运动等。

29. 如何帮助脊柱侧弯术后患者进行呼气、吸气训练？

答：（1）吸气训练：用手掌轻压患者紧靠胸骨下面的部位，帮助患者全神贯注于膈肌吸气动作；

（2）呼气训练：用单手或双手在上腹部施加压力，在呼气接近结束时突然松手，以代替腹肌的功能，帮助患者完成有效呼气。

30. 脊柱侧弯矫形术后患者如何进行形体康复训练？

答：（1）坐位训练：两脚平踏地面，背部紧靠椅背，臀部坐满整个椅面；

（2）站立训练：靠墙站立，双肩及髋部紧贴墙壁，抬头挺胸，收缩小腹，保持双肩等高水平；

（3）卧位训练：睡硬板床，侧睡时双膝弯曲，两腿间夹一枕，仰卧时膝下垫一软枕；

（4）跪位训练：左右偏坐，轮流进行。左侧凸者，重点练右侧偏坐；右侧凸者，重点练左侧偏坐。

三、强直性脊柱炎

1. 什么是强直性脊柱炎？

答：强直性脊柱炎（ankylosing spondylitis，AS）是一种主要侵犯脊柱并不同程度地累及骶髂关节和周围关节的慢性进行性炎性疾病。

2. 强直性脊柱炎如何进展为脊柱后凸畸形？

答：由于强直性脊柱炎侵犯中轴脊椎关节，后期会造成胸椎后凸增大，正常腰椎前凸减少，脊柱矢状面生理曲线丢失，约有66%的患者会进展为严重脊柱后凸畸形。

3. 强直性脊柱炎的临床表现有哪些？

答：（1）关节病变表现：反复发作的腰痛、腰骶部僵硬感等骶髂关节炎表现，腰椎、胸椎、颈椎病变等；

（2）关节外表现：主动脉瓣病变，眼、耳、肺部及神经系统等病变；

（3）体检可发现脊柱驼背畸形，局部有压痛，肌肉痉挛，脊柱活动对称受限等。

4. 强直性脊柱炎的治疗目的有哪些？

答：（1）缓解症状和体征；

（2）恢复功能；

（3）防止关节损伤；

（4）提高患者生活质量；

（5）防止脊柱疾病并发症。

5. 强直性脊柱炎的治疗原则是什么？

答：（1）早期诊断、早期治疗；

（2）采取综合措施进行治疗：包括健康宣教、理疗、药物和外科治疗等；

（3）早期主要是控制症状，防止畸形产生和发展；

（4）针对晚期畸形状况选择适当的手术治疗；

（5）术后卧床4～6周，佩带支具半年以上，直至病变停止活动为止。

6. 强直性脊柱炎非手术治疗方法有哪些？

答：（1）健康宣教：嘱患者维持正常姿势和活动能力，掌握正确的用药知识；

（2）功能锻炼：深呼吸、颈椎活动、腰椎运动、肢体运动等；

（3）物理治疗：热疗、按摩、支具、牵引等；

（4）药物治疗：如非甾体抗炎药、皮质激素、氨甲蝶呤等。

7. 强直性脊柱炎手术治疗方法有哪些？

答：颈椎手术、胸椎及腰椎手术、髋膝关节手术等。

8. 如何预防强直性脊柱炎术后畸形复发?

答:(1)坚持佩戴支具,直至血沉正常,病变停止活动为止;

(2)避免长期服用激素类的药物,以免加快畸形的发展;

(3)避免参加诸如背物、伏案工作等需要弯腰的活动,以免畸形复发。

第三节 脊柱退行性疾病

一、脊柱退行性疾病的基础知识

1. 常见脊柱退行性疾病有哪些?

答:(1)颈椎:颈椎间盘突出症、颈椎管狭窄症、颈椎后纵韧带骨化症等;

(2)胸椎:胸椎间盘突出症、胸椎管狭窄症、胸椎黄纵韧带骨化症等;

(3)腰椎:腰椎间盘突出症、腰椎管狭窄、腰椎滑脱、腰椎不稳症等。

2. 脊柱退行性疾病什么情况下必须进行手术治疗?

答:(1)脊髓受到压迫出现相应的功能异常表现者;

(2)脊髓受压症状不能通过保守方法改善者;

(3)马尾神经功能障碍者;

(4)保守治疗不能得到满意疗效者。

3. 脊柱退行性疾病患者保守治疗的常用药物有哪些?

答:镇痛药、肌松药和神经营养药。

二、颈椎退行性疾病

1. 颈椎退行性疾病常见的临床表现有哪些？

答:(1)颈部疼痛、肩部酸痛,可放射至头枕部和上肢;

(2)颈部僵硬,活动受限;

(3)肢体麻木无力,行走不稳,如踏棉花的感觉;

(4)大小便失禁;

(5)性功能障碍;

(6)四肢瘫痪等。

2. 什么是颈椎间盘突出症？

答:在颈椎间盘退变的基础上,因轻微外力或无明确诱因导致的椎间盘突出而导致脊髓和神经根受压的一组病症。

3. 颈椎间盘突出症临床分型有哪些？

答:(1)侧方型颈椎间盘突出症;

(2)中央型颈椎间盘突出症;

(3)旁中央型颈椎间盘突出症。

4. 侧方型颈椎间盘突出症的临床表现有哪些？

答:(1)颈部疼痛,可放射至肩胛或枕部;

(2)颈部僵硬;

(3)活动受限;

(4)一侧上肢有疼痛和麻木感等。

5. 中央型颈椎间盘突出症的临床表现有哪些？

答:(1)下肢无力;

(2)行走不稳;

(3)四肢不完全性或完全性瘫痪;

(4)大小便异常等。

6. 人工颈椎间盘置换术的适应证有哪些？

答:(1)椎间盘退变、突出等软性压迫者;

（2）不伴有明显的骨性压迫者；

（3）椎间隙屈伸活动度良好者；

（4）不存在明显椎间隙狭窄者；

（5）节段性不稳定者；

（6）年龄一般不超过 55 岁者。

7. 人工颈椎间盘置换术的禁忌证有哪些?

答：（1）颈椎感染性疾患；

（2）骨质疏松症；

（3）在颈椎伸屈侧位 X 线片上有明显的节段不稳或病变节段已丧失运动功能等。

8. 什么是颈椎管狭窄症?

答：椎体边缘增生和韧带肥厚造成椎管或根管狭窄。

9. 颈椎管狭窄症临床分型有哪些?

答：脊髓型、神经根型、混合型、运动神经型、交感神经型和外伤性脊髓损伤型。

10. 颈椎管狭窄症主要的临床表现有哪些?

答：（1）四肢麻木、无力、发凉；

（2）肢体僵硬、不灵活，脚落地似踩棉花感；

（3）胸腹部有束带感；

（4）严重者出现呼吸困难、四肢瘫痪等。

11. 颈椎术后如何进行正确翻身?

答：（1）2 名护士分别站于患者左右两侧，另一位护士站于床头扶住患者头颈部；

（2）嘱患者双手放于胸前，双腿屈膝，用力撑床；

（3）2 名护士握住"翻身易"近身端（靠近患者身体的部位），3 人同时均匀用力将患者平移至病床一侧，轴向翻至侧卧位；

（4）垫好高度适宜的颈椎枕；

（5）平卧及侧卧时，头颈部应保持一条水平线，颈椎无过屈过伸、侧屈及旋转。

12. 颈椎前路术后出现声音嘶哑的原因是什么？

答：（1）术中喉返神经损伤；

（2）迟发出现声音嘶哑考虑组织水肿引起。

13. 颈椎前路术后出现饮水呛咳的原因是什么？

答：（1）喉上神经损伤；

（2）迟发出现饮水呛咳应考虑组织水肿引起。

14. 颈椎术后患者出现上肢上举困难的原因是什么？

答：C5 神经根损害。

15. 颈椎术后起床的注意事项有哪些？

答：（1）下床前佩戴支具，专人保护；

（2）侧起侧卧；

（3）下床后，观察有无头晕、面色苍白等低血压表现。

16. 颈椎术后如何进行肢体锻炼？

答：（1）麻醉清醒后即开始进行肢体锻炼；

（2）上肢训练：屈肘、伸肘、屈腕、伸腕、屈指、伸指等；

（3）下肢训练：踝泵练习、股四头肌肌力训练等。

17. 颈椎术后如何进行项背肌锻炼？

答：（1）常规术后 2 周开始进行项背肌锻炼，异常情况遵医嘱；

（2）取坐位或站立位，上身直立，头略后仰，双手交叉放在枕后，用力向后仰头；

（3）同时双手用力抵住枕部，使头不能后仰，即头和双手对抗；

（4）每次用力 10 ~ 15 s，间隔 5 s，每组 10 ~ 20 次，每日 2 ~ 3 组。

18.　枕颌吊带颈椎牵引的注意事项有哪些？

答：（1）枕颌吊带不能做大重量、长时间牵引；

（2）一般牵引重量为 2～3 kg，大于 3 kg 应直接施以颅骨牵引术；

（3）不超过 3 周，预计超过 3 周应直接施以颅骨牵引术。

19.　颅骨牵引时如何保持牵引装置稳固、安全、有效性？

答：（1）牵引绳、头、颈和躯干呈一条直线；

（2）保证牵引锤距地面 30～35 cm；

（3）牵引绳无断裂，滑轮灵活，未放置任何物品；

（4）枕颌吊带位置居中，扩张板水平，牵引绳在滑轮沟槽内。

20.　颅骨牵引时对牵引重量的要求有哪些？

答：（1）维持颈椎稳定一般采用 2～4 kg 牵引力；

（2）整复骨折/脱位，建议在第 1 颈椎用 4～5 kg，每向下一个颈椎节段，增加 2～2.5 kg；

（3）第 7 颈椎脱位，最大可用到 15～18 kg；

（4）颈椎骨折复位后维持重量一般为 3～4 kg。

21.　颈椎手术出院后康复注意事项有哪些？

答：（1）合理用枕：平卧时枕头不可过高使颈部过屈，侧卧时枕头不可过低，枕高与一侧肩宽相等；

（2）睡眠应以仰卧为主，侧卧为辅，左右交替；

（3）纠正不良姿势：如长期伏案、低头位工作等；

（4）进行颈部肌肉功能锻炼；

（5）防止外伤及运动损伤，如乘车中睡眠、急刹车等；

（6）避免落枕、受凉、过度疲劳等。

三、胸椎退行性疾病

1.　胸椎退行性疾病有哪些临床表现？

答：（1）慢性腰背痛、胸痛、肢体麻木、多汗或无汗、胸闷、心悸等，严重时出现行走困难、胸腹出现束带感、大小便异常等；

（2）上位胸椎退变的疼痛放射到前胸；

（3）下位胸椎病变的疼痛可放射到腹壁；

（4）骨质增生如刺激脊椎旁的交感神经，可产生循环障碍等自主神经症状；

（5）脊髓受压，可出现下肢麻木及锥体束征；

（6）椎间隙变窄可致胸部后凸，出现驼背；

（7）肋骨活动受限可使呼吸幅度减小。

2. 什么是胸椎管狭窄症？

答：因发育异常或椎间盘退变、椎体及关节突关节的增生内聚、后纵韧带骨化、黄韧带肥厚或骨化外伤等因素造成胸椎管狭窄及神经根管狭窄而引起的脊髓或脊神经受压的综合征，称胸椎管狭窄症。

3. 脊柱韧带骨化主要包括哪些？

答：黄韧带骨化、后纵韧带骨化和前纵韧带骨化等。

4. 胸椎管狭窄症的病因有哪些？

答：慢性退行性病变、积累性劳损、代谢异常和炎症等。

5. 胸椎管狭窄症的临床表现有哪些？

答：（1）肢体麻木、僵硬；

（2）行走不稳、间歇性跛行；

（3）腰背痛、腿痛；

（4）胸腹部有束紧感或束带感；

（5）大小便功能障碍等。

6. 胸椎管狭窄症的主要体征有哪些？

答：（1）多数患者呈痉挛步态，行走缓慢；

（2）脊柱多无畸形，偶有轻度驼背、侧弯；

（3）病损节段以下皮肤感觉减退或消失；

（4）下肢肌张力增高，肌力减弱；

（5）浅反射消失，深反射亢进，有病理反射；

（6）部分患者胸椎压痛明显，有棘突叩击痛、放射痛。

7. 胸椎后纵韧带骨化的临床表现主要有哪些？

答：感觉障碍、运动障碍、自主神经功能障碍、反射异常等。

8. 胸椎黄韧带骨化影像学分哪几型？

答：局灶型、连续型、跳跃型。

9. 胸椎管狭窄症的手术适应证有哪些？

答：（1）诊断明确者；

（2）症状明显、已影响生活和工作者；

（3）脊髓损害发展较快者；

（3）脊髓出现变性者等。

10. 胸椎术后如何检查患者双下肢感觉活动？

答：（1）分别触摸患者两侧足趾、足背以及下肢，感觉双侧皮温；

（2）观察足趾血运情况；

（3）患者感觉到双下肢被触摸、被触及的位置是否一致；

（4）嘱患者进行直腿抬高、踝关节跖屈和背伸并对抗阻力等。

11. 胸椎术后常见肢体功能训练有哪些？

答：（1）踝泵练习；

（2）静蹲练习；

（3）股四头肌收缩练习。

四、腰椎退行性疾病

1. 腰椎退行性疾病有哪些临床表现？

答：（1）腰痛以及腰椎支撑功能下降；

（2）下肢疼痛麻木，间歇性跛行；

（3）大小便和性功能障碍等。

2. 什么是腰椎间盘突出症？

答：腰椎纤维环破裂、髓核组织突出压迫并刺激相应水平的一侧和双侧坐骨神经所引起的一系列症状和体征。

3. 腰椎间盘突出症的病因有哪些？

答：椎间盘退变、损伤、妊娠、遗传因素、发育异常等。

4. 哪些因素会诱发腰椎间盘突出？

答：（1）腰部过度负荷：如长期弯腰工作、弯腰提取重物等；

（2）腰部外伤；

（3）腹内压增高：如剧烈咳嗽、打喷嚏、便秘等；

（4）体位不正：如腰部处于屈曲位时，突然加以旋转动作等；

（5）其他：脊柱突然负重、长期震动、脊柱畸形、腰椎穿刺不当等。

5. 腰椎间盘突出症按病理形态可分为哪些类型？

答：隆起型、突出型、脱出型和游离型。

6. 腰椎间盘突出症按位置分为哪几种类型？

答：（1）中央型；

（2）中央旁型；

（3）侧型；

（4）外侧型；

（5）极外侧型。

7. 腰椎间盘突出症有哪些临床表现？

答：（1）腰腿痛：大多数先出现腰痛，一段时间后出现腿痛；

（2）马尾神经受损症状：如会阴部麻木、刺痛、性功能障碍、下肢根性痛，严重者可出现大小便失禁及双下肢瘫痪；

（3）肌肉麻痹；

（4）肢体麻木；

（5）患肢发凉：尤其足趾远端为重。

8. 腰椎间盘突出症有哪些主要体征？

答：步态异常、脊柱畸形、压痛点、腰部活动度改变、感觉障碍、运动障碍、腱反射改变等。

9. 腰椎间盘突出症主要诊断依据有哪些？

答：（1）腰痛伴下肢放射痛；

（2）受累棘突间旁侧明显压痛；

（3）患侧下肢存在感觉障碍，肌力减退和腱反射异常；

（4）直腿抬高试验阳性；

（5）影像学检查证实腰椎间盘突出。

10. 腰椎间盘突出症非手术治疗方法有哪些？

答：卧床休息、牵引治疗、药物治疗、物理治疗、康复锻炼等。

11. 腰椎间盘突出症手术治疗方法主要有哪些？

答：（1）腰椎后路椎间盘突出物摘除术；

（2）前路经腹膜外腰椎间盘摘除术；

（3）显微外科腰椎间盘摘除术；

（4）经皮穿刺内镜椎间盘切除术。

12. 什么是高位腰椎间盘突出症？

答：第1～2、2～3、3～4腰椎间盘突出，刺激或压迫邻近组织而出现一系列症状。

13. 什么是中央型腰椎间盘突出症？

答：髓核从椎间盘后方正中突出，髓核和纤维环碎块聚集在后纵韧带下或进入椎管内刺激或压迫马尾神经而引起临床症状者。

14．什么是腰椎滑脱?

答：因椎体间骨性连接异常而发生的上位椎体与下位椎体表面部分或全部滑移。

15．腰椎滑脱按病因分为哪些类型?

答：先天发育不良型、峡部病变型、创伤型、退变型和病理骨折型。

16．腰椎滑脱非手术治疗方法有哪些?

答：卧床休息、物理治疗、药物治疗、佩戴腰围、支具、康复锻炼等。

17．腰椎滑脱手术治疗适应证有哪些?

答：(1)持续性腰背部疼痛，经非手术治疗不能缓解；

(2)伴发持续神经根压迫症状或椎管狭窄症状者；

(3)严重腰椎滑脱；

(4)X线片证实滑脱进展。

18．椎弓峡部裂及腰椎滑脱手术治疗方式主要有哪些?

答：后路植骨融合术和峡部植骨修补术。

19．什么是腰椎管狭窄症?

答：腰椎中央管、神经根管、侧隐窝或椎间孔由于骨性或纤维性结构异常增生，导致管腔内径不同程度狭窄，使神经、血管结构受压而引发相应的临床症状。

20．腰椎管狭窄解剖学上分为哪几型?

答：(1)中央椎管狭窄；

(2)神经根管狭窄；

(3)侧隐窝狭窄；

21．什么是典型腰椎管狭窄?

答：既往无腰椎手术史、无腰椎不稳、存在＜Ⅰ°的退变性滑脱和＜20°的退变性侧弯。

　　22. 什么是复杂型腰椎管狭窄？

　　答：有腰椎手术史、存在腰椎不稳、存在＞Ⅰ°的退变性滑脱和＞20°的退变性侧弯。

　　23. 腰椎管狭窄手术治疗适应证有哪些？

　　答：（1）进行性神经功能损害；

　　（2）对保守治疗无效，疼痛持续加重。

　　24. 腰椎术后常见并发症有哪些？

　　答：（1）神经损伤；

　　（2）下肢深静脉血栓；

　　（3）切口感染；

　　（4）脑脊液漏。

　　25. 腰椎术后如何观察是否存在脑脊液漏？

　　答：（1）是否出现头晕、头痛、恶心等症状或伴有血压低；

　　（2）伤口引流液明显增多，颜色呈淡黄色。

第四节　脊柱肿瘤

一、脊柱肿瘤的基础知识

　　1. 脊柱肿瘤的分类有哪些？

　　答：（1）按来源分：原发性肿瘤、转移性肿瘤；

　　（2）按性质分：良性肿瘤、恶性肿瘤。

　　①常见良性肿瘤包括：骨巨细胞瘤、动脉瘤样骨囊肿、骨软骨瘤、骨样骨瘤、神经纤维瘤等；

　　②常见恶性肿瘤包括：转移癌、脊索瘤、骨髓瘤、成骨肉瘤、尤文肉瘤、恶性巨细胞瘤、小细胞恶性肿瘤等。

2. 脊柱肿瘤有哪些临床表现？

答：疼痛、神经功能障碍、局部肿块、脊柱畸形、全身恶病质等。

二、脊柱肿瘤的检查与治疗

1. 脊柱肿瘤局部检查的目的是什么？

答：（1）明确肿瘤累及范围；

（2）明确肿瘤性质；

（3）判断神经损伤程度；

（4）判断病理性骨折。

2. CT 监测下经皮穿刺活检术的目的是什么？

答：（1）做出定性诊断；

（2）确认手术指征；

（3）确定病变范围。

3. PET-CT 检查在脊柱肿瘤中的应用价值有哪些？

答：（1）筛查脊柱病灶；

（2）鉴别良恶性病变；

（3）鉴别原发瘤与转移瘤；

（4）寻找原发灶；

（5）评估患者全身状况。

4. 什么是射频消融术（radiofrequency ablation，RFA）？

答：通过各种实时影像技术的引导将射频电极定位于肿瘤组织，射频电极可产生一个椭圆形高温区，使电极周围的肿瘤组织脱水、干燥，继而产生凝固性坏死，最终形成液化灶或纤维组织，起到灭活肿瘤组织的作用。

5. 脊柱肿瘤射频消融术的适应证有哪些？

答：（1）不可切除的溶骨性脊柱转移瘤；

（2）引发明显疼痛者；

（3）肿瘤病灶范围小，肿瘤边缘距离椎体后缘 1 cm 以上、直径小于 5 cm，或切开手术后残存有直径 1～1.5 cm 的病变；

（4）术中定位困难或解剖位置特殊，难以实施开放手术者；

（5）伴有椎体后壁破损或椎弓根受侵时等。

6. 脊柱肿瘤外科手术切除常见的手术类型有哪些？

答：刮除术、局部切除术和彻底性切除术。

7. 骶骨肿瘤常见的手术类型包括哪些？

答：局部刮除术、局部切除术、骶骨次全切除术和全骶骨切除术。

8. 骶骨肿瘤局部刮除术的适应证有哪些？

答：良性病变和部分中间性病变。

9. 骶骨肿瘤骶骨次全切除术的适应证有哪些？

答：（1）恶性肿瘤；

（2）肿瘤侵及骶骨大部；

（3）第 1 骶椎全部或部分保留完好。

第五节　脊柱感染

一、脊柱感染的基础知识

1. 常见的脊柱感染有哪些？

答：（1）化脓性感染；

（2）脊柱结核；

（3）其他感染：如椎体脊髓炎、间盘炎等。

2. 脊柱感染类型有哪些?

答:(1)外源性:创伤、手术、邻近组织感染引起;

(2)血源性:通常由皮肤、呼吸道、生殖道等感染引起,经静脉或动脉循环传播。

二、化脓性脊椎炎

1. 化脓性脊椎炎临床上分为哪两种类型?

答:椎体化脓性骨髓炎和椎间隙感染。

2. 椎体化脓性骨髓炎最常见的致病菌是什么?

答:金黄色葡萄球菌。

3. 椎体化脓性骨髓炎病原菌侵入脊椎有哪些途径?

答:(1)血液途径播散:先有皮肤及黏膜化脓性感染病灶,经血液途径播散;

(2)邻近脊椎的软组织感染直接侵犯;

(3)经淋巴蔓延至椎体。

4. 椎体化脓性骨髓炎常见的发病部位有哪些?

答:常见部位是腰椎,其次为胸椎、颈椎和骶椎。

5. 椎体化脓性骨髓炎的临床表现有哪些?

答:(1)起病急骤;

(2)持续寒战、高热,白细胞总数明显增高,血培养阳性;

(3)局部剧烈疼痛,有明显压痛和肿胀;

(4)强迫体位等。

6. 椎间隙感染常见致病菌有哪些?

答:金黄色葡萄球菌和白色葡萄球菌。

7. 椎间隙感染的临床表现有哪些?

答:(1)金黄色葡萄球菌感染:起病急,寒战、高热,腰背痛加剧，并有明显的神经根刺激症状；

（2）白色葡萄球菌感染：起病缓慢，全身症状和体征比较轻。

8. 化脓性脊椎炎的治疗原则是什么？

答：（1）全身支持疗法；

（2）大剂量广谱抗生素治疗；

（3）局部热敷、理疗；

（4）颈部者可吊带牵引；

（5）脓肿切开引流；

（6）截瘫者做减压手术。

三、脊柱结核

1. 什么是脊柱结核？

答：结核分枝杆菌侵犯脊柱的一种继发性病变，占全身骨与关节结核的首位，以胸腰椎发病率高，颈椎、骶尾椎较少。

2. 脊柱结核的传播途径有哪些？

答：血路传播、淋巴传播和局部组织蔓延。

3. 根据病理类型，脊柱结核的分型有哪些？

答：（1）椎体边缘型：临床常见；

（2）中心型：多见于儿童和青少年；

（3）椎体前型；

（4）附件型。

4. 脊柱结核的局部症状及体征有哪些？

答：（1）疼痛：多为轻微钝痛，活动后加重；

（2）姿势异常：常有特定姿势异常；

（3）脊柱畸形；

（4）压痛及叩击痛；

（5）活动受限；

（6）寒性脓肿和窦道形成：常为患者就诊的最早体征；

（7）脊髓受压症状：可出现不同程度的感觉、运动、反射、括约肌功能障碍。

5. 胸椎结核合并截瘫患者的早期表现有哪些？

答：（1）乏力，肢体行动笨拙；

（2）步态不稳；

（3）皮肤感觉迟钝或过分敏感，有蚁爬感；

（4）肢体可有痉挛，甚至可发生排尿困难等。

6. 什么是结核性脓肿？

答：由结核性炎症渗出物、干酪坏死组织与坏死骨质积聚局部而形成。脓肿局部无红肿、热、痛等一般炎症的特征，因此称为冷脓肿。

7. 脊柱结核药物治疗的原则是什么？

答：早期、联合、适量、规律、全程。

8. 脊柱结核联合用药治疗的原因是什么？

答：提高疗效、交叉杀菌、减少耐药性的产生等。

9. 常用结核药物主要有哪些？

答：异烟肼、链霉素、利福平、乙胺丁醇、吡嗪酰胺。

10. 结核药物的主要副作用有哪些？

答：（1）异烟肼

①对中枢神经的影响，如欣快感、记忆力减退等；

②对肝的影响，如谷丙转氨酶（GPT）升高等。

（2）链霉素

①对听神经的影响，如眩晕、共济失调、耳鸣、听力减退；

②对肾的影响，如蛋白尿、管型等。

（3）利福平

①对中枢神经的影响，如头痛、乏力、嗜睡等；

②对肝的影响，如 GPT 升高；

③胃肠道反应，如恶心、呕吐、上腹不适等。

（4）乙胺丁醇：视神经毒性，如视物模糊、中心盲点、视野缩小。

（5）吡嗪酰胺

①对肝的影响，如 GPT 升高；

②关节痛；

③血尿酸升高等。

11. 脊柱结核贫血患者术前改善全身营养状况的方法有哪些？

答：（1）给予高蛋白质、高热量、富含维生素、易消化的饮食；

（2）根据贫血类型，给予口服补血药物；

（3）必要时输注新鲜血液。

12. 如何做结核菌素试验？

答：常用的是芒图（Mantoux）氏法，即用 1 ml 注射器（针头 4 或 5 号）吸取 PPD 液（纯蛋白衍生物）0.1 ml，稀释至 1 ml 后，取 0.1 ml 皮内注射于左前臂掌侧前 1/3 处，注射部位出现一轮廓明显的小皮丘为宜，72 h（48～96 h）观察反应情况。

13. 结核患者结核菌素试验结果的评价标准是什么？

答：阴性（-）：阴性，表现为无硬结或局部皮肤轻度发红，或表现为硬结平均直径 <5 mm；

阳性（+）：弱阳性，表现为硬结平均直径 5～9 mm，提示结核菌感染或非结核性分枝杆菌感染；

阳性（++）：阳性反应，表现为硬结平均直径 10～19 mm；

阳性（+++）：强阳性反应，表现为硬结平均直径≥

20 mm 或局部发生水疱、溃疡、坏死。

第六节 脊髓损伤

一、脊髓损伤的基础知识

1. 什么是脊髓损伤？

答：因各种原因引起的脊髓结构及功能的损伤，导致损伤水平以下的运动障碍、感觉障碍、括约肌功能障碍和自主神经功能障碍。

2. 什么是四肢瘫?

答：脊髓损伤引起四肢运动及感觉功能障碍称为四肢瘫。

3. 什么是截瘫?

答：胸段以下脊髓损伤造成躯干及双下肢瘫痪而未累及上肢时称为截瘫。

4. 脊髓损伤按损伤程度分为哪几种类型?

答：（1）脊髓震荡；

（2）不完全截瘫；

（3）完全性截瘫；

（4）马尾损伤或神经根损伤。

5. 什么是脊髓休克?

答：脊髓遭受严重损伤后，损伤平面以下脊髓的功能包括感觉、运动、反射（包括阴茎海绵体和肛门反射）的暂时丧失，即抑制状态。通常脊髓休克期过后反射即恢复，恢复顺序一般是由低位向高位、由远端向近端。

6. 什么是脊髓震荡?

答：是暴力由脊柱传导脊髓，使脊髓神经细胞遭受强烈刺激而发生超限抑制，造成脊髓暂时性功能障碍，为轻度的脊髓损伤，开始即呈不完全瘫，并且在 24 h 内开始恢复，至 6 周时完全恢复。

7. 不完全截瘫有哪些类型？

答：（1）脊髓半横切伤综合征；

（2）前脊髓损伤综合征；

（3）后脊髓损伤综合征；

（4）中央脊髓损伤综合征。

8. 什么是脊髓冷疗？

答：急性脊髓损伤患者对损伤脊髓进行的局部低温治疗。

9. 如何进行脊髓冷疗？

答：在硬脊膜外放置两根塑料管作为冷疗液体的进出管，将管与水泵及液源瓶连接成循环水系统，用 1~3 ℃冷盐水进行连续灌注，速度为每小时 500~1000 ml，可保持硬脊膜外局部温度在 7~10 ℃。

二、颈脊髓损伤

1. 什么是颈脊髓损伤？

答：由于外界直接或间接因素导致脊髓损伤，在损害的相应节段出现各种运动、感觉和括约肌功能障碍、肌张力异常及病理反射等的相应改变。

2. 颈脊髓损伤的原因有哪些？

答：（1）外伤性脊髓损伤：车祸、创伤、坠落、摔伤及跳水等；

（2）非外伤性脊髓损伤：因脊柱、脊髓的病变如肿瘤等引起。

3. 颈脊髓损伤按损伤程度如何分类？

答：分为完全性损伤和不完全性损伤。

4. 颈脊髓不完全性损伤包括哪些?

答:(1)前脊髓损伤综合征;

(2)后脊髓损伤综合征;

(3)中央脊髓损伤综合征;

(4)脊髓半侧损伤综合征;

(5)神经损伤综合征。

5. 颈脊髓节段和其支配肌肉、皮肤感觉的关系是什么?

答:(1)C1:支配头前、头侧直肌;

(2)C2:支配头下、头夹和颈头肌;

(3)C3:支配头半棘肌、斜方肌;

(4)C4:支配膈肌部;

(5)C5:支配三角肌;

(6)C6:支配肱二头肌;

(7)C7:支配肱三头肌;

(8)C8:支配屈指肌;

(9)T1:支配小鱼际肌。

三、胸腰椎脊髓损伤

1. 按损伤发生机制,胸腰椎脊髓损伤的分类有哪些?

答:屈曲损伤、后伸损伤、侧屈损伤、旋转损伤、垂直压缩损伤和剪力性损伤。

2. 胸腰椎脊髓损伤的病因有哪些?

答:(1)间接暴力所致损伤:如高处坠落,足、臀部着地,使躯干猛烈前屈,产生屈曲型暴力等;

(2)直接暴力所致损伤:如工伤或交通事故中直接撞伤胸腰部;

(3)肌肉拉力所致损伤:如横突骨折或棘突撕脱性骨折;

(4)病理性骨折:如脊椎原有肿瘤或其他骨病,轻微外力即可造成骨折等。

3. 胸腰椎脊髓损伤的临床表现有哪些？

答：主要症状是损伤平面以下的感觉和运动、膀胱和直肠功能均出现障碍，其程度随脊髓损伤的程度和平面而异，可以是部分性、完全性，也可以是单纯马尾损伤。

4. 胸腰段脊髓损伤的治疗方法有哪些？

答：（1）手术治疗：目的是解除脊髓压迫或通过内固定维持脊髓稳定性；

（2）非手术治疗：稳定脊柱，防止二次损伤，减轻脊髓继发性损伤，促进神经功能的恢复或再生，如高压氧治疗、低温治疗及药物治疗等。

四、脊髓损伤的护理

1. 院前急救搬运脊髓损伤患者要注意哪些方面？

答：（1）怀疑有脊柱骨折者，脊柱保持正常生理曲线，搬运时让伤者两下肢靠拢，两上肢贴于腰侧，并保持伤者的体位为直线；

（2）多人搬运，一般3~4人同时将患者平抬至硬担架或硬木板之上，避免旋转、扭曲脊柱。

2. 脊髓损伤的常见并发症包括哪些？

答：（1）体温调节障碍：如高热、低温等；

（2）排尿及排便功能障碍；

（3）静脉血栓栓塞症；

（4）压疮；

（5）肺部感染；

（6）其他：低钠血症、高尿钠、四肢挛缩畸形等。

3. 脊髓损伤后出现高热的原因是什么？

答：体温调节中枢受到损害，失去了体温调节功能，热量持续产生而散热障碍，导致体内储热过多引起高热。

4. 脊髓损伤后出现低热的原因是什么?

答:(1)皮肤内血管广泛扩张、大量辐射散热;

(2)全身肌肉瘫痪,丧失收缩能力,产热相对减少;

(3)衣物或被盖不足时可引起低温。

5. 脊髓损伤出现高温后物理降温时应注意什么?

答:避开颈动脉和主动脉窦,不可将冰块置于颈部两侧,以免抑制呼吸。

6. 脊髓损伤患者预防肺部感染的措施是什么?

答:(1)保持呼吸道通畅;

(2)定时翻身叩背;

(3)练习深呼吸及有效咳痰;

(3)体位引流;

(4)雾化吸入;

(5)胸背部物理疗法;

(6)药物治疗:如应用祛痰药、抗生素等。

7. 脊髓损伤患者预防静脉血栓的物理措施有哪些?

答:(1)分级压力袜或弹力袜,促使静脉血液回流,有效改善静脉循环;

(2)间歇式充气加压装置(IPC):该装置的原理是通过间歇式气动压迫,增加患者的静脉血液流速;

(3)足底静脉泵:增加患者的静脉血液流速。

第七节　脊柱骨折

一、脊柱骨折的基础知识

1. 颈椎骨折分为哪几种类型?

答:(1)屈曲型损伤:如压缩型骨折、骨折 - 脱位;

（2）垂直压缩型损伤：如 Jefferson 骨折、爆裂型骨折；

（3）过伸损伤：如无骨折 - 脱位的过伸损伤、枢椎椎弓骨折；

（4）齿状突骨折。

2. 胸腰椎骨折分为哪几种类型?

答：（1）依据骨折稳定性分类：稳定性骨折、不稳定性骨折；

（2）依据骨折形态分类：压缩骨折、爆裂骨折、Chance 骨折、骨折 - 脱位。

3. 胸腰椎三柱是如何划分的?

答：（1）前柱：前纵韧带、椎体前 1/2 及椎间盘的前部；

（2）中柱：后纵韧带、椎体后 1/2 及椎间盘的后部；

（3）后柱：椎弓、黄韧带、椎间小关节和棘间韧带。

4. 什么是胸腰椎稳定性损伤?

答：指 L4 以上椎板骨折及单纯的椎体前方、侧方楔形骨折，不必进行复位固定治疗。

5. 什么是胸腰椎不稳定性损伤?

答：指合并棘间韧带破裂的骨折和 L4 以下椎板的骨折，必须进行复位和固定。

6. 什么是 Chance 骨折?

答：指经椎体、椎弓及棘突的横向骨折，也可以是前后纵韧带 - 椎间盘 - 后柱韧带部分的损伤。

二、骨质疏松性骨折

1. 什么是骨质疏松性骨折（脆性骨折）?

答：骨质疏松引起骨密度和骨质量下降，导致骨强度降低，受到轻微暴力甚至日常活动时即可发生骨折。低能量暴力造成的骨质疏松性骨折又称为脆性骨折，是骨质疏松特有的骨折。

2. 骨质疏松性骨折发病原因是什么?

答:(1)由于骨量减少,骨质量衰退,微结构破坏造成骨本身机械强度的降低,对抗外加应力的功能明显减弱;

(2)存在超过骨骼机械强度的外在应力。

3. 骨质疏松性骨折常见部位有哪些?

答:(1)脊柱,尤其是胸腰段椎体;

(2)髋部;

(3)桡骨远端;

(4)肱骨近端。

4. 骨质疏松性骨折外科治疗的目的是什么?

答:(1)治疗骨折;

(2)预防骨折并发症;

(3)降低病死率;

(4)提高康复水平;

(5)改善生活质量。

5. 围术期抗骨质疏松药物有哪些?

答:(1)骨吸收抑制剂:如降钙素等;

(2)钙剂和维生素 D;

(3)双磷酸盐类制剂等。

6. 骨质疏松椎体压缩变形存在哪些形态?

答:楔形、扁平形和双凹形。

7. 什么是球囊扩张椎体后凸成形术?

答:经椎弓根置入充气扩张球囊使椎体恢复一定程度的高度,注入液态骨水泥,固化后使骨折椎体增强物理强度和承载能力。

8. 球囊扩张椎体后凸成形术的优点是什么？

答：（1）准确控制病灶；

（2）避免骨水泥外溢产生副作用；

（3）手术微创，安全、可靠；

（4）疗效确切；

（5）并发症少等。

三、脊柱爆裂骨折

1. 什么是脊柱爆裂骨折？

答：重物砸于头部或肩部，或高处落下，足着地或臀部着地，脊柱受垂直方向的压力，导致椎间盘髓核突入椎体中，致椎体发生骨折如爆炸状，故称为爆裂骨折。

2. 脊柱爆裂骨折的治疗方法有哪些？

答：（1）爆裂骨折、脱位：通常在术前采用大量激素冲击治疗，以促进受伤脊髓或马尾神经功能的恢复；

（2）骨折椎体碎裂不严重、小关节损伤或交锁：通常采用后路手术进行腰椎复位内固定术；

（3）骨折椎体前方受损严重，失去承重能力：多采用前路重建内固定术；

（4）骨折前、中柱损伤，后柱完整：行前路减压内固定术；

（5）陈旧性骨折：行后路截骨矫形术。

3. 脊柱爆裂骨折的常见并发症有哪些？

答：脊髓、神经功能损伤、下肢深静脉血栓形成、发热、感染。

第三章　矫形外科

第一节　概　　述

1. 什么是关节?

答：骨与骨连接的地方称为关节。

2. 关节的构成有哪些?

答：关节由关节囊、关节面和关节腔构成。

3. 人体常见的关节有哪些?

答：（1）肩关节：由关节囊包围肱骨头和肩胛骨的关节盂而成。其活动灵活，是全身易脱位的关节之一。

（2）肘关节：是一个复关节，由三个关节共居同一关节囊而成。

（3）桡腕关节：由桡骨的腕关节面与舟骨、月骨和三角骨构成。可做屈伸、内收、外展和环旋运动。

（4）腕掌关节：由下排腕骨与掌骨构成。

（5）髋关节：由髋臼和股骨头组成。髋关节脱位仅次于肘关节和肩关节。

（6）膝关节：由股骨下端的关节面、胫骨上端的关节面和髌骨关节面构成。

（7）踝关节：由胫骨下端及内踝、腓骨外踝与距骨构成，属于滑车关节。

4. 关节的分类有哪些?

答:(1)按解剖学分为髁状关节、滑动关节、枢轴关节和鞍形关节;

(2)按关节运动轴的数目分为单轴关节、双轴关节和多轴关节。

5. 关节有哪些特殊结构以增加其灵活性和稳固性?

答:(1)韧带:连于相邻两骨之间的致密纤维结缔组织束称为韧带,可增加关节的稳固性;

(2)关节内软骨:存在于关节腔内的纤维软骨,有关节盘、关节唇两种形态。

①关节盘:位于两关节面之间的纤维软骨板,多呈圆形,中央稍薄,周缘略厚,膝关节中的关节盘呈半月形,称关节半月板;

②关节唇:附着于关节窝周缘的纤维软骨环,可增加关节的稳固性。

6. 什么是关节滑膜?

答:是覆盖骨外的结缔组织膜,其作用主要是营养骨骼,并与关节滑液一起维持和保持关节的正常作用。

7. 关节的运动形式有哪些?

答:(1)屈和伸:是关节沿冠状轴进行的运动;

(2)外展和内收:运动时,骨向正中矢状面靠拢,称收或内收;反之,远离身体正中矢状面,称展或外展;

(3)旋内和旋外:骨向前内侧旋转,称旋内;反之,向后外侧旋转,称旋外。

8. 关节常见的病变有哪些?

答:(1)关节肿胀:由于关节积液或关节囊及其周围软组织充血、水肿、出血和炎症所致;

(2)关节破坏:关节软骨及其下方的骨性关节面骨质为

病理组织所侵犯、代替所致；

（3）关节退行性变早期改变：为关节软骨细胞变性、坏死、溶解，并逐渐为组织组织或纤维软骨所代替；

（4）关节强直：分为骨性强直和纤维性强直；

（5）关节脱位：关节骨端的脱离、错位。

9. 关节脱位的分类有哪些？

答：（1）按发病原因分类：创伤性脱位、先天性脱位、病理性脱位和习惯性脱位；

（2）按脱位程度分类：完全性脱位和不完全性脱位；

（3）按脱位时间分类：新鲜脱位和陈旧性脱位。

10. 关节脱位的临床症状及体征有哪些？

答：（1）关节脱位的特有体征

①畸形：关节脱位后关节处明显畸形；

②弹性固定：脱位后，由于脱位关节面失去正常的对合关系，关节周围韧带和肌肉牵拉，以及关节囊的牵制，使患肢固定在异常的位置，被动活动时感到弹性抗力；

③关节盂空虚：脱位后，触诊可发现关节盂空虚，移位的骨端可在邻近异常位置触及。

（2）局部疼痛、肿胀，关节功能丧失。

（3）血管、神经损伤。

第二节　人工关节置换术

一、人工关节置换术的基础知识

1. 什么是人工关节置换术？

答：采用金属、高分子聚乙烯、陶瓷等材料，根据人体关节的形态、构造及功能制成人工关节假体，通过外科技术植入人体内，代替患病关节功能，达到缓解关节疼痛、恢复关节功能的目的。

2. 临床中常见的人工关节置换术有哪些?

答：人工肩关节置换术、人工肘关节置换术、人工指关节置换术、人工髋关节置换术、人工膝关节置换术、人工踝关节置换术、人工趾关节置换术和人工椎间盘置换术等。

3. 人工关节置换术的适应证有哪些?

答：（1）严重的骨性关节炎;

（2）类风湿关节炎;

（3）创伤性关节炎;

（4）强直性脊柱炎;

（5）先天性发育畸形导致的关节炎或关节疼痛;

（6）活动功能障碍;

（7）骨关节的肿瘤等。

出现以上疾病尚需符合以下标准才适宜进行人工关节置换术：①关节面骨和软骨破坏的影像学改变;②有中度到重度持续性疼痛;③经过至少半年的保守治疗，功能和疼痛无法改善;④患者能够积极配合医生治疗，有良好的依从性等。

4. 人工关节置换术的并发症有哪些?

答：（1）人工关节假体松动;

（2）人工关节机械性失败，如脱位、磨损、锁定机制失败、假体断裂等;

（3）人工关节假体周围感染;

（4）人工关节假体周围骨折;

（5）人工关节不稳定、关节僵硬;

（6）术后神经损伤;

（7）术后血管损伤;

（8）深静脉血栓形成;

（9）术后疼痛等。

二、人工肩关节置换术

1. 肩关节常见疾病有哪些?

答:（1）影响活动度:冻结肩、创伤后肩关节粘连等;

（2）影响肌力:肩袖损伤、肩关节周围神经源性损伤等;

（3）影响稳定性:先天多关节松弛、创伤性肩关节前方不稳定等;

（4）影响光滑度:肩峰下撞击综合征、关节退行性疾病等。

2. 肩关节常见疾病的治疗方法有哪些?

答:（1）手术治疗:人工肩关节置换术、关节镜微创治疗等;

（2）保守治疗:药物治疗、外敷治疗、局部封闭、中医理疗、中医针灸和功能锻炼等。

3. 人工肩关节置换术的适应证有哪些?

答:（1）四部分骨折和骨折脱位;

（2）肱骨头劈裂骨折;

（3）移位的解剖颈骨折;

（4）关节面压缩骨折超过 40% ~ 50%;

（5）合并严重骨质疏松的三部分骨折脱位;

（6）严重骨关节炎、肿瘤等。

4. 人工肩关节置换术的禁忌证有哪些?

答:（1）手术部位皮肤条件差,存在感染或全身其他部位感染;

（2）夏科（charcot）关节;

（3）患肩疼痛不明显,对肩关节功能要求不高;

（4）由于术后康复治疗时间长（6 ~ 12 个月）,对于心理或生理不能耐受,特别是合并精神疾病的患者为手术禁忌。

5. 人工肩关节置换术的并发症有哪些？

答：（1）大小结节不愈合、愈合不良、吸收、移位；

（2）假体松动；

（3）假体周围骨折；

（4）假体断裂或肱骨头与假体柄分离；

（5）关节不稳定；

（6）肩袖损伤、肱二头肌长头肌腱病变；

（7）异位骨化；

（8）感染；

（9）关节僵硬。

三、人工肘关节置换术

1. 肘关节的常见疾病有哪些？

答：肱骨髁上骨折、肘内翻、肘外翻、肘关节骨折和脱位、肘关节骨化性肌炎、创伤后肘关节僵硬、肘关节运动损伤和先天性肘关节畸形等。

2. 肘关节常见疾病的治疗方法有哪些？

答：（1）手术治疗：人工肘关节置换术、关节镜微创治疗、滑膜切除术、肘关节松解和内固定等；

（2）保守治疗：药物治疗、外敷治疗、局部封闭、中医理疗、中医针灸、功能锻炼和支具辅助治疗等。

3. 人工肘关节置换术的适应证有哪些？

答：（1）肱骨髁间骨折 C3 型，关节面损毁严重，无法复位并行内固定；

（2）内固定失败；

（3）术后创伤性关节炎，严重疼痛或功能障碍；

（4）骨关节炎、类风湿关节炎，严重疼痛或功能障碍，保守治疗无效。

4. 人工肘关节置换术的禁忌证有哪些?

答:(1)肘关节感染;

(2)软组织损伤伴有大量的骨和软组织缺损,尤其是尺骨近端明显骨缺损;

(3)肘关节周围肌肉瘫痪者;

(4)患者期望过高或伴有严重的内科疾病不能接受手术;

(5)老年患者;

(6)骨质疏松明显者。

5. 人工肘关节置换术的并发症有哪些?

答:(1)切口问题:软组织覆盖不佳或血肿形成;

(2)神经损伤:尺神经损伤;

(3)肱三头肌力量减弱;

(4)医源性骨折:尺骨近端骨折、鹰嘴骨折;

(5)假体无菌性松动;

(6)关节僵直与骨化性肌炎;

(7)假体衬垫磨损;

(8)假体周围骨折。

6. 人工肘关节置换术后发生僵硬的原因有哪些?

答:(1)关节周围肌肉韧带挛缩;

(2)关节周围组织发生异位骨化;

(3)患者康复训练不规范、不系统。

四、人工髋关节置换术

1. 髋关节的常见疾病有哪些?

答:先天性髋关节脱位,髋臼发育不良、骨折、脱位,股骨头坏死,髋关节滑膜炎、髋关节炎、变形性髋关节病、强直性脊柱炎和髋关节发育不良等。

2. 髋关节常见疾病的治疗方法有哪些?

答:(1)手术治疗:人工髋关节置换术、关节镜微创治疗、钻孔减压术、植骨术、截骨术和关节融合术等；

（2）保守治疗：药物治疗、外敷治疗、局部封闭、中医理疗、功能锻炼和支具辅助治疗等。

3. 人工髋关节置换术的适应证有哪些？

答：（1）髋关节疾病引起关节疼痛、强直、畸形、严重功能障碍；

（2）不能耐受止痛药物者；

（3）保守治疗无效或其他手术治疗无效者。

4. 人工髋关节置换术的绝对禁忌证有哪些？

答：（1）感染，是手术的绝对禁忌证；

（2）髋关节周围皮肤缺失；

（3）髋外展肌、股四头肌等肌力不良，腿和足部严重的血管性疾病，神经病变等；

（4）严重的全身性疾病；

（5）各种原因引起的骨组织严重缺损者；

（6）高龄伴有未纠正的内科疾病和不能耐受手术者。

5. 人工髋关节置换术后的并发症有哪些？

答：（1）早期并发症：神经损伤、出血、血肿、疼痛、伤口愈合不良、深静脉血栓形成与肺栓塞、脱位等；

（2）晚期并发症：骨折、感染、关节不稳、假体松动等。

6. 人工髋关节置换术的术后护理要点包括什么？

答：观察生命体征、体位护理、患肢护理、观察伤口、管路护理、饮食指导、预防脱位、并发症护理、指导功能锻炼。

7. 人工髋关节置换术后如何进行体位护理？

答：（1）患者麻醉术后尚未完全清醒时，应去枕平卧、头偏向一侧，有利于呼吸道分泌物或呕吐物的排出，防止误吸；

（2）给予髋关节外展30°中立位，两腿间放置梯形垫，患肢穿矫正鞋，防止髋关节内旋、外旋（图3-2-1）；

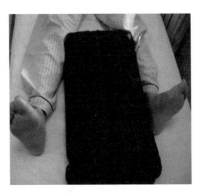

图3-2-1　人工髋关节置换术后体位示意图

（3）术后6 h可将床头摇起至60°、床尾摇起至30°，给予患者舒适体位；

（4）术后6~8周内屈髋＜90°，以免发生脱位；

（5）抬高患肢。

8. 人工髋关节置换术后如何进行患肢护理？

答：观察肢体有无肿胀、患肢感觉和运动情况、双下肢皮肤颜色和温度、足趾活动及末梢血液循环情况，保持患肢处于外展中立位。

9. 人工髋关节置换术后如何对患者进行饮食指导？

答：（1）术后当日可进半流食，如米粥、面片汤等；

（2）次日可进普食，富含高蛋白质、高维生素、低脂易消化饮食，如鱼肉、瘦肉、蛋类、新鲜水果和蔬菜等；

（3）嘱患者增加粗纤维食物的摄入，如菠菜、芹菜、香蕉等，以防便秘。

10. 人工髋关节置换术后患者发生感染的常见原因有哪些?

答:(1)术前皮肤存在感染灶,如毛囊炎、破损等;

(2)体内有潜在感染灶,如牙龈炎、足癣等;

(3)切口渗血、渗液多,且引流不畅或愈合不良;

(4)手术时间延长;

(5)长期留置尿管、引流管;

(6)压疮。

11. 人工髋关节置换术后患者出现神经损伤时应给予哪些护理措施?

答:(1)协助患者进行踝关节被动屈伸活动,防止踝关节僵直;

(2)在床尾放置软枕等物,保持踝关节处于90°功能位,预防足下垂或马蹄足畸形;

(3)遵医嘱给予营养神经治疗;

(4)密切观察并记录患肢的感觉及运动情况,做好交接班;

(5)注意患肢保温;

(6)注意皮肤护理。

12. 人工髋关节置换术后患者出现血肿时应给予哪些护理措施?

答:(1)术前遵医嘱停用非甾体抗炎药,减少术中、术后出血;

(2)观察引流管的情况,保持引流通畅;

(3)一旦血肿出现并持续性增大,应及时报告医生并做相应处理;

(4)遵医嘱减少或暂停康复训练,给予冰敷止痛、消肿治疗等。

13. 人工髋关节置换术后患者出血量大时应给予哪些护理措施?

答:(1)减小患者伤口引流的负压;

(2)及时报告医生并做相应处理;

(3)密切观察患者的神志、尿量及生命体征变化;

(4)密切观察并准确记录伤口引流液的量、颜色、性质及伤口渗血情况;

(5)遵医嘱密切监测血常规情况;

(6)遵医嘱给予输血、输液等扩容治疗,防止低血容量性休克。

14. 人工髋关节置换术后患者出现患肢肿胀的常见原因有哪些?

答:(1)绷带包扎过紧;

(2)持续增长的炎性水肿:

(3)由手术引起的血管损伤,如出血等;

(4)血栓形成。

15. 人工髋关节置换术后患者出现患肢肿胀应给予哪些护理措施?

答:(1)评估肿胀的原因;

(2)观察患肢感觉、运动、皮温、血运情况,评估患者有无"六 P 征"发生;

(3)抬高患肢;

(4)指导患者进行踝关节主动屈伸练习;

(5)遵医嘱应用足底静脉泵及消肿药物治疗;

(6)出现异常情况及时报告医生并做相应处理。

16. 什么是"六 P 征"?

答:无脉(pulseless)、苍白(pallor)、疼痛(pain)、肢体发冷(poikilothermia)、感觉障碍(parasthesia)和运动障碍(paralysis)。

17. 人工全髋关节置换术后患者出现脱位的常见原因有哪些?

答:(1)早期脱位:术后4~5周内发生的脱位称为早期脱位,原因为髋关节周围肌肉、关节囊的力量还没有恢复正常,但肢体放在危险体位;

(2)晚期脱位:较少见,也有少数患者可在术后2~3年发生,常因剧烈暴力(如摔倒或车撞伤)引起。

18. 人工髋关节置换术后脱位的临床表现有哪些?

答:关节部位疼痛、主被动活动障碍、下肢异常内旋、短缩及弹性固定等畸形,根据影像学可明确诊断。

19. 人工髋关节置换术预防脱位的措施有哪些?

答:(1)保持患肢处于外展中立位,避免过度内收屈髋。抬高患肢15°~20°,患肢穿矫正鞋,双侧下肢之间可放置梯形垫,防止患肢外旋、内收;

(2)指导患者术后6~8周内屈髋不超过90°,避免坐矮软的椅子或跷"二郎腿",穿鞋时不要从患肢外侧穿鞋袜,避免过度外旋如过度盘腿的动作;

(3)指导患者正确翻身;

(4)指导患者正确坐位,告知患者不要坐过低的马桶等;

(5)指导患者避免在不平整的路面行走,防止摔伤和撞击;

(6)告知患者避免弯腰提重物。

20. 人工髋关节置换术后行走时如何正确使用拐杖?

答:多采用四点步态、三点步态和两点步态。

(1)四点步态法(安全而缓慢步态):站立位时,右侧拐杖—左脚—左侧拐杖—右脚。适用于双侧人工髋关节置换术后患者。

(2)三点步态法(快速移动步态):站立位时,两侧拐杖同时跨出一小步,患肢跟进与拐齐平,健肢前进跟上。

适用于单侧人工髋关节置换术后患者。

（3）两点步态法：站立位时，右侧拐杖与左脚同时迈出，再左侧拐杖与右脚再向前，熟练后可以两侧拐杖与患肢同时前进，再将健侧肢体跟进并超越一小步。

21. 如何指导人工髋关节置换术后患者进行上下台阶练习？

答：（1）上楼梯：双侧腋杖放置于患者患侧腋下。

①指导患者面朝台阶，双足离第一级台阶 5 cm 远，健侧足迈上台阶（图 3-2-2A）；

②指导患者将重量放在健侧肢体，双拐和患侧肢体跟着迈上台阶（图 3-2-2B）。

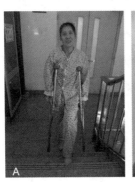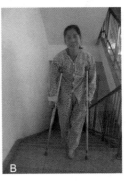

图 3-2-2　人工髋关节置换术后上台阶练习

（2）下楼梯：将双侧腋杖放置于患者患侧腋下。

①指导患者面向台阶，将患侧足放在台阶边缘，将双拐挪到下一节台阶上（图 3-2-3A）；

②指导患者将患侧肢迈到下一节台阶（图 3-2-3B）；

③指导患者将健侧肢体迈到下一台阶。重复以上步骤下台阶。如果台阶有扶手，可以一手扶拐，一手扶台阶的扶手（图 3-2-3C）。

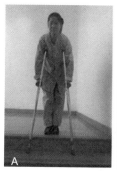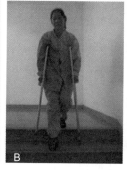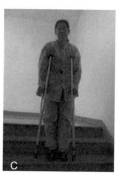

图 3-2-3　人工髋关节置换术后下台阶练习

（3）上下楼梯遵循"好上坏下"的原则。

22. 人工髋关节术后行走时如何正确使用助行器？

答：（1）站立行走，患者站立于助行器中间，形成前方、左、右包围，家属可立于侧后方形成后方保护；行走时，先向前移动助行器 25 ~ 30 cm，患肢移动，健侧移动跟上或超越患肢一小步。

（2）定期检查并更换磨损的助行器脚。若出现松脱、裂纹或腐蚀，给予及时更换。

（3）助行器上不应挂太多杂物，以免影响患者的行走。

23. 如何指导人工髋关节置换术后患者扶助行器上下床？

答：（1）上床时

①双手扶助行器站在床旁，患肢在前，健肢在后；

②伸直患肢，屈曲健肢，坐于床边；

③慢慢用双手或健肢将患肢平移至床上；

④用双肘支起上身，健肢再上；

⑤继续伸直患肢，利用双手与健肢逐渐挪动身体至床中间，取平卧位躺下。如果患者自己不能移动患肢时，需要家属协助其移动。

（2）下床时

①屈曲健侧下肢，伸直患肢，用双肘支起上半身坐起；

②利用双手及健侧下肢将臀部与患肢向床边移动，继续伸直患肢；

③逐渐挪动身体坐于床旁，健肢先着地后，患肢再下地；

④坐直上身，双手握紧助行器扶手，缓慢站起。

24. 人工髋关节置换术后患者睡眠时应采取什么姿势？

答:（1）平卧位：两腿之间放置一个枕头，避免患髋内收；

（2）侧卧位：患肢在上，两膝之间放置厚枕，避免髋关节内收、内旋而发生脱位。

25. 如何指导人工髋关节置换术后患者进行坐位到站位的练习？

答：使用带扶手的硬椅子，高度应该高于患者小腿长度，保证屈髋不超过 90°。

（1）坐下时，应将身体尽量靠后，使膝关节接触到椅子；

（2）双拐用一只手拿着，放置在健侧；

（3）患肢向前，身体慢慢向下，保持患肢伸直；

（4）坐位时，髋关节的屈曲角度不大于 90°；

（5）站起时，身体向前挺起，保持髋部角度在 70° 的位置，用患侧的手支撑站起。

26. 如何指导人工髋关节置换术后患者穿袜、穿鞋？

答：患者应穿容易穿脱的鞋、袜。患者坐在椅子上或床的边缘，把脚放在旁边的凳子上，使用穿袜器或长的鞋拔子帮助穿脱鞋子，注意避免从患肢外侧穿鞋袜。

27. 如何指导人工髋关节置换术后患者乘坐轿车？

答:（1）右髋为患髋时

①上车时，背对座椅，先上左（健）腿；

②向左转正身体；

③进入车内同时，用双手抱住右（患）大腿进入车内；

④身体后倾，保持尽量伸髋坐姿，系上安全带；

⑤下车时，双手抱住右侧（患）大腿，身体先向右转 90°

⑥伸右腿，再将左（健）腿转出，健腿踩地后站起离座。

（2）左髋为患髋时

①上车时，背对座椅坐下，双手抱住左（患）腿；

②向左旋转 90°；

③保持伸髋坐姿，同时右腿迈入车内；

④下车时，先向右旋转身体 90°；

⑤迈出右腿，然后双手抱住左侧（患）大腿随身体右旋；

⑥然后伸出右足（健足）踩地，保持重心在右足站起。

28. 如何指导人工髋关节置换术后患者淋浴？

答：保证水温合适，把双拐放在浴室外容易拿取的地方，先洗健侧，再洗患侧，使用较长的浴巾清洁身体较低的部位。洗完后，为预防跌倒，先迈患肢。

五、人工膝关节置换术

1. 膝关节常见疾病有哪些？

答：膝关节骨关节炎、类风湿关节炎、痛风性关节炎、风湿性关节炎、血友病性关节炎、色素绒毛结节性滑膜炎、滑膜软骨瘤病、神经病理性关节炎和剥脱性骨软骨炎等。

2. 膝关节骨关节炎的临床表现有哪些？

答：（1）关节疼痛、肿胀：早期关节仅有轻微的肿胀和疼痛，以后可逐渐加重。一般在清晨或者膝关节处于一定的位置过久，当改变体位时，关节疼痛就会比较明显，活动后反而减轻；如果活动过量，可因关节的摩擦而又加剧疼痛。疼痛有时与气候有关。

（2）关节僵硬：当晨起或久坐、久站后变动体位时，关节僵硬感觉明显，经过慢慢恢复活动后症状减轻。

（3）关节活动受限：当病情逐渐加重，关节僵硬状态逐渐延长，患者活动受限。

（4）疾病晚期，关节严重受损时会出现膝关节畸形。

3. 什么是膝内翻?

答：俗称"O形腿"或"弓形腿"，指两下肢自然伸直并拢或站立时，两足内踝能相碰，而两膝内缘不能靠拢为主要表现的畸形疾病。

4. 导致膝内翻的病因有哪些?

答：（1）缺钙和遗传是O形腿形成的两个基础，但更直接的原因还在于走姿、站姿、坐姿及一些运动；

（2）婴幼儿因佝偻病导致骨代谢障碍可出现胫骨向外弯曲，常伴有前弓和内旋；

（3）膝关节的创伤、感染或其他疾病。

5. 什么是膝外翻?

答：俗称"X形腿"，指双下肢自然伸直并拢站立时，两侧膝关节内缘可并拢，而两足内踝无法靠拢，从正面看双下肢呈X形的外翻畸形。

6. 导致膝外翻的病因有哪些?

答：小儿佝偻病、遗传、软骨发育障碍、外伤、骨折等引起的后遗症。

7. 膝关节常见疾病的治疗方法有哪些?

（1）手术治疗：人工膝关节置换术、单髁置换术、胫骨高位截骨术、关节镜手术和药物关节腔注射等；

（2）保守治疗：药物治疗、外敷治疗、中医理疗、中医针灸、艾灸和减重治疗等。

8. 人工膝关节置换术的适应证有哪些?

答：（1）退行性膝关节骨关节炎；

（2）类风湿关节炎和强直性脊柱炎的膝关节晚期病变；

（3）创伤性骨关节炎；

（4）非感染型关节炎引起的膝关节病损并伴有疼痛和功能障碍，如大骨节病、血友病性关节炎；

（5）大面积的膝关节骨软骨坏死或其他病变不能通过常规手术方法修复者；

（6）膝关节的肿瘤切除术后功能不能恢复者。

9. 人工膝关节置换术的禁忌证有哪些？

答：（1）膝关节局部或者全身存在活动性感染病灶，为手术的绝对禁忌证；

（2）膝关节周围肌肉瘫痪或神经关节病；

（3）对于无痛且膝关节已长期融合于功能位者；

（4）其他可预见的可导致手术危险和术后功能不良的病理情况，应在纠正这些因素后才能考虑手术；

（5）全身情况较差或基础疾病未得到很好控制的患者，应通过正规的内科治疗使疾病得到控制后方可考虑手术治疗。

10. 人工膝关节置换术后的并发症有哪些？

答：关节感染、神经损伤、血肿、出血、深静脉血栓形成与肺栓塞、疼痛、全身性并发症、伤口愈合不良、关节不稳和假体松动等。

11. 人工膝关节置换术后患者发生感染的危险因素有哪些？

答：（1）肥胖、糖尿病、类风湿关节炎，以及患者使用免疫抑制剂、激素、抗凝制剂等药物；

（2）使用限制性铰链式假体、金属微粒、局部原先接受过手术、皮肤坏死、手术及住院时间延长、术后血肿形成或伴有身体某处感染性病灶等。

12. 如何指导人工膝关节置换术后患者坐下和站起？

答：（1）使用带扶手的硬椅子，使髋关节高于膝关节。

（2）坐下时

①患者背朝椅子，腿的背面可顶住椅子的边缘（图3-2-4A）；

②患侧手扶椅子的扶手，健侧手扶助行器，身体前倾，慢慢坐下，患侧腿向前伸（图3-2-4B）；

③慢慢坐在椅子上，患侧肢体伸直，健侧肢体弯曲。将助行器放在伸手可及的地方（图3-2-4C）。

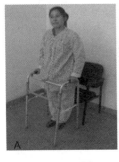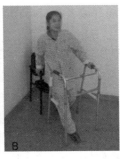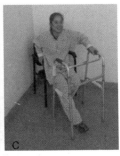

图3-2-4　人工膝关节置换术后坐下练习

（3）如用拐杖，双拐用单手拿，放置在健侧。

（4）站起时

①臀部滑到椅子的边缘，术侧腿伸直，健侧腿弯曲（图3-2-5A）；

②两手扶椅子的扶手，借助椅子力量将身体抬起（图3-2-5B）；

③将身体重量转移到健侧腿部，双手扶住助行器站起。患侧肢体收回，与健侧肢体保持在同一直线（图3-2-5C）。

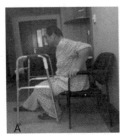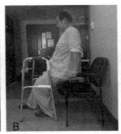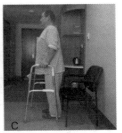

图3-2-5　人工膝关节置换术后站起练习

六、人工踝关节置换术

1. 踝关节的常见疾病有哪些？

答：踝关节韧带损伤、踝关节滑膜炎、踝关节慢性不稳定、踝关节创伤性关节炎和踝关节骨关节病等。

2. 踝关节疾病的治疗方法有哪些？

答：（1）手术治疗：人工踝关节置换术、关节融合术、关节穿刺、关节腔微创药物治疗和关节镜治疗等；

（2）保守治疗：药物治疗、外敷治疗、中医理疗、中医针灸、艾灸和支具辅助治疗等。

3. 人工踝关节置换术的优点有哪些？

答：可以保留踝关节的活动，从而减少关节融合后对邻近关节的额外负荷，符合自然生理条件，提高人们的生活质量。

4. 人工踝关节置换术的适应证有哪些？

答：（1）年龄较大的晚期骨性关节炎、创伤性骨关节炎、类风湿关节炎及原发性关节炎，需要骨质良好，特别是距骨骨质良好；

（2）踝关节融合后骨不愈合或畸形愈合。

5. 人工踝关节置换术的禁忌证有哪些？

答：（1）有活动性感染的踝关节；

（2）神经病变性踝关节（夏科关节）；

（3）距骨大部或全部坏死；

（4）严重的胰岛素依赖性糖尿病；

（5）足踝部感觉运动障碍；

（6）严重的内外翻畸形或关节不稳定；

（7）年轻且对体育活动有高要求者。

6. 人工全踝关节假体包括哪几部分?

答:包括胫骨假体、距骨假体和聚乙烯衬垫三部分(图3-2-6)。

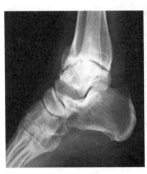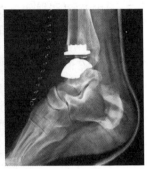

图3-2-6　人工全踝关节假体

7. 人工踝关节置换术后的复查时间是什么时候?

答:出院后 2 周、6 周、12 周、24 周、48 周按时复查,如有异常情况随时复查。

8. 人工踝关节置换术后患者出院后的注意事项有哪些?

答:(1)告知患者行走时避免摔伤,防止足内、外翻扭伤,以免并发症的发生;

(2)应穿着防滑平底鞋,女性患者避免穿高跟鞋;

(3)告知患者只进行满足日常生活所需的步行,避免长距离行走、登山。

第三节　踇外翻

1. 什么是踇外翻?

答:俗称"大脚骨",指踇趾向外偏斜超过正常生理角度的一种足部畸形，一般认为踇趾向外偏斜超过 15° 就是踇外翻畸形，是前足最常见的病变之一（图 3-3-1）。

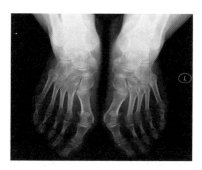

图 3-3-1　踇外翻 X 线片

2. 踇外翻的常见病因有哪些?

答：（1）先天因素：由于足结构异常或遗传因素所致，如扁平足、足底肌力降低或不平衡、跖楔关节松弛、韧带松弛、跟腱挛缩；

（2）后天因素：由于穿着不合适的鞋子所致，如穿窄小高跟的尖头鞋，使脚跟不易固定，行走时负重过度，外伤等。

3. 穿高跟鞋为什么会导致踇外翻?

答：穿过窄过小的尖头高跟鞋，足趾在鞋内受到明显挤压，造成大脚趾内侧韧带组织的松弛、关节半脱位，并加重大脚趾籽骨的脱位，易引起踇外翻。

4. 如何选择合适的鞋子?

答：（1）选择合适的试鞋时间：建议下午或者傍晚试鞋，此时脚是一天中最大的状态；

（2）双脚都要试鞋：两只脚都应穿上鞋子，来回行走感受鞋子的大小和舒适度；

（3）选择有鞋带的鞋子最好，可调整鞋子的松紧度；

（4）大脚趾内侧的骨突部位应对应较软质地的材料。

（5）鞋子不易太薄，最长的脚趾距离鞋的最远端需要有 1 ~ 1.5 cm 的空隙；

（6）选择较大的一只脚作为鞋子码数的参考。

5. 姆外翻的临床表现有哪些？

答：（1）足姆趾外翻畸形，常呈对称性；

（2）第 1 跖骨头内侧骨赘形成，与鞋面摩擦形成滑囊，压痛明显，如红肿发炎，称为姆囊炎；严重者局部可溃烂、感染，第 1 跖趾关节可形成骨关节炎，活动时疼痛，运动受限；

（3）第 2 趾向足背面挤出形成锤状趾；

（4）第 2、3 跖骨头跖面皮肤形成胼胝，第 2 趾近侧趾间关节处背侧皮肤与鞋帮摩擦可形成胼胝或鸡眼；

（5）还常常伴有足的其他部位病变，如跖骨痛、小趾滑囊炎、扁平足等。

6. 姆外翻形成各阶段的特征有哪些？

答：分为 4 个阶段。

（1）第 1 阶段：姆外翻快速可逆阶段，大姆趾外翻 10° ~ 15°，脚掌有脚茧形成，不影响行走，穿高跟鞋会引起疼痛；

（2）第 2 阶段：姆外翻挛缩发展阶段，大姆趾外翻 15° ~ 25°，关节及韧带有炎症，第 1、2 脚趾明显挤压，脚掌明显变宽，足底脚茧明显，长时间行走易引起大姆趾关节疼痛及脚掌疼痛；

（3）第 3 阶段：姆外翻严重恶化阶段，大姆趾外翻 25° ~ 40°，脚趾重叠，横弓塌陷，鸡眼，脚垫，扁平足，后跟疼痛，双脚受力难平衡，严重影响站立和行走；

（4）第 4 阶段：姆外翻畸形严重阶段，大姆趾外翻 > 40°，脚趾严重重叠，脚趾不受力，足底有老茧，各关节难以协调运作，导致足底受力不平衡，引起膝关节炎症、腰酸背痛等。

7. 蹞外翻的非手术治疗方法有哪些?

答:(1)适当休息,避免过多行走;

(2)穿着低跟、鞋头宽松、鞋面柔软的鞋;

(3)定制矫形鞋或佩戴矫形支具;

(4)疼痛时可采用热敷、局部封闭和口服消炎止痛药等。

8. 蹞外翻的手术治疗方法有哪些?

答:(1)Mcbride 手术;

(2)第 1 跖趾关节融合术;

(3)Chevron 手术;

(4)第 1 跖骨基底截骨术;

(5)Scarf 手术;

(6)跖骨远端截骨术。

9. Mcbride 手术的适应证有哪些?

答:适用于蹞外翻角 <40°,手术方法包括蹞内收肌、跖横韧带及外侧关节囊松解,内侧骨赘切除及内侧关节囊紧缩。

10. Mcbride 手术后的固定方式是什么?

答:术后用支具或石膏将蹞趾固定在矫正的位置 2 周。

11. 第 1 跖趾关节融合术的适应证有哪些?

答:适用于严重疼痛的蹞外翻畸形,伴第 1 跖趾关节骨性关节炎。

12. 第 1 跖趾关节融合术后的固定方式是什么?

答:术后支具或石膏固定,8 周后去除石膏、钢针。

13. Chevron 手术的适应证有哪些?

答:适用于伴有第 1 跖趾关节半脱位的轻至中度蹞外翻畸形(蹞外翻角 <30° 或第 1、2 跖骨间角 <13°)。

14. Chevron 手术后的固定方式是什么?

答:术后用纱布和胶带加压包扎,1~2 周拆除,然后用纱布和胶带行踇趾人字形包扎,维持良好的对线。

15. 第 1 跖骨基底截骨术的适应证是什么?

答:适用于第 1、2 跖骨间角较大,>15° 或胫侧籽骨外移超过第 1 跖骨轴线。

16. Scarf 手术的适应证有哪些?

答:适用于中、重度踇外翻,畸形特点是第 1、2 跖骨间角为 14°~20°,第 1 跖骨远端关节面角(distal metatarsal articular angel,DMAA)正常或稍微增大,骨量充足。

17. 跖骨远端截骨术的适应证有哪些?

答:适用于 50 岁以下中度踇外翻成人患者,行截骨远端外移或跖骨颈斜行嵌插截骨术。

18. 踇外翻术后常见的并发症有哪些?

答:(1)软组织重建引起的过度矫正或踇内翻畸形;
(2)踇外翻畸形的复发;
(3)关节融合不愈合,截骨延迟愈合。

19. 踇外翻患者术前的皮肤准备有哪些?

答:高锰酸钾温水泡脚每日 2 次,每次 20 min,并用肥皂清洗,剪去趾甲。如出现足癣时,需使用药物加以控制,注意保持患足趾间隙的干燥。

20. 护士如何指导踇外翻术后患者进行功能锻炼?

答:(1)术后即开始,除踇趾外,其余四趾、踝关节、膝关节可进行活动,每日 3~4 次,每次 5~10 min;
(2)术后 3~7 天,拔除引流管后,遵医嘱佩戴支具足跟负重,可下地床边站立及如厕,仍以卧床休息为主;
(3)术后 1~4 周,患者可佩戴支具足跟负重下地行走,但要嘱咐患者注意避免触碰姆趾，以防断端发生错位；

（4）术后4~5周，指导患者进行跖趾关节的主动及被动锻炼，如用足趾反复夹取放在地上的小物品，逐渐增加跖趾关节的活动范围；

（5）术后3个月，患者可恢复正常的体育活动及重体力劳动。

21. 姆外翻患者出院后的注意事项有哪些?

答：（1）嘱患者避免前足过早负重，以免造成姆外翻畸形复发；

（2）出院后坚持功能锻炼，循序渐进，逐渐增加活动量，以不引起患肢肌肉过度疲劳为宜；

（3）术后3个月内，禁止做跑、跳等动作。

第四节　保膝治疗

1. 为什么要提出保膝治疗的理念?

答：疾病治疗的趋势是早期化、微创化、功能化和经济化。保膝治疗的理念正是基于此，可以在病变较早期进行干预，采用微创的手段，达到恢复膝关节功能，使患者终生的治疗花费降低。

2. 什么是膝关节骨性关节炎的阶梯治疗?

答：根据膝关节骨性关节炎的病因和发展阶段来选择合适的治疗方式，主要包括胫骨高位截骨、单髁置换术、髌股关节置换术等。

3. 保膝手术相对于全膝关节置换术的最主要优点是什么?

答：创伤小，恢复快，对关节损伤小，功能恢复好。

4. 保膝手术的特点有哪些?

答:(1)保留患者交叉韧带和侧副韧带,保留膝关节原有功能状态;

(2)术中出血少,软组织干扰少;

(3)术后功能恢复快;

(4)患者术后可从事高能量的运动,比如跑、跳等。

5. 胫骨高位截骨术的治疗原理是什么?

答:通过截骨术转移下肢力线,使得应力从病变的膝关节内侧间室转移到相对正常的外侧间室,从而达到缓解疼痛的目的。

6. 单髁置换术的治疗原理是什么?

答:膝关节骨性关节炎单个间室病变,并未累及其他间室和相应的韧带。单髁假体仅仅置换了病变的一个间室,并未干扰其他健康间室和韧带,既达到了治疗目的,又保护了正常的膝关节组织。

第四章 手外科

第一节 手部外伤

一、急诊手部外伤

1. 手部开放性损伤分为哪几类？

答：切割伤、刺伤、挤压伤、指端缺损、皮肤撕脱伤、咬伤和火器伤。

2. 手外伤现场急救处理原则包括什么？

答：（1）止血：用绷带、布类、止血带等；

（2）包扎伤口：用无菌敷料或清洁布类包扎，伤口不宜用药；

（3）局部固定：因地制宜、就地取材，如用木板、竹片、硬纸板等；

（4）迅速转运：为伤手赢得最佳处理时间。

3. 清创术的目的是什么？

答：清除伤口内异物，去除失活组织，使污染伤口变成清洁伤口，以预防感染。

4. 动、静脉出血的表现是什么？

答：（1）动脉出血

①血色鲜红，血随心脏的收缩而大量涌出，呈喷射状，出血速度快，出血量大；

②远端肢体缺血，损伤远端动脉搏动减弱，皮肤苍白，

肢体发冷、麻木。

（2）静脉出血

①血色暗红，血液缓慢流出，出血速度慢，出血量逐渐增多；

②远端肢体淤血，静脉栓塞后，皮肤发紫、湿冷，指凹性水肿，肌肉变硬。

5. 出血的处理原则是什么?

答：止血、纠正贫血、预防失血性休克等并发症、控制感染。

6. 止血的方法有哪些?

答：指压法、加压包扎法、加垫屈肢止血法、缚止血带法、血管夹钳夹法、填塞止血法。

7. 使用止血带止血的注意事项有哪些?

答：（1）止血带应置于上臂上 1/3，局部放置衬垫；

（2）压力要足够阻断动脉血流；

（3）准确记录捆扎止血带的时间，每小时松开 10 ~ 15 min。

8. 压点止血法是什么?

答：压迫手腕横纹稍上处的内、外侧搏动点（尺、桡动脉），将动脉分别压向尺骨和桡骨，以达到止血的目的。

9. 继发性大出血的原因是什么?

答：（1）初期处理止血不良；

（2）感染、吻合口张力过大致血管破裂；

（3）存留弹片损伤；

（4）血管壁坏死；

（5）修复血管裸露，无健康组织覆盖；

（6）受引流物压迫而坏死；

（7）对动脉伤漏诊和使用抗凝药物不当等。

10. 继发性大出血如何处理？

答:（1）密切观察：继发大出血多在伤后7～14天发生；

（2）立即处理：止血，清除血肿，次要动脉需结扎，重要动脉要争取尽早修复；

（3）严重感染或肌肉广泛坏死者需截肢。

二、手及腕部骨与关节损伤

1. 什么是手部骨折？

答：手部骨的完整性和连续性中断，包括第1～5掌骨与指骨发生的骨折。

2. 手部骨折的临床表现是什么？

答:（1）疼痛和压痛；

（2）局部肿胀和瘀斑；

（3）功能障碍；

（4）畸形；

（5）反常活动；

（6）骨摩擦音和摩擦感。

3. 什么是 Colles 骨折？

答：发生于桡骨远端距关节面2～3 cm 处的骨折。

4. Colles 骨折的病因是什么？

答：摔倒时腕关节背伸，间接暴力致桡骨远端发生横行骨折，多伴桡侧移位。

5. Colles 骨折有什么特殊的临床表现？

答：可产生"枪刺"或"餐叉"样畸形。

6. Smith 骨折的临床特点是什么？

答：多为跌倒时手背着地所致的桡骨远端屈曲型骨折，外表呈铲状。

7. 桡骨茎突骨折的分类是什么?

答：基底部骨折、茎突尖部骨折。

8. 最易发生的腕骨骨折是什么?

答：舟骨骨折。

9. 为什么腕舟骨骨折易发生迟缓愈合和不愈合?

答：腕舟骨的营养血管主要来自该骨远侧，近端的骨折使血流受阻，舟骨处于远排与近排腕骨的中间位置，骨折线往往在腕中关节平面上，腕中关节的活动通过骨折线，故骨折线所受的剪力很大，以致骨折很难愈合。

10. 掌骨的解剖结构是什么?

答：掌骨（metacarpus）共 5 块，为小型长骨，由桡侧向尺侧依次为第 1～5 掌骨。

11. 掌骨骨折的病因及分型是什么?

答：（1）病因：直接暴力如打击或挤压造成；

（2）分型：横断骨折、粉碎性骨折、斜形或螺旋形骨折。

12. 什么是尺骨撞击综合征?

答：是尺骨头、尺骨茎突与月骨、三角骨发生撞击，并长期压迫引起的月骨尺侧部分缺血性坏死。如果尺骨阳性变异较大（>2 mm），尺骨茎突的压迫也可引起三角骨缺血性坏死。

13. 手部骨折的治疗原则是什么?

答：（1）早期整复；

（2）选择合适的固定方法；

（3）正确的固定位置和固定范围；

（4）创造早期运动的条件，防止关节僵直。

14. 严重骨与关节损伤的晚期并发症有哪些?

答：（1）骨质缺损；

（2）骨折不愈合；

（3）骨折畸形愈合；

（4）关节僵直；

（5）创伤性关节炎。

15. 怎样减轻肢体肿胀程度?

答：（1）早期遵医嘱进行肢体冷敷；

（2）抬高患肢；

（3）观察患肢肿胀情况及敷料松紧程度。当患肢因外固定过紧导致肿胀明显伴血运障碍时，应及时报告医生调整夹板、绷带或石膏的松紧度。

16. 骨质缺损患者取髂骨植骨后的注意事项是什么？

答：（1）告知患者不必过度紧张，此处取骨后人体功能基本不受任何影响；

（2）告知患者髂部血流丰富，术后容易出血，术后应卧床3天；

（3）如伤口出血较多，应及时更换敷料，加压包扎，伤口处可用沙袋压迫，减少出血；

（4）术后在健肢负重的情况下可做少量活动，1周后可正常行走。

三、肢（指）体离断伤

1. 什么是断肢（指）再植?

答：断肢（指）再植是指一种综合性的创伤外科手术，把完全或不完全离断的肢体或手指，在光学放大镜的助视下重新接回原位，恢复血液循环，使之成活并恢复一定功能的高精细手术。

2. 什么是完全断离?

答：离断的肢体完全与人体分开、无任何组织相连，或断肢上有少许组织相连，但在清创过程中必须将这部分组织切断再植。

3. 什么是不完全断离?

答:伤肢的软组织大部分离断,相连的软组织少于该断面软组织的1/4。

4. 肢体离断伤的急救处理原则是什么?

答:(1)止血;

(2)包扎;

(3)断肢的保存;

(4)迅速运送。

5. 肢体离断伤如何紧急止血?

答:(1)一般来说,完全离断的血管回缩后可自行闭塞,采用加压包扎就能止血;

(2)用手指压住近侧的动脉主干,以减少出血;

(3)若有大血管出血,应考虑用止血带止血。

6. 肢体离断伤如何进行断肢的保存?

答:干燥冷藏法。可就地取材,近端用纱布或敷料进行简单的加压包扎,远端用清洁布料包扎后,放入清洁容器内,周围放冰块。冬天可直接转送。入院后可将离断肢体用无菌纱布包好,放在 $0 \sim 4 \, ^\circ\mathrm{C}$ 的冰箱内。禁止用任何液体浸泡或直接放在冰块上。

7. 肢体离断伤如何迅速转运?

答:(1)对于离断的肢体,在运送前应用夹板固定伤肢,以免在转运途中引起再度损伤;肢体如有多段骨折,也应固定好患肢;

(2)不完全性断肢要将断处放在夹板上固定;

(3)若断肢仍在机器中,切勿强行将肢体拉出或将机器倒转,以免增加损伤。应立即停止机器转动,设法拆开机器,取出断肢。

8. 截肢的适应证是什么?

答:(1)特殊感染:如气性坏疽;

(2)严重化脓感染;

(3)败血症。

9. 断肢(指)再植术后对病房的环境有什么要求?

答:(1)室温保持 23~25℃;

(2)湿度 50%~70% 为宜,通风良好;

(3)室内严禁吸烟。

10. 断肢(指)再植术后护理要点有哪些?

答:(1)绝对卧床,患肢抬高、制动;

(2)局部烤灯 24 h 持续照射;

(3)遵医嘱使用罂粟碱预防血管收缩;

(4)绝对卧床 10 天以上;

(5)保持大便通畅;

(6)密切观察血运、皮肤色泽、皮温、指腹弹性及毛细血管充盈情况。

11. 烤灯持续照射时有哪些注意事项?

答:(1)局部用 60~100 W 烤灯 24 h 持续照射,距离 40~60 cm,一般 7~10 天即可停止;

(2)室温高于 30 ℃时停止照射;在患肢(指)血液循环较差的情况下,也不宜使用烤灯,以免增加局部组织的代谢;

(3)定时巡视,尤其夜间,以防患者睡眠时导致烤灯距离的改变;

(4)密切观察皮温、色泽等情况,以免造成水疱产生。发现异常及时报告医生采取相应措施。

12. 如何观察断肢(指)再植术后患肢的血液循环?

答:(1)观察皮肤色泽:是否红润、苍白、红紫。注意既要与供受皮区周围肤色相比,又要与受皮区肤色相比。观察指腹弹性和肿胀程度（图 4-1-1）。

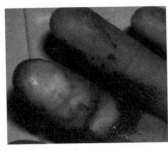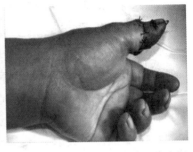

图 4-1-1　正常手指颜色红润、张力适中；离断手指颜色发白、张力低

（2）观察皮温：与邻近正常组织相比较。一般移植皮瓣温度与健侧皮温相差 0.5～2 ℃，若大于 2 ℃，提示将发生血液循环障碍。

（3）毛细血管充盈试验：用试管按压指腹或指甲时，受压的指腹由潮红转为苍白，松压后恢复原状（图 4-1-2）。该现象为毛细血管充盈现象正常，时间为 1～2 s。

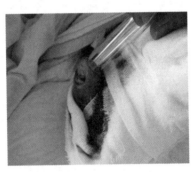

图 4-1-2　毛细血管充盈试验

13. 毛细血管反应异常说明什么？

答：（1）反应变慢说明动脉供血不足；

（2）反应变快说明静脉回流不好；

（3）反应消失说明供血中断，这种情况会造成肢体的坏死。

14.　为什么夜间和凌晨是血管危象的高发时段?

答:(1)夜间患者进入深睡眠状态,基础代谢率低,血流慢;

(2)凌晨室温下降易导致动脉痉挛;

(3)夜间迷走神经张力增高,使小血管处于收缩状态;

(4)机体疲劳,夜间熟睡后,体位不易控制,易压迫肢体造成血液回流缓慢或使血管受牵拉出现反射性痉挛。

15.　动、静脉危象的临床特点是什么?

答:见下表。

项目	动脉危险	静脉危象
危象发生时间	吻合术后1~3 h内多见	吻合术后10~24 h内多见
病变速度	突起,变化快	逐渐发生
皮肤颜色变化(指甲)	苍白	发紫
指腹	瘪陷	丰满、膨胀
皱纹	加深	不明显或消失
温度	下降	下降
脉搏	减弱或消失	存在
毛细血管充盈时间	延长或消失	缩短,晚期消失
指端渗血	减少或不出血	较多,为紫色

16.　血管痉挛与血栓形成如何鉴别?

答:见下表。

鉴别项目	血管痉挛	血栓形成
发生原因	疼痛、血容量不足及温度下降	管壁粗糙,血流缓慢及血管吻合口质量差
好发时间	手术时或手术后48 h	手术时或手术后24 h
管腔改变	管腔缩小,大部分闭塞	管腔内被血栓阻塞
临床特点	毛细血管反流始终存在	毛细血管反流消失
应用解痉药物	有效	无效
交感阻滞与针刺	有效	无效
加温	有帮助	有害(增加代谢和氧耗)
皮瓣小切口	可能有少量血水渗出	不出血
高压氧	有效	无效
处理方法	抗凝解痉治疗,严密观察吻合口远近端	一经确诊,早期手术探查

17. 动脉危象的护理要点有哪些?

答:(1)立即放低手枕,保温,保持室温 25 ℃;禁忌烤灯照射;

(2)遵医嘱使用解痉药物,注意药物的疗效及不良反应;

(3)做好手术探查的术前准备;

(4)对患者及家属进行心理护理,使他们积极配合;

(5)护理操作要轻柔,减少对血管的刺激;

(6)严禁主动或被动吸烟。

18. 静脉危象的护理要点有哪些?

答:(1)立即抬高手枕,促进回流,减轻肿胀;

(2)应用解痉抗凝药物,观察用药后反应;

(3)小切口放血:在肿胀处做 0.5～1 cm 小切口,用 1/20 肝素生理盐水定时冲洗。

第二节　手部肌腱损伤

1. 屈肌腱损伤的临床表现是什么?

答:(1)指浅及指深屈肌腱完全断裂:该手指既不能屈曲近节指间关节,也不能屈曲末节指间关节;

(2)仅指深屈肌腱断裂:末节指间关节不能屈曲;

(3)单独指浅屈肌腱断裂而指深屈肌腱正常:检查者固定两相邻手指于完全伸直位,则受伤的手指不能屈曲近节指间关节;

(4)拇长屈肌腱断裂:在拇指掌指关节稳定的情况下,不能主动屈曲拇指的指间关节。

2. 伸肌腱损伤的临床表现是什么?

答:(1)侧指间关节处的伸肌腱损伤:锤状指畸形,手指末节处于半屈位置，不能主动伸直。急性期手指末节背侧肿胀和压痛。

（2）近指间关节处的指伸肌腱损伤（尤其是中央束单独损伤时）：纽孔样畸形，呈近侧指间关节屈曲而远侧指间关节过伸。

（3）在腕部或前臂部的指伸肌腱损伤：损伤指不能伸直，伸腕力量减弱。由于腱背指伸肌腱间存在腱间结合联系，单凭某根指伸肌腱损伤并不意味着相应手指完全丧失伸指能力。

3. 何为锤状指畸形？

答：指伸肌腱在末节指间关节与近节指间关节之间断裂，不能主动伸直末节指间关节，即有锤状指畸形。

4. 何为"扳机指"？

答：又称为屈指肌腱狭窄性腱鞘炎，主要是由于屈指肌腱在纤维鞘起始部滑动障碍所致。

5. 肌腱损伤的治疗原则是什么？

答：早期修复、延期修复、二期修复。

6. 肌腱损伤的并发症有哪些？

答：水肿、肌腱粘连、肌腱断裂、关节僵硬、瘢痕挛缩、肌肉萎缩等。

7. 肌腱粘连的临床表现有哪些？

答：手的功能有明显的屈伸障碍，当肌腱与骨完全粘连时，粘连区远侧一个或几个关节特定的主动活动丧失，特定的被动活动也会受限。

8. 肌腱粘连松解术的适应证有哪些？

答：（1）手部肌腱损伤修复术后，功能修复不佳，有明显手指主动活动受限，但被动活动良好者；

（2）腱损伤修复3~6个月后；

（3）手指皮肤及其他软组织覆盖良好者。

9. 肌腱粘连松解术的禁忌证有哪些？

答：（1）手指关节僵直；

（2）局部感染；

（3）损伤局部皮肤有广泛瘢痕或皮下组织缺失者。

10. 肌腱断裂的原因有哪些？

答：（1）功能锻炼方法不对；

（2）术后过早主动活动；

（3）术后活动强度过大；

（4）其他因素，与受伤部位、程度及手术方法有关。

11. 如何预防关节僵硬？

答：（1）告知患者不要害怕肌腱断裂而不敢活动；

（2）指导患者掌握正确的方法；

（3）缩小固定范围，尽量缩短固定时间；

（4）做好疼痛管理，让患者尽早开始功能锻炼。

12. 早期无抗阻的功能锻炼何时进行？

答：（1）第2天开始进行限制被动功能锻炼；

（2）术后1~3天指导患者进行患肢（指）被动屈曲、伸直活动，以减少粘连，促进愈合（图4-2-1）。

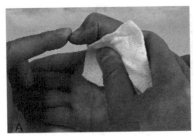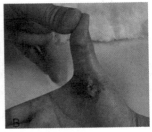

图4-2-1　A. 患指屈曲到位；B. 患指伸直到位

第三节 手部先天性畸形

1. 手部先天性畸形的病因有哪些?

答:(1)遗传性因素:约占5%,包括染色体异常、基因突变、近亲结婚等;

(2)环境因素:包括药物原因(抗癌药、避孕药等)、疾病原因(母亲怀孕时患风疹)、营养原因(缺乏维生素A、C)、放射原因、内分泌原因等。

2. 手部先天性畸形分为哪几类?

答:(1)形成障碍:如先天性肢体缺陷、分裂手、海豹手(图4-3-1);

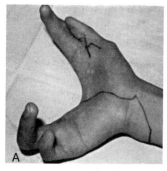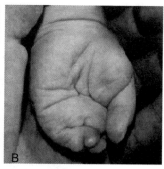

图4-3-1 A.分裂手;B.海豹手

(2)分化障碍:如先天性多关节挛缩症、关节融合、肌腱滑脱;

(3)重复畸形:多指畸形(图4-3-2)、孪生手;

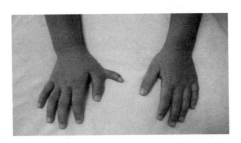

图 4-3-2　多指畸形

（4）生长过度（巨大畸形）：如巨指（肢）症（图4-3-3）；

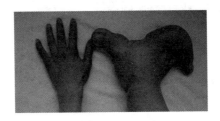

图 4-3-3　巨指症

（5）生长不足（发育不全）：如短指畸形、拇指发育不全；

（6）先天性绞窄束带综合征：在肢体上有索条状横行凹陷，犹如扎带的压痕，其深浅程度不一（图4-3-4）。

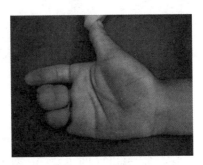

图 4-3-4　先天性狭窄束带综合征

3. 什么是波伦综合征？

答：是一种罕见的先天畸形，包括一侧胸肋骨发育不良，一侧胸大肌、胸小肌及同侧上肢发育不良。手部发育不良表现为患手短小、并指及短指，所以又称胸大肌缺损并指综合征（图 4-3-5）。

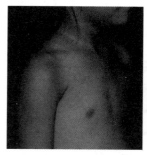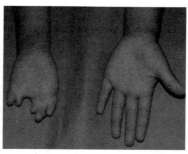

图 4-3-5　波伦综合征

4. 肢体先天性畸形如何诊断？

答：（1）外观检查：形态和结构异常；

（2）运动感觉检查；

（3）骨关节检查；

（4）肌肉检查；

（5）辅助检查：X 线、CT、MRI 检查等。

5. 肢体先天性畸形的治疗原则是什么？

答：（1）综合治疗：手术配合以理疗、支具等。

（2）妨碍发育的需及早治疗：骨矫形术最好在接近成年、骨骺发育基本停止时施行。其他手术一般在学龄前施行。

6. 肢体先天性畸形的治疗方法是什么？

答：（1）手术矫正畸形：手术矫正及皮肤修整、功能重建等；

（2）辅助治疗：有些畸形从幼儿时期有意识地加以指导

和训练，会收到良好的效果；

（3）手法及支具、石膏等：常可使畸形得到相当程度的矫正。

第四节　皮片、带蒂皮瓣、游离肌皮瓣

1. 常见的皮肤移植术有哪几类?

答：皮片移植术和皮瓣移植术。

2. 什么是皮片移植?

答：皮片自身体的一部分取下后，失去了血液供应而移植到身体的另一部位，皮片要在新的部位重新建立血液循环而成活。

3. 皮片分为哪几种?

答：根据切下皮片的厚度和成分分为刃厚皮片、中厚皮片、全厚皮片、带真皮下血管网皮片和甲床及指甲游离移植。

4. 皮片移植的缺点是什么？

答：（1）皮片在成活后缺乏正常皮肤的弹性，皮片会有不同程度地回缩；

（2）移植的皮片干燥、感觉差、不耐磨，皮肤色泽上深于正常皮肤；

（3）上述的缺点与植皮厚度有密切关系，皮片越厚，缺点越少；皮片越薄，缺点越多。

5. 什么是皮瓣?

答：带有皮下脂肪的一块皮肤，由表皮、真皮、皮下组织构成，用于修复皮肤缺损。

6. 什么是袋状皮瓣？

答：根据伤手皮肤撕脱的情况，在腹部做一个或多个切口，然后于皮下做潜行剥离，形成一个可容纳伤手的"口袋"，将伤手放入一定时间后，使原来不能接受游离植皮的创面由肉芽组织所覆盖，取出伤手后再行游离植皮。

7. 什么是管状皮瓣？

答：将扁平皮瓣卷成管状使用，俗称皮管。由单蒂皮瓣形成的皮管可以一次形成并转移，用于单个手指的套状撕脱；由双蒂皮瓣形成的皮管一般需预先形成皮管，使用时切断一端移至受区，经过一段时间后再断蒂，剖开皮管变成扁平皮瓣再覆盖创面。常用于扁平皮瓣所不易覆盖的创面。

8. 什么是复合组织瓣？

答：复合组织瓣内除有轴心血管所营养的皮肤瓣以外，还有其他组织，如肌肉、肌腱、骨关节等。

9. 什么是肌皮瓣？

答：肌皮瓣是以肌皮血管为轴心血管形成的，由该血管营养的肌肉组织和覆盖该肌肉表面皮肤的复合组织瓣。

10. 如何做皮管训练？

答：（1）皮管断蒂前必须通过一些方法促进皮管血液循环，为断蒂术做准备，一般采用钳夹法。

（2）开始时，每次钳夹皮管5 min，每天5~6次。如皮管无明显血液循环障碍，如肤色发绀或苍白，则可逐渐延长钳夹的时间而减少次数。

（3）钳夹1~2 h皮管不出现血液循环障碍时，即可断蒂。

11. 皮瓣撕脱的原因有哪些？

答：多因皮瓣设计不合理，体位不适合，术后制动不牢固，偶尔因跌落床下或梦中乱动发生皮瓣撕脱。

12. 皮瓣术后观察要点是什么?

答:皮肤颜色、皮温、肿胀程度、毛细血管充盈时间等。

13. 如何预防肌皮瓣血肿的发生?

答:(1)术后48～72 h内要密切观察肌皮瓣引流及渗血的情况,发现异常立即报告医生;

(2)保持负压引流通畅,观察并准确记录引流量、颜色、性质。正常情况下,渗出液颜色由深变浅、由浓变淡,从暗红至橙红变为浅黄色;术后引流量逐渐减少。

14. 腹部皮瓣术后注意事项有哪些?

答:(1)患侧需垫一软枕,为皮瓣营造舒适位置。

(2)患者术后需用腹带固定,防止患者熟睡和活动的时候无意识地牵拉皮瓣。白天平卧时可以解开腹带,让皮瓣通风,保持干燥。

(3)术后患者腋下、指间相互接触处要用纱布隔开,避免发生皮肤压疮,保持伤口干燥。

(4)伤口愈合以后,遵医嘱指导患者进行相应的功能锻炼。

15. 腹部皮瓣术后如何进行肩关节的功能锻炼?

答:术后第2天开始,在健侧上肢的帮助下进行患侧肩关节的功能锻炼,循序渐进,直至患手能从患侧碰到对侧耳朵。锻炼次数以不感到疲惫为宜。

第五节　手部肿瘤

1. 手部肿瘤的临床特点有哪些?

答:肿块可明显突出于皮肤表面,极易发现或虽其表面并无异常而易于摸到；局部疼痛或有不适感，有时伴有局部压痛。

2. 手部肿瘤的治疗原则是什么？

答：良性肿瘤的治疗原则是局部手术治疗；恶性肿瘤应在保全生命的前提下，解除患者局部症状，恢复运动功能。

3. 手部肿瘤的常见类型有哪些？

答：软组织肿瘤、血管肿瘤、周围神经肿瘤和骨肿瘤。

4. 软组织肿瘤分哪几种？

答：腱鞘囊肿、表皮样囊肿、血管球瘤、腱鞘巨细胞瘤、脂肪瘤、黏液囊肿。

5. 什么是腱鞘囊肿？

答：是手部常见的囊性肿物。囊肿内含高度黏性液体，成分为透明质酸和蛋白质（图 4-5-1）。

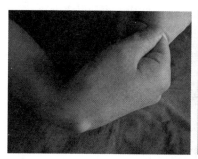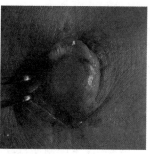

图 4-5-1　腱鞘囊肿

6. 什么是表皮样囊肿？

答：又称为包涵囊肿、植入性表皮样囊肿、外伤后表皮囊肿等，多数认为是外伤将上皮组织带入深部组织造成。

7. 表皮样囊肿的临床表现是什么?

答:囊肿多见于手掌和手指掌侧,呈圆形或椭圆形,生长缓慢,多无自觉症状,有时有轻度胀痛或压痛,伴感染时可有红肿和压痛。多数患者在数月或数年前有过病变局部的外伤史。

8. 什么是血管球瘤?

答:是源于正常血管球的一种良性肿瘤,多见于手指的甲床,直径一般不超过 1 mm。

9. 什么是脂肪瘤?

答:脂肪瘤起源于脂肪,多为单发的无痛性肿块,生长缓慢。为一局限性隆起肿块,表面光滑,质地软,无压痛,有一定的活动度。

10. 黏液囊肿的临床特点是什么?

答:多表现为远侧指间关节背面的圆形或椭圆形肿物,局部隆起,直径为数毫米至 1 cm,其内容物为透明胶样液体。囊肿压迫甲根时,指甲可发生纵行凹沟。由于表面皮肤很薄,可呈半透明状。一般无自觉症状,张力较大时可有轻微疼痛。

11. 血管肿瘤分哪几种?

答:包括血管瘤、创伤性动脉瘤。

12. 什么是创伤性动脉瘤?

答:一般发生在大的动脉,是由于动脉受锐器伤破裂出血,而血液不能外流,在软组织内形成血肿。这种血肿与动脉直接相通,随心跳而搏动,因而又称为搏动性血肿(图 4-5-2)。

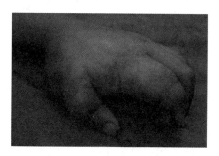

图 4-5-2　创伤性动脉瘤

13. 神经鞘瘤的主要临床表现是什么？

答：沿神经生长的椭圆形或梭形肿块，表面光滑，边界清楚，有一定活动度，无明显压痛或有轻度压痛。

14. 软骨瘤的临床特点是什么？

答：为手部常见的良性肿瘤，又称内生软骨瘤。多发生在青年，以指骨特别是近节指骨多见。可单发或多发，指骨呈梭形膨大，无痛或轻痛。

15. 骨软骨瘤的临床特点是什么？

答：属软骨源性的良性骨肿瘤，儿童期常见，多位于干骺端的一侧骨皮质，向骨面生长，又称外生骨疣。手部骨软骨瘤多见于手掌、指骨，手部出现畸形，因此肿瘤常易发现。

16. 骨样骨瘤的临床表现有哪些？

答：疼痛是主要症状，常呈缓慢的进行性加重。夜间疼痛可影响睡眠，疼痛可伴有血管运动性反应如皮温增高和多汗，疼痛可向邻近关节及肢体近端放射。

第六节　周围神经损伤

一、臂丛神经损伤

1. **臂丛神经的组成结构是什么?**

答:(1)臂丛由 C5、C6、C7、C8、T1 神经组成,有时 C4、T2 也参与组成;

(2)神经根在前斜角肌外缘处组成神经干(C5、C6 组成上干,C7 为中干,C8、T1 为下干)。

2. **臂丛神经的支配区域有哪些?**

答:臂丛神经主要支配上肢和肩背、胸部的感觉和运动。

3. **臂丛神经损伤的常见病因有哪些?**

答:牵拉伤、撞伤、切割伤或枪弹伤、挤压伤、产伤等。

4. **臂丛神经损伤的疼痛特点是什么?**

答:灼痛、电击样痛、胀痛、刀割样痛。

5. **颈脊髓造影计算机断层扫描(CTM)术后的护理要点有哪些?**

答:(1)嘱患者多喝水,以利于造影剂的排出。

(2)密切观察有无头晕、头痛、恶心、呕吐等造影剂所致的副作用;患肢末梢的颜色、感觉、肿胀、皮温、痛觉有无异常。

(3)神经移植术后,需用胸带将患肢固定在胸前区呈屈肘 90°位,使吻合的神经处于休息位。每天整理胸带,保持松紧适中。

(4)妥善管理引流管。

6. 腓肠神经切取后的变化有什么?

答：足背外侧皮肤感觉麻木，随时间延长，麻木区逐渐缩小，有的患者可完全恢复正常。部分患者主诉小腿后外侧疼痛，不需手术治疗，症状可逐渐缓解。

7. 膈神经移位治疗臂丛神经损伤的并发症有哪些?

答：成人单侧膈神经切断移位后，部分人出现轻度的呼吸困难，但症状均于半年内消失；术后6个月内肺功能会出现不同程度受损，此后开始逐步改善。

8. 膈神经移位术后为何要加强呼吸道的管理?

答：由于膈神经支配一侧膈肌，在呼吸功能中有较重要的作用，所以采用膈神经移位术治疗臂丛神经损伤的患者要加强呼吸道的管理。

9. 如何观察膈神经移位术后患者的呼吸功能?

答：密切观察呼吸节律、深度、频率，注意胸部健侧和患侧随着呼吸运动的起伏是否对称，保持呼吸道通畅，必要时给予吸氧。

10. 健侧C7移位手术的并发症有哪些?

答：椎动脉损伤，声音嘶哑，进食时健侧上肢出现明显麻木、疼痛，健侧伸指伸拇功能障碍，术后3～5天出现健侧上肢肩背部及上臂外侧疼痛等。

11. 椎管内神经移植治疗臂丛神经损伤的并发症有哪些?

答：血肿、脊髓水肿、脑脊液瘘。

二、腕管综合征

1. 腕管综合征的定义是什么?

答：是指正中神经在腕管内受压而表现出的一组症状和体征，是周围神经卡压综合征中最常见的一种。

2. 引起腕管综合征的病因有哪些?

答:(1)外源性压迫;

(2)管腔本身变小;

(3)管腔内容积被过多占据;

(4)职业因素。

3. 腕管综合征的发病特点有哪些?

答:(1)好发于 30～50 岁年龄段的女性;

(2)木工、厨工、家庭妇女等长期过度用力使用腕部造成腕管内压力反复出现急剧变化,易引起正中神经发生慢性损伤。

4. 腕管综合征的临床表现是什么?

答:(1)患肢前臂不能旋前,拇指、示指不能屈曲,前臂屈肌群萎缩,屈腕力下降且尺偏;

(2)拇指不能掌侧外展及对掌,大鱼际区肌肉萎缩;拇指紧靠示指,手呈"猿掌"畸形;

(3)1～3 指及手掌桡侧半感觉减退,示指末节掌侧感觉消失。

5. 腕管综合征的鉴别诊断要点有哪些?

答:见下表。

疾病	鉴别诊断要点
腕管综合征	1~3指及手掌桡侧半感觉减退,示指末节掌侧感觉消失,夜间或清晨疼痛感明显,麻痛影响睡眠
末梢神经炎	手指麻木为主,疼痛较轻,多为双手,呈对称性感觉障碍
神经根型颈椎病	疼痛呈放射性,从颈部、肩部向远端放射,患者可同时有颈部、肩部、上肢及手的症状,疼痛与颈部活动有一定关系,颈椎X线片及CT显示有颈椎退行性变

6. 何为 Tinel 征?

答:在腕韧带近侧缘处用手指叩击正中神经部位,拇、示、中三指有放射痛者为阳性。

7. 如何行屈腕试验?

答:双肘搁于桌上,前臂与桌面垂直,两腕自然掌屈,此时正中神经被压在腕横韧带近侧缘,腕管综合征者很快出现疼痛。

三、肘管综合征

1. 什么是肘管综合征?

答:指尺神经在肘部尺神经沟内因慢性损伤而引起其支配区域的症状和体征。

2. 引起肘管综合征的病因包括哪些?

答:肘外翻、尺神经半脱位、肱骨内上髁骨折和创伤性骨化。

3. 肘管综合征肘外翻发生的原因是什么?

答:患者幼时肱骨髁上骨折或肱骨外髁骨骺损伤,均可发生肘外翻畸形。此时,尺神经呈弓弦状被推向内侧使张力增高,肘关节屈曲时张力更高,如此在肘管内反复摩擦即可产生尺神经慢性创伤性炎症或变性。

4. 肘管综合征尺神经半脱位发生的原因是什么?

答:因先天性尺神经沟较浅或肘管顶部的筋膜、韧带结构松弛,在屈肘时尺神经易滑出尺神经沟外,这种反复滑移使尺神经受到摩擦和碰撞而损伤。

5. 肘管综合征的临床表现有哪些?

答:(1)首先出现手背尺侧、小鱼际、小指及环指尺侧半皮肤感觉异常,通常为麻木或刺痛;

(2)一段时间后,出现小指对掌无力及手指收、展不灵活;

(3)小鱼际肌、骨间肌萎缩,环、小指呈爪状畸形。前述区域皮肤痛觉减退。

6. 什么是爪形手?

答: 手部小肌肉萎缩而手掌凹陷, 掌指关节过伸, 指间关节屈曲, 手指屈曲畸形以环指、小指为著, 拇指常处于外展状态, 手指分开、合并动作受限制, 小指动作丧失。

7. 肘管综合征的鉴别诊断要点有哪些?

答: 见下表。

疾病	鉴别诊断要点
肘管综合征	手背尺侧、小鱼际、小指及环指尺侧半皮肤感觉异常, 为麻木或刺痛。可见手部小鱼际肌、骨间肌萎缩, 环、小指呈爪状畸形
颈椎病神经根型	在肘管区无异常发现, 肌电图检查有助于鉴别
神经鞘膜瘤	有时鉴别困难, 需在手术中或经病理检查来确定诊断

8. 肘管综合征的治疗原则有哪些?

答:(1) 保守治疗: 药物(如维生素 B_1 等)、夹板固定等;

(2) 手术治疗: 症状严重者, 尺神经前移及神经内松解术是基本治疗方法。

四、其他上肢神经损伤

1. 桡神经损伤的临床表现是什么?

答: 桡神经损伤后, 主要表现为垂腕、垂指、垂拇畸形, 手背桡侧、拇、示指及中指桡侧感觉减弱或消失, 以虎口部最为明显。

2. 正中神经损伤的临床表现是什么?

答:(1) 运动功能受损: 患肢前臂不能旋前, 拇指、示指不能屈曲, 前臂屈肌群萎缩, 屈腕力下降且尺偏; 拇指不能掌侧外展及对掌, 大鱼际区肌肉萎缩; 拇指紧靠示指, 手呈"猿手"畸形;

(2) 感觉障碍: 1～3 指及手掌桡侧半感觉减退, 示指末节掌侧感觉消失。

3. 腋神经损伤的临床表现是什么?

答:(1)运动功能受损:三角肌麻痹、萎缩,肩外展功能丧失;

(2)感觉障碍:三角肌皮肤感觉障碍。

4. 肌皮神经损伤的临床表现是什么?

答:(1)运动功能受损:肱二头肌萎缩,屈肘活动受限;

(2)感觉障碍:前臂外侧感觉减退。

5. 胸腔出口综合征的定义是什么?

答:是指臂丛神经和锁骨下动脉、静脉在胸腔出口处受压引起的复杂临床症候群。

6. 胸廓出口综合征的临床表现有什么?

答:手及上肢酸痛、麻木、乏力及肌肉萎缩。

五、下肢神经损伤

1. 下肢神经损伤主要包括哪些?

答:腰骶丛损伤、股神经损伤、坐骨神经损伤、胫神经损伤和腓神经损伤。

2. 腰骶丛损伤的临床表现是什么?

答:下肢肌力减退,反射消失,感觉障碍,损伤平面位于骨盆内。

3. 股神经损伤的临床表现是什么?

答:(1)高位股神经损伤后,髂腰肌及股四头肌均瘫痪;

(2)股前皮肤感觉障碍,大腿前侧肌群明显萎缩;

(3)若股神经受压刺激,则出现大腿前侧和小腿内侧皮肤感觉区疼痛;

(4)低位股神经损伤,髂肌不瘫痪,屈髋正常。

4. 腓总神经的解剖学走向是什么?

答:腓总神经是坐骨神经分支,于腘窝上方自坐骨神经分出,绕过腓骨头至小腿前部,分出腓肠外侧皮神经,分布于小腿外侧面,然后形成腓浅神经和腓深神经。

5. 腓总神经损伤的病理原因是什么?

答:腓总神经是坐骨神经的分支,位于腓骨颈部,位置表浅,周围软组织少,移动性差,故易受损。

6. 哪些情况可以引起腓总神经损伤?

答:(1)四肢骨折或膝关节损伤时;

(2)受压:长时间蹲位可引起;夹板、石膏压伤等;

(3)手术误伤;

(4)长期卧床,体位护理不当。

7. 腓总神经损伤的临床表现有哪些?

答:(1)运动功能受损:由于小腿伸肌群的胫前肌、踇长短伸肌、趾长短伸肌和腓骨长短肌瘫痪,出现患足下垂内翻,步行时脚步高举,呈跨越步态;

(2)感觉障碍:小腿外侧和足背区域感觉消失;

(3)营养缺乏:足背部易受外伤、冻伤和烫伤,影响其功能;

(4)疼痛:小腿外侧疼痛、肿胀与压痛,有小腿外侧直接外力致伤史,患者虽然可以不扶拐走路,但负重时疼痛。

8. 腓总神经损伤的非手术治疗方法有哪些?

答:(1)固定:对于神经受压、牵拉或挫伤引起的闭合神经损伤,早期给予固定,神经功能多可自行恢复;

(2)理疗、电刺激、针灸、体疗;

(3)药物治疗:如 B 族维生素等。

9. 下肢神经损伤后需要固定多长时间？

答：（1）股神经损伤：屈髋位石膏或支具固定 4 周；

（2）坐骨神经损伤：取膝关节屈曲或髋关节过伸位，固定 6～8 周；

（3）胫神经和腓总神经损伤：取膝关节屈曲位，石膏托固定 4 周。

10. 下肢神经损伤术后的患者如何预防足下垂？

答：（1）对长期卧床患者，足底应用沙袋等物垫起，以对抗力矩的作用；

（2）在盖被上不放置衣物，床尾盖被应放松，必要时用支被架支撑；

（3）如患者能俯卧，可将双足悬于床尾，使足尖离开床面，足掌与小腿基本垂直，维持踝关节的功能位；

（4）指导并协助患者每日做踝关节功能锻炼；

（5）可穿"T"字鞋或专用防旋鞋防止足下垂畸形。

11. 卧床患者如何进行股四头肌的等长收缩锻炼？

答：下肢伸直，足背伸 10 s、跖屈 10 s，如此反复，每日至少 200 组。

12. 卧床患者如何进行直腿抬高锻炼？

答：使大腿肌肉收紧、绷直，抬高大腿，与床呈 45°夹角，并维持 1 min，然后慢慢放下，每天 50 次。

第五章　小儿骨科

第一节　概　　述

1. 小儿骨科收治患儿的年龄范围是什么?

答：初诊年龄为 14 岁及以下的儿童。

2. 小儿骨科常见疾病类型有哪些?

答：（1）先天性或发育性疾病：先天性肌性斜颈、先天性高肩胛症、先天性狭窄性腱鞘炎、发育性髋关节脱位、先天性胫骨假关节、先天性垂直距骨、马蹄内翻足等；

（2）儿童骨折及骺损伤：肱骨髁上骨折、孟氏骨折、股骨干骨折、股骨远端骺损伤、胫腓骨骨折、跟骨骨折等；

（3）骨肿瘤及类肿瘤疾病：骨肉瘤、尤因肉瘤、骨囊肿、骨软骨瘤、骨样骨瘤、纤维异样增殖症、朗罕氏组织细胞增生症等。

3. 儿童生长发育各阶段的特点有哪些?

答：（1）婴幼儿期：一般指从出生到 3 岁左右，是出生后生长发育最快的一个阶段。上肢生长早于下肢，足部发育早于下肢其他部位。婴儿约在 3 个月时能控制头部的动作，6 个月时能坐，8 ~ 12 个月时能扶着站立，12 ~ 14 个月时能独立行走。

（2）儿童期：泛指生后第 3 年直到青春期前，亦可细分为学龄前期和学龄期。儿童期时间长，躯干生长最快，生长发育的大部分在这个时期完成。

（3）青少年时期：又称青春期，是从青春发育开始至骨骼成熟。青春期下肢生长最快，脊柱侧凸和股骨头骺滑脱常见于这个时期。

4. 儿童骨骼特有的结构是什么？

答：生长板（growth plate）是儿童骨骼特有的结构，由软骨细胞组成，故具有橡胶样韧性，有减震作用，可保护关节面避免遭受像成人常见的严重粉碎性骨折。

5. 儿童骨折的特点有哪些？

答：（1）骨折愈合快；

（2）可塑性强；

（3）再塑形和过度生长；

（4）存在骨骺滑脱。

6. 影响儿童骨折愈合后塑形能力的因素有哪些？

答：（1）年龄因素：年龄越小，再塑形能力越强；

（2）骨折部位：骨折部位越靠近干骺端，骨折愈合后再塑形能力也越强；

（3）成角畸形的严重程度与方向：与关节运动轴方向一致的成角容易再塑形，而与关节运动轴方向不一致的易成角畸形，如内外翻畸形。

7. 儿童干骺端骨折的愈合方式有哪些？

答：（1）干骺端骨折直接通过骨内成骨获得愈合，多见于干骺端的不完全骨折，或没有移位的骨折；

（2）靠干骺端骨膜的膜成骨愈合，骨折愈合后干骺端骨折线还会存在一段时间，多见于有移位的干骺端部分骨折；

（3）前两种愈合方式的混合，多见于有移位的干骺端完全骨折。

8. 儿童骨折后特有的现象是什么？

答：生长塑形与发育畸形。

9. 生长期儿童骨骼形态主要受哪些因素影响？

答：基因组合、激素变化和机械负荷。

10. 儿童骨折如何分类？

答：（1）骨折只涉及骨干与干骺端，具有有儿童生长塑形的优势；

（2）骨折涉及骺生长板及骨骺，有可能出现发育畸形。

11. 儿童骨折的特殊类型有哪些？

答：青枝骨折、隆凸状骨折或竹节样骨折、弯曲型骨折、产伤骨折、虐待骨折和病理性骨折。

第二节　先天性及发育性疾病

一、先天性肌性斜颈

1. 先天性肌性斜颈的定义是什么？

答：由于一侧胸锁乳头肌挛缩牵拉导致的颈部偏斜，头偏向患侧，下颌转向健侧所形成的一种特殊姿势的畸形（图5-2-1）。

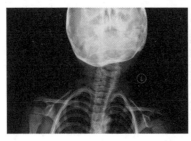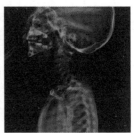

图 5-2-1　先天性肌性斜颈 X 线片

2. 先天性肌性斜颈的病因有哪些?

答:胎位异常、产伤或难产、遗传因素和肌筋膜间室综合征。

3. 按胸锁乳头肌变性程度,先天性肌性斜颈可分为哪些病理类型?

答:纤维型、肌肉型和混合型。

4. 先天性肌性斜颈的主要临床表现有哪些?

答:(1)新生儿出生后1～2周,颈部胸锁乳头肌中下段可以摸到质地坚硬的梭形肿块;

(2)头偏向患侧,下颌转向健侧,下颌向患侧或对侧旋转均受限;

(3)随着年龄的增长,患侧颜面短而扁,健侧长而圆,双耳、双眼不在同一平面,甚至发生颈椎、上胸椎侧弯(图5-2-2)。

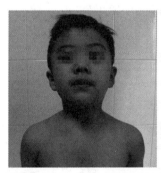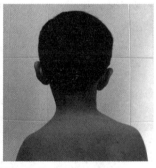

图 5-2-2　先天性肌性斜颈患儿正面观(左)、背面观(右)

5. 先天性肌性斜颈常见的非手术治疗方法有哪些?

答:(1)"生活矫正":适于1岁以内尤其是6个月以内的婴儿,诱导患儿做旋转和后伸颈部动作;

(2)白天行胸锁乳突肌按摩后戴矫形帽固定;

(3)患儿睡觉后用手、沙袋或其他物品保持头部处于矫正位。

6. 先天性肌性斜颈的手术治疗有哪些?

答:(1)胸骨头和锁骨头下方一端切断松解;

(2)胸锁乳突肌上下两端切断松解;

(3)延长术:将锁骨头缝接在预留的胸骨头残端;

(4)完全切除纤维化的胸锁乳突肌。

7. 先天性肌性斜颈术后护理要点有哪些?

答:(1)将患儿头部置于过度矫正位;

(2)用小沙袋按压伤口12 h;

(3)佩戴颈托或头颈胸支具的患儿注意皮肤护理;

(4)尽早协助患儿功能锻炼。

8. 头颈胸支具佩戴方法及注意事项有哪些?

答:(1)佩带方法:患儿先取坐位,将支具后半部置于患儿背部,将支具前半部置于胸腹部,使支具前后边缘在腋中线重叠,下颌与枕后固定于相应的矫正垫,将固定带对合粘紧(图5-2-3)。

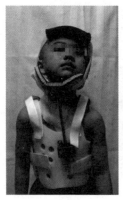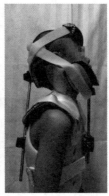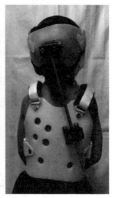

图5-2-3　头颈胸支具正面观(左)、侧面观(中)和背面观(右)

（2）注意事项

①避免突然起立发生体位性低血压；

②佩戴支具前为患儿穿贴身全棉内衣；

③密切观察患儿皮肤情况，并及时调整以预防压疮；

④走路要慢，移开周围的障碍物，以防跌倒。

二、发育性髋关节脱位

1. 发育性髋关节脱位的定义是什么?

答：由于非外伤等因素造成股骨头与髋臼间正常解剖对应关系丢失的一种疾病。

2. 发育性髋关节脱位的分类有哪些?

答：髋臼发育不良、股骨头半脱位和股骨头全脱位。

3. 发育性髋关节脱位的病因有哪些?

答：（1）遗传因素：如遗传性韧带松弛；

（2）胎位因素：如臀位；

（3）产后环境因素：如将婴儿双髋固定于伸直位包裹的习俗。

4. 发育性髋关节脱位的体征有哪些?

答：（1）双侧臀纹不对称（图 5-2-4A）；

（2）屈髋 90° 时外展可有弹响或受限；

（3）患肢短缩（Allis 征阳性）（图 5-2-4B）；

（4）股动脉搏动减弱；

（5）行走时，单侧脱位呈跛行，双侧脱位呈鸭步；

（6）患肢单独负重站立时，骨盆向健侧倾斜（Trendelenburg 征阳性）（图 5-2-4C）。

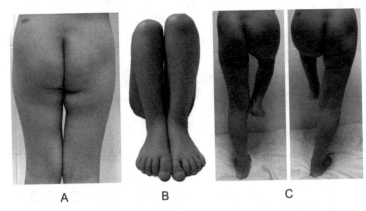

　A　　　　　B　　　　　　C

图 5-2-4　A.臀纹不对称；B.Allis 征；C.Trendelenburg 征

5. 发育性髋关节脱位的治疗原则是什么？

答：早发现、早诊断、早治疗。

6. 发育性髋关节脱位保守治疗主要采用哪些方法？

答：(1) Pavlik 挽具；

(2) 牵引复位；

(3) 手法复位；

(4) 石膏或支具保持复位后髋关节稳定。

7. 发育性髋关节脱位术后并发症有哪些？

答：(1) 术后再脱位；

(2) 髋关节活动受限；

(3) 成形后的髋臼吸收；

(4) 肢体不等长；

(5) 股骨头缺血性坏死。

8. 发育性髋关节脱位术后单髋人字石膏的翻身原则是什么？

答：(1) 以健侧肢体为轴的轴向翻身（图 5-2-5）；

(2) 定时翻身。

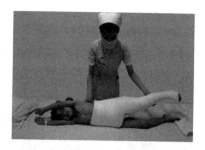

图 5-2-5 单髋人字石膏翻身方法

9. 大龄发育性髋关节脱位患儿术后功能锻炼有哪些？

答：(1)股四头肌等长收缩；

(2)牵引下髋关节屈曲练习；

(3)屈髋屈膝练习。

10. 发育性髋关节脱位术后半年内不能做哪些动作？

答：患肢不能负重站立、蹲、跪、盘腿。

三、马蹄内翻足

1. 什么是马蹄内翻足？

答：是常见的儿童足部畸形，表现为后足马蹄、中足内翻和前足内收，并可见高弓足。可分为先天性和并发两大类。

2. 马蹄内翻足分为哪些种类？

答：(1)姿势性马蹄足；

(2)特发性马蹄足；

(3)畸胎性马蹄足。

3. 先天性马蹄内翻足的临床表现主要有哪些？

答：由于出生后即能看到足部畸形，通常诊断并不困难，包括高弓、内翻、内收和内旋等。

马蹄内翻足外观如图 5-2-6 所示。

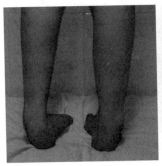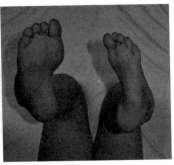

图 5-2-6　马蹄内翻足外观

4. 先天性马蹄内翻足的治疗方法有哪些?

答:(1)非手术治疗:Ponseti 治疗法、French 方法和被动手法矫正;

(2)手术治疗:软组织松解术、肌力平衡术、截骨矫形术、三关节融合术和 Ilizarov 外固定器矫正术。

5. 先天性马蹄内翻足术后常见的并发症有哪些?

答:复发、僵硬、无力、内翻畸形和过度矫正。

6. 先天性马蹄内翻足术后功能锻炼有哪些?

答:(1)足趾主、被动屈伸练习;

(2)四头肌等长收缩练习;

(3)踝关节背伸、外翻练习。

第三节　儿童骨折及骺损伤

一、肱骨髁上骨折

1. 什么是肱骨髁上骨折?

答:是指肱骨干与肱骨髁交界处发生的骨折。占儿童肘部骨折的 30% ~ 40%，好发年龄为 5 ~ 12 岁。

2. 肱骨髁上骨折处理不当易发生什么后遗症?

答：（1）早期：缺血性挛缩；

（2）晚期：肘内翻等畸形。

3. 肱骨髁上骨折的常见病因有哪些?

答：（1）高处跌落手支撑着地时，肘关节过伸，造成伸直型髁上骨折，占 95% ~ 98%，其骨折远端向后上方移位；

（2）高处跌落手支撑着地时，肘关节屈曲，鹰嘴着地，导致屈曲型髁上骨折，仅占 2% ~ 5%，骨折远端向前上方移位。

4. 肱骨髁上骨折后紧急处理措施有哪些?

答：（1）制动，可用围巾或三角巾将患肢悬吊于胸前；

（2）止血：可先用清洁的毛巾简单包扎止血，然后立即送往医院救治。

5. 肱骨髁上骨折常见的治疗方法有哪些?

答：（1）如骨折无移位且无神经，血管损伤，用石膏制动即可；

（2）如骨折部分移位，采用经皮穿针的方法维持复位；

（3）如骨折完全移位，采用麻醉下手法整复或牵引克服短缩从而实现复位。

6. 肱骨髁上骨折术后常见并发症有哪些?

答：神经损伤、血管损伤、骨化性肌炎和成角畸形等。

7. 肱骨髁上骨折术后常见的神经损伤有哪些表现?

答：（1）桡神经损伤：垂指、垂腕、垂拇；

（2）尺神经损伤：环指、小指爪状畸形，各手指不能内收、外展，拇指和示指不能对掌；

（3）正中神经损伤：拇指不能对掌，不能与手掌平面形成 90°，不能用拇指指腹接触其他指尖，握拳时拇指和示指不能屈曲。

8. 肱骨髁上骨折术后功能锻炼有哪些？

答：伸指握拳活动，每天 3 组，每组 20 次，每次伸指握拳应充分，活动量由小到大，以不疲劳为宜。

二、尺桡骨骨折

1. 什么是尺桡骨骨折？

答：由直接、间接（传达或扭转）暴力造成的尺骨干、桡骨干双骨折。多见于幼儿和青少年，发生率约占全身骨折的 6%。

2. 尺桡骨骨折的临床表现主要有哪些？

答：（1）局部肿胀；

（2）畸形及压痛；

（3）可有骨擦音及异常活动；

（4）前臂旋转活动受限等。

3. 尺桡骨骨折常规治疗方法有哪些？

答：（1）非手术治疗：多数骨折都能通过闭合复位、石膏外固定达到满意疗效；

（2）手术治疗：适用于前臂骨筋膜室综合征合并血管损伤、开放骨折、闭合骨折不可复位、闭合复位后不易固定者。

4. 尺桡骨骨折术后常见并发症有哪些？

答：再骨折、骨筋膜室综合征、神经损伤、活动受限、尺桡骨融合和感染等。

三、孟氏骨折

1. 什么是孟氏骨折？

答：是一种前臂与肘关节的复合损伤，包括桡骨头脱位合并尺骨骨折，临床上容易漏诊，如不及时治疗可发展为陈旧孟氏骨折。

2. 孟氏骨折的临床表现主要有哪些?

答:(1)肘部及前臂肿胀;

(2)局部压痛明显;

(3)移位明显者可见尺骨成角或凹陷畸形;

(4)可摸到脱出的桡骨头;

(5)前臂旋转受限等。

3. 孟氏骨折常见的治疗方法有哪些?

答:(1)非手术治疗:新鲜孟氏骨折多可采用手法复位、石膏托外固定而获得满意效果;

(2)手术治疗:对于保守治疗失败或陈旧孟氏骨折,可采用切开复位、克氏针、弹性髓内针、钢板、外固定架固定等治疗方式。

4. 孟氏骨折术后常见并发症有哪些?

答:复发性桡骨头脱位、尺骨畸形愈合、关节僵硬、神经损伤和骨筋膜室综合征等。

四、股骨头骺滑脱

1. 什么是股骨头骺滑脱?

答:在青少年快速生长期,股骨近端骺生长板变得相对脆弱,加上超大体重所施加的剪式应力,可造成股骨头骨骺相对于股骨颈发生位置的改变,而股骨头骨骺与髋臼的关系则保持正常。

2. 股骨头骺滑脱的病因有哪些?

答:(1)机械因素:软骨周围环复合体变薄,股骨颈后倾,股骨头骺线相对于股骨颈倾斜;

(2)内分泌因素:患儿普遍肥胖,多有性腺功能低下等内分泌方面的异常。

3. 股骨头骺滑脱如何分类?

答:(1)根据症状持续时间分为:急性滑脱、慢性滑脱、慢性滑脱急性发作;

(2)根据移位程度分为:滑移前期、轻度滑移、中度滑移、重度滑移;

(3)根据能否负重分为:不稳定性滑脱、稳定性滑脱。

4. 股骨头骺滑脱的临床表现主要有哪些?

答:(1)髋部疼痛,并向大腿前方和膝关节发散;

(2)避痛性跛行和下肢外旋、外展和屈曲受限;

(3)患肢屈曲时出现外旋,或纠正外旋后,患髋最多屈曲 90°;

(4)急性发作时,患髋疼痛重,并常有外伤史。

5. 股骨头骺滑脱常见的治疗方法有哪些?

答:(1)闭合复位:行股骨髁上骨牵引(Russell 牵引),屈髋外展位,逐渐内旋,牵引 3 周左右;

(2)原位固定:患侧髋关节经牵引后功能良好的,可在原位用空心钉做内固定防止进一步滑移;

(3)切开复位:对严重的滑脱或闭合复位不成功的,可采用切开复位内固定治疗。

6. 股骨头骺滑脱常见的术后并发症有哪些?

答:骨坏死、软骨溶解等。

7. 牵引期间有哪些注意事项?

答:(1)牵引重量约为患儿体重的 1/7,不可随意调节;

(2)牵引时间约为 3 周,每周拍 X 线片确认复位情况;

(3)牵引体位为患肢屈髋屈膝 45°,小腿下垫棕垫;

(4)保持牵引持续有效;

(5)床尾抬高 15° 以产生反牵引力;

(6)注意保护牵引针两端以免划伤皮肤,如发生牵引针偏移,不可推回;

（7）保持针孔处干燥清洁。

8. 牵引期间能做哪些功能锻炼？

答：（1）股四头肌等长收缩：20秒/次，10次为一组，每天10组；

（2）屈髋屈膝：协助患儿坐起，双手抱膝，尽可能屈髋屈膝；

（3）内外旋：护士一手固定患儿患肢髌骨，一手固定足部，让患肢足尖尽量触及健侧肢体足尖，然后向外尽量触及床面。

五、股骨干骨折

1. 什么是股骨干骨折？

答：指股骨转子下至髁上之间发生的骨干骨折，男性多于女性，10岁以下儿童占多数。

2. 股骨干骨折的常见病因有哪些？

答：（1）直接暴力：如机动车撞伤、重物砸伤等；

（2）间接暴力：如高处坠落、运动性损伤和机器致伤等。

3. 股骨干骨折的临床表现主要有哪些？

答：（1）严重的外伤史；

（2）剧烈疼痛，有压痛、骨擦音和肢体短缩等功能障碍，肿胀明显；

（3）部分患者局部可见大血肿、皮肤剥脱等；

（4）可合并多处外伤或内脏损伤，严重时可发生休克。

4. 股骨干骨折保守治疗的方法是什么？

答：对于2~4岁患儿，多采用牵引复位加石膏或支具固定的方法治疗。

5. 股骨干骨折的手术治疗方法有哪些？

答：（1）闭合复位弹性髓内针内固定术；

（2）闭合复位带锁髓内针内固定术；

（3）切开复位钢板螺丝钉内固定术；

（4）外固定架固定术。

六、胫腓骨骨折

1. 胫腓骨骨折的常见部位是什么？

答：（1）下 1/3 骨折：占全部胫腓骨骨折的 50%～70%；

（2）中 1/3 骨折：占全部胫腓骨骨折的 19%～39%；

（3）上 1/3 骨折：最少见。

2. 胫腓骨骨折的常见类型有哪些？

答：斜行骨折、粉碎性骨折、横行骨折和螺旋形骨折。

3. 胫腓骨骨折的临床表现主要有哪些？

答：（1）患肢疼痛、肿胀；

（2）小腿上端骨折部位固定压痛；

（3）膝关节因疼痛而导致活动受限；

（4）有纵向叩击痛。

4. 胫腓骨骨折的保守治疗方法是什么？

答：骨折闭合复位后，用长腿前、后石膏托固定 6～8 周，3 个月可以逐渐负重下地。

5. 胫腓骨骨折常见的手术治疗方法有哪些？

答：（1）弹性髓内针技术（图 5-2-7A）；

（2）外固定架固定技术（图 5-2-7B）。

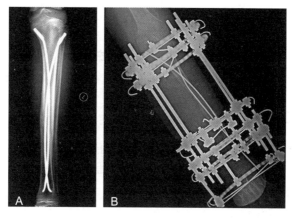

图 5-2-7 A. 弹性髓内针固定；B. 外固定架固定

6. 胫腓骨骨折术后的常见并发症有哪些？

答：（1）膝、踝内外翻畸形；

（2）骨筋膜室综合征或血管、神经损伤；

（3）骨折不愈合或延迟愈合。

7. 胫腓骨骨折术后功能锻炼有哪些？

答：（1）术后第1天：双手支撑进行抬臀及引体向上练习；

（2）术后第1周：足趾及踝关节的屈曲和背伸活动，大腿、小腿肌肉等长收缩，健侧下肢蹬床练习；

（3）术后第2~4周：在床上做膝关节屈伸练习，然后逐渐下床活动；

（4）术后第5~6周：单腿逐渐负重，骨折完全愈合后可弃拐行走。

第四节　其他疾病

一、寰枢椎旋转移位

1. 寰枢椎旋转移位的常见病因有哪些?

答:(1)上呼吸道感染:如急性扁桃体炎、咽炎以及颈部感染;

(2)头颈部的轻微外伤;

(3)上颈椎发育畸形或后天性疾病:如寰枢椎嗜酸细胞肉芽肿、结核等。

2. 寰枢椎旋转移位如何分类?

答:(1)第一类:寰枢椎只有简单的旋转,寰椎没有向前移位;

(2)第二类:寰枢椎旋转脱位,合并寰椎向前移位,移位不超过5 mm;

(3)第三类:寰枢椎旋转脱位,合并寰椎向前移位,超过5 mm;

(4)第四类:寰枢椎旋转脱位,伴有寰椎向后移位。

3. 寰枢椎旋转移位的临床表现有哪些?

答:(1)脱位本身的症状:颈项部疼痛、颈部肌肉痉挛、头部活动障碍;

(2)周围组织器官受累症状:吞咽困难,常有压痛,头颈偏向脱位侧,而下颌则转向对侧;

(3)脊髓压迫症状:如一过性四肢疼痛或麻木;当脱位加重时,即可出现不同程度的四肢硬瘫,伴大小便功能障碍。

4. 寰枢椎旋转移位的保守治疗方法有哪些?

答:(1)自发性寰枢椎旋转移位可行枕颌牵引3周(图

5-2-8），复位稳定后用颈托或头颈胸支具固定 6~8 周；
（2）寰椎前脱位可行颅骨牵引。

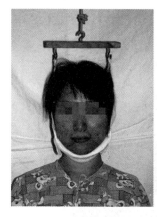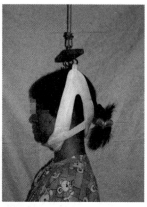

图 5-2-8 枕颌吊带牵引

5. 寰枢椎旋转移位的手术指征有哪些？

答：（1）出现神经症状；

（2）寰椎前脱位未能复位；

（3）畸形存在超过 3 个月；

（4）保守治疗以后脱位复发。

6. 枕颌牵引的目的是什么？

答：固定、制动、缓解脊髓及神经根压迫。

7. 枕颌牵引体位是什么？

答：去枕仰卧位，肩下垫一薄枕，4~5 cm 厚，抬高床面 30°，保持头高脚低位，颈椎无过伸、过屈、侧屈。

8. 枕颌牵引的重量是多少？

答：为 1~2 kg。

二、臀肌挛缩症

1. 臀肌挛缩症的病因有哪些？

答：肌内注射因素、药物因素、遗传因素、先天因素、免疫因素和易感因素。

2. 臀肌挛缩症的临床表现主要有哪些？

答:（1）摇摆步态，髋关节外展、外旋畸形（图5-2-9）；

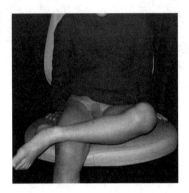

图5-2-9　髋关节外展畸形

（2）Obers 征阳性；

（3）坐位时不能跷"二郎腿"；

（4）髋部弹响；

（5）臀部可触及坚硬的束条状物，严重时呈板状硬化块。

3. 臀肌挛缩症术后康复训练方法有哪些？

答：（1）双膝并拢，足跟着地进行下蹲（图5-2-10A）；

（2）走"一字步"或"剪刀步"（图5-2-10B）；

（3）坐位或卧位时两腿练习膝上相互交叉（图5-2-10C、D）；

（4）仰卧于床上双手抱膝，逐渐移向胸部反复练习（图5-2-10E）。

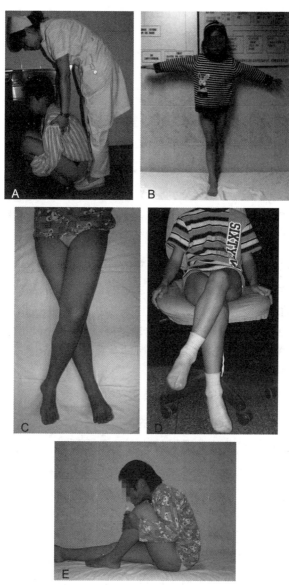

图 5-2-10 臀肌挛缩症术后功能锻炼

三、股骨头缺血坏死

1. 什么是股骨头缺血坏死?

答:系一综合征,包括股骨头骺和干骺端的缺血性改变及破坏。

2. 股骨头缺血坏死如何分期?

答:缺血期、碎裂期、修复期和后遗症期。

3. 股骨头缺血坏死的临床表现主要有哪些?

答:有外伤史(跌倒或扭伤),随后即有跛行和髋部疼痛,活动量大时跛行加重;髋关节活动受限。

4. 股骨头缺血坏死的保守治疗方法有哪些?

答:(1)卧床休息和牵引:目的是缓解疼痛和改善髋关节活动;

(2)外展支具固定:目的是保持股骨头包容在髋臼内;

(3)非激素类抗炎药和拐杖:目的是减轻患儿疼痛,减少患肢负重;

(4)理疗:目的是维持关节活动。

5. 股骨头缺血坏死患儿的术前宣教要点是什么?

答:告知患儿及家属禁止下地负重活动,并在床头做醒目标记。

四、习惯性髌骨脱位

1. 什么是习惯性髌骨脱位?

答:是指在活动过程中脱出股骨滑车凹,多发生于青少年。由于髌骨脱位后可以自行复位,因此在临床诊断中极易误诊或漏诊。

2. 习惯性髌骨脱位的临床表现主要有哪些?

答:(1)患侧屈膝时髌骨向外侧脱位,伸直时即复位;

(2)患儿常表现为患侧膝关节不稳,易跌跤,上下楼梯困难,双侧者不能自己独立蹲下、站起;较大儿童患膝有疼痛,活动后加剧;

(3)伸膝位时可以触及髂胫束在髌骨外上缘的索条样异常附丽。

3. 习惯性髌骨脱位的治疗方法有哪些?

答:(1)软组织手术:如膝内侧、关节囊、股四头肌扩张部分紧缩缝合术,肌膜移位术,肌腱移位术等;

(2)股骨下端手术:如股骨髁上截骨、股骨外髁抬高术等;

(3)髌韧带移位术;

(4)髌股关节成形术等。

第六章 运动损伤科

第一节 概 述

1. 什么是运动医学?

答：是医学与体育运动相结合的综合性应用科学。

2. 什么是运动损伤?

答：是研究运动损伤的发生规律、机制、防治措施和伤后的康复训练等问题。

3. 什么是本体感受?

答：通过分布在肌肉、关节、韧带、肌腱和皮肤等处的机械性刺激感受器感知机体的空间位置和运动能力。

4. 什么是关节软骨?

答：是覆盖于关节表面，含较少细胞成分、无血管、无淋巴管、有较致密胶原与糖蛋白基质的一层光滑结缔组织。

5. 什么是关节盂唇?

答：少数关节（如肩关节、髋关节）关节窝周围附着一层环形的纤维软骨为关节盂唇。

6. 维持关节稳定性的三个因素是什么?

答：多数关节的稳定性依靠三个因素来维持，即骨骼、韧带和肌肉。

7. 什么是肩关节的静态稳定结构?

答:盂肱关节关节囊是肩关节的静态稳定结构。

8. 什么是肩关节的动力稳定结构?

答:肩关节的动力稳定结构包括肩关节周围所有肌肉组织,其中肩袖肌肉发挥着重要作用。

9. 什么是膝关节的静力稳定结构?

答:关节囊、韧带、半月板及关节的骨性轮廓提供了静力稳定结构。

10. 什么是关节镜?

答:是一种光学设备,是关节镜系统最核心的组成部分,通过关节镜可以获得关节内高品质的解剖结构图像,为准确诊断病情和精确手术操作奠定基础。

11. 关节镜系统的组成是什么?

答:标准的关节镜系统由透镜系统、环绕透镜周围的光导纤维、金属外鞘、光缆接口、目镜或摄像头接口组成。

12. 关节镜手术的适应证及禁忌证是什么?

答:关节镜手术无绝对适应证与禁忌证。轻微的关节紊乱一般经非手术治疗有效,一般不建议进行关节镜手术。当局部存在皮肤感染可能危及关节时或远处感染可能经血源播散至手术部位时,为关节镜手术的禁忌。

13. 关节镜术后并发症有哪些?

答:化脓性关节炎、血栓栓塞性并发症、神经血管损伤、切口感染、粘连性关节囊炎。

14. 关节镜术后康复目的是什么?

答:促进肿胀消退、减轻肌肉萎缩、防止关节粘连僵硬、恢复关节本体感觉。

15. 关节镜术后康复的基本原则是什么?

答：个体化、全面康复、循序渐进、正确使用保护性支具。

16. 常用的肩关节保护性支具是什么?

答：肩关节外展和（或）外旋包、颈腕吊带。

第二节　肩

一、肩关节的基础知识

1. 肩关节由哪些关节组成?

答：肩锁关节、胸锁关节、肩胛胸壁关节和盂肱关节。

2. 肩关节能做哪些运动?

答：屈伸、内收、外展、内旋和外旋。

3. 盂肱关节由什么组成?

答：由肩胛骨的关节盂与肱骨头组成。

4. 肩关节盂唇的功能有哪些?

答:（1）增加关节盂软骨的面积，增加了和肱骨头的接触；

（2）为防止肱骨头脱出肩胛盂提供了支持物并起到应力分散的作用，在肩关节外展 90° 受力时，这一作用最显著；

（3）为关节囊韧带提供了附着点。

5. 关节盂唇损伤有哪些类型?

答：磨损、桶柄样撕裂、裂伤、退行性变、上盂唇前后部的损伤（SLAP 损伤）。

6. 为什么肩关节脱位是最常见的关节脱位?

答:（1）肩关节的骨性结构由肱骨头和肩盂构成，肩盂的凹面小且浅，所以肩关节的骨性结构很不稳定；

（2）肩关节囊大而松弛，前方尤其薄弱；

（3）肩关节的稳定离不开肌肉的协调和平衡作用，一旦某组肌肉损伤或麻痹，使协同和拮抗作用失去平衡机制而使关节不稳。

7.　腋神经损伤后肩关节不能做什么运动？

答：肩关节不能外展。

8.　桡神经所支配肌肉的主要功能有哪些？

答：伸肘、伸腕、伸指、伸拇。

9.　正中神经损伤的临床表现有哪些？

答：不能屈曲，拇指不能外展。

10.　尺神经损伤的临床表现有哪些？

答：手指包括拇指不能内收、外展及指间关节不能伸直。

11.　什么情况下易伤及腋神经？

答：肩关节骨折、脱位，肩后部的撞击伤或穿刺伤。

12.　肩关节狭义上是指那个关节？

答：盂肱关节。

13.　盂肱关节的骨性组成是什么？

答：肱骨和肩胛骨关节盂。

14.　盂肱韧带由哪几部分组成？

答：盂肱上韧带、盂肱中韧带、盂肱下韧带。

15.　肩关节的运动有哪些？

答：内收、外展、前屈、后伸、内旋、外旋及环转。

16.　肩关节内收、外展的角度为多少？

答：肩关节内收角度为 20°～40°，外展角度为

$160° \sim 180°$。

17. 肩关节前屈、后伸的角度为多少?

答：肩关节前屈角度为 $150° \sim 170°$，后伸角度为 $40° \sim 45°$。

18. 参与肩关节前屈的肌群有哪些?

答：重要的肌肉有喙肱肌、三角肌前部纤维、胸大肌锁骨部和肱二头肌短头。

19. 参与肩关节后伸的肌群有哪些?

答：主要的肌肉有背阔肌、三角肌后部纤维和肱三头肌长头。

20. 参与肩关节内收的肌群有哪些?

答：主要的肌肉有胸大肌、背阔肌和肩胛下肌。

21. 参与肩关节外展的肌群有哪些?

答：主要的肌肉有三角肌(中部纤维)和冈上肌，当肩关节外旋时，肱二头肌长头也参与外展。

22. 参与肩关节内旋的肌群有哪些?

答：主要的肌肉有背阔肌、胸大肌、肩胛下肌和三角肌前部纤维。

23. 参与肩关节环转的肌群有哪些?

答：三角肌、胸大肌、斜方肌、菱形肌、前锯肌、背阔肌、大圆肌和小圆肌。

24. 全身最不稳定的关节是哪个关节?

答：肩关节。

25. 关节盂的面积与肱骨头面积的比例为多少?

答：关节盂面积仅为肱骨头的 1/3。

二、肩袖损伤

1. 什么是肩袖?

答:肩关节外侧有两层肌肉,外层为三角肌,内层为冈上肌、冈下肌、肩胛下肌及小圆肌,其肌肉和腱性部分在肱骨头的前、上、后方形成袖套样组织,附着于肱骨大结节和解剖颈的边缘,称为肩袖。

2. 肩袖肌群包括哪些?

答:冈上肌、冈下肌、小圆肌和肩胛下肌。

3. 临床常见的全层肩袖损伤有几种分类方法?

答: Post 分型和 Gerber 分型。

(1) Post 分型

①小型损伤: <1 cm;

②中型损伤: 1~3 cm;

③大型损伤: 3~5 cm;

④巨大损伤: >5 cm。

(2) Gerber 分型

①小型损伤:仅涉及 1 条肩袖肌腱;

②巨大损伤:涉及 2 条或 2 条以上肩袖肌腱;

③不可修复性损伤:涉及 2 条或 2 条以上肩袖肌腱,并且 MRI 显示肌腱内脂肪浸润,术中松解后在外展 60° 仍不能将肩袖组织外移至肌腱止点处。

4. 肩袖撕裂的主要临床表现是什么?

答:肩关节疼痛与压痛、功能障碍、肌肉萎缩、关节继发性挛缩。

5. 肩袖损伤的特征性临床表现是什么?

答:夜间疼痛明显,甚至因疼痛无法睡眠;活动受限以上举受限最常见,特征性表现为主动受限,被动活动受限不明显。

6. 肩袖肌腱脂肪浸润程度分哪 5 级?

答:(1)0 级:无脂肪浸润;

(2)1 级:CT 或 MRI 上可见肌肉内少量脂肪条带;

(3)2 级:脂肪量少于肌肉量;

(4)3 级:脂肪量与肌肉量一样多;

(5)4 级:脂肪量多于肌肉量。

7. 肩袖损伤的发病原因和损伤机制是什么?

答:主要是由于肩关节反复旋转或超常范围的运动,引起肩袖肌腱和肩峰下滑囊受到反复牵扯,并与肩峰和喙肩韧带不断摩擦及挤压所致。

8. 肩袖的作用是什么?

答:(1)使肱骨头与肩胛盂紧密接触,使肩关节在运动或静息状态下均能对抗三角肌的收缩,防止肱骨头被拉向肩峰,以三角肌的拮抗作用保持肩关节的稳定;

(2)以杠杆的轴心作用协调肩关节进行外展和旋转。冈上肌能使上臂外展及轻度外旋,冈下肌和小圆肌在肩下垂时能使上臂外旋,肩胛下肌在肩下垂时能使上臂内旋。

9. 肩袖损伤的定义是什么?

答:肩袖肌腱或合并肩峰下滑囊的创伤性炎症病变。

10. 何为肩坠落试验 (arm drop sign)?

答:被动抬高患臂至上举 90°~120° 范围,撤除支持,患臂不能自主支撑而发生臂坠落及疼痛即为阳性。

11. 何为痛弧试验?

答:肩关节外展 60°~120° 的弧度出现疼痛,超过 120° 则疼痛消失;上臂从上举位沿原路放下时,又在 60°~120° 出现疼痛则为阳性,即出现"弧痛",提示有肩袖损伤,尤其是冈上肌损伤的重要体征。

12. 肩周炎的临床表现有哪些？

答：早期表现仅以疼痛为主，或仅有轻微隐痛或肩关节不适和束缚感；继则疼痛加重，夜间尤甚，常影响睡眠，肩关节活动也逐渐完全受限，最后形成"冻结状态"。

三、肩峰下撞击综合征

1. 肩峰的型态分为哪 3 型?

答：平坦型、弧型、钩型。

2. 什么是肩峰角?

答：由肩峰前 1/3 下表面和后 2/3 下表面的连线构成。

3. 什么是外侧肩峰角?

答：由冠状位上肩峰下表面和肩盂上下缘的连线构成。

4. 什么是肩峰下撞击综合征?

答：Neer 最先推广了撞击综合征的概念，提出肩袖肌腱在肩关节上举过程中存在反复与喙肩弓碰撞的可能。在喙肩弓及肩峰的前 1/3 处的骨赘和增生，可以引起肩袖肌腱的撞击和损伤。

5. Neer 将肩峰下撞击综合征分为哪几期?

答：分为三期：水肿出血期、纤维变性和肌腱滑膜炎期；骨赘形成和肌腱撕裂期。

6. 肩峰下撞击综合征的临床表现主要有哪些?

答：肩峰下撞击综合征的主要临床表现为肩关节活动到特定位置时引起疼痛，多见于做上举动作时。早期休息时症状不明显，进展到肌腱炎或肌腱断裂时可出现持续疼痛和静息痛。

7. 肩峰下撞击综合征的保守治疗方法有哪些?

答：口服非甾体类抗炎药；理疗、冰敷、冷冻疗法和肩峰下局部封闭。

8. 肩峰下撞击综合征的关节镜手术包括哪些?

答：肩峰下滑囊清理和肩峰成形术。

四、肩关节盂唇损伤

1. 什么是 SLAP 损伤?

答：指肩胛盂缘上唇由前向后的撕裂，常累及肱二头肌长头腱附丽区。

2. 什么人易患 SLAP 损伤?

答：SLAP 损伤在长期从事过头位运动的运动员，如棒球运动的投手中较为常见。

3. SLAP 损伤的临床表现有哪些?

答：SLAP 损伤常无特异性症状。主要表现为肩部疼痛，尤其是患肢处于外展外旋位时明显。另外，还可出现关节别卡感、交锁、弹响、活动受限、无力等症状。

4. 什么是 Bankart 损伤?

答：肩关节脱位时，肩关节盂唇前下方在前下盂肱韧带复合体附着处的撕脱性损伤。

5. 什么是 Hill-Sachs 损伤?

答：肩关节前脱位时，肱骨头撞向关节盂缘可导致肱骨头的嵌插骨折，这种损伤称为 Hill-Sachs 损伤，出现在肱骨头的后外侧面。

五、肩关节脱位

1. 根据肩关节脱位后肱骨头的位置，可将肩关节脱位分成哪几类?

答：肩关节前脱位和肩关节后脱位。

2. 肩关节脱位的临床表现有哪些?

答：肩部肿胀、疼痛、功能障碍，患臂固定于肩外展 20°～30°；喙突下、腋窝或锁骨下可触及肱骨头。

3. 肩关节脱位的典型体征有哪些?

答：方肩畸形、搭肩试验阳性（Dugas 征）、直尺试验阳性。

4. 何为方肩畸形?

答：患侧肩关节失去圆形膨隆外形，肩峰显著突出，肩峰下部空虚。

5. 何为搭肩试验阳性?

答：患侧肘关节屈曲，肘尖部紧贴胸壁，患者手不能搭在健侧肩部。

6. 肩关节脱位最常见的手法复位方法是什么?

答：足蹬手牵法（希波克拉底法）。

第三节　肘

一、肘关节的基础知识

1. 肘关节由什么构成?

答：由肱骨、桡骨、尺骨及其关节囊、韧带组成。肘关节包括肱尺关节、肱桡关节和尺桡关节 3 个关节和 6 个相应的关节面。

2. 肘关节的活动度为多少?

答：肘关节的活动有屈伸和旋转运动，屈伸范围为 140°～150°，旋前正常活动范围为 0°～90°。

3. 什么是肱尺关节?

答：由肱骨滑车与尺骨半月切迹构成，属于蜗状关节，是肘关节的主体部分。

4. 什么是肱桡关节?

答：由肱骨小头与桡骨小头凹构成，属球窝关节。

5. 什么是桡尺近侧关节?

答：由桡骨头环状关节面与尺骨的桡骨切迹构成，属车轴关节。

6. 肘关节主要结构包括哪些?

答：关节面、关节软骨、关节囊和关节腔。

7. 肘关节关节软骨的作用有哪些?

答：减少摩擦和缓冲震荡冲击。

8. 什么是肘关节关节囊?

答：附于关节面的周缘及其附近的骨面上，为一结缔组织膜囊，密封关节腔。

9. 什么是肘关节关节腔?

答：为关节囊和关节面围成的窄隙，内有少量滑液，呈负压状态，以增强关节的稳固性。

10. 肘关节能做哪些运动?

答：前屈、后伸、参与前臂的旋前和旋后运动。

11. 何为臂丛?

答：臂丛由第5~8颈神经前支及第1胸神经前支组成。自起始处向远端逐渐下行，其组成部分分别被命名为根、干、股和束。

12. 臂丛在上臂及前臂的分支有哪些?

答：腋神经、尺神经、正中神经、桡神经和肌皮神经。

13. 尺神经损伤患者的感觉障碍出现在哪个部位？

答：尺神经损伤时，患者小指、环指的尺侧半，手掌尺侧的掌侧及背侧出现感觉异常。

14. 尺神经损伤患者会出现哪些功能异常？

答：患者出现并指肌力减弱、握拳肌力减弱、拇指对掌肌力减弱。

15. 爪形手是哪根神经损伤时出现的畸形？

答：尺神经。

16. 正中神经损伤患者的感觉障碍出现在哪个部位？

答：患者出现桡侧3个半指掌侧、远节及中节背侧，手掌掌侧3个半指区域出现感觉异常。

17. 正中神经损伤患者会出现哪些功能异常？

答：拇指外展不能、对掌不能。

18. 猿手畸形是哪根神经损伤时出现的畸形？

答：正中神经。

19. 桡神经损伤患者会出现哪些功能异常？

答：伸指不能、伸腕不能。

20. 垂腕畸形是哪根神经损伤时出现的畸形？

答：桡神经。

21. 腋神经损伤的临床表现是什么？

答：患者出现三角肌萎缩，肩关节外展受限。

22. 肌皮神经损伤的临床表现是什么？

答：患者出现肱二头肌萎缩，肘关节屈曲受限。

23. 肘关节脱位分哪几类？

答：（1）肘关节后脱位；

（2）肘关节前脱位；

（3）肘关节侧方脱位；

（4）肘关节分裂脱位。

24. 什么是肘关节后脱位?

答：肘关节在伸直的情况下，若受暴力如跌倒时一侧手掌着地，使肱骨下端向前移位，尺骨鹰嘴则向后移，形成肘关节后脱位。

25. 什么是肘关节恐怖三联征?

答：1996 年，Hotchkiss 将肘关节后脱位同时伴有桡骨头和尺骨冠状突骨折，称为肘关节恐怖三联征（ terrible triad of the elbow ）。

26. 参与肘关节屈曲活动的肌肉有哪些?

答：肱二头肌、肱肌、肱桡肌、旋前圆肌和腕屈肌群。

27. 参与伸肘的肌肉有哪些?

答：肱三头肌、肘肌和腕伸肌群。

28. 参与肘关节旋前运动的肌肉有哪些?

答：旋前圆肌、旋前方肌、桡侧腕屈肌、肱桡肌和肘肌。

29. 参与肘关节旋后运动的肌肉有哪些?

答：旋后肌、肱二头肌、桡侧腕长伸肌、拇长展肌和肱桡肌。

30. 肘关节的主要韧带有哪些?

答：内侧是尺侧副韧带连接尺骨和肱骨，外侧是桡侧副韧带连接桡骨和肱骨，另外两个韧带是环状韧带和方形韧带连接尺桡骨。

31. 肘关节尺侧副韧带的作用有哪些?

答：尺侧副韧带呈三角形，起自肱骨内上髁，呈放射状，止于尺骨半月切迹的边缘，有防止肘关节侧屈的作用。

32. 肱二头肌的解剖特点是什么?

答:分为肱二头肌长头肌腱和短头肌腱,长头肌腱起自肩胛骨盂上结节,止于桡骨粗隆后方;短头肌腱起自肩胛骨喙突,止于桡骨粗隆后方。

33. 肱肌的解剖特点是什么?

答:肱肌起于肱骨下半的前面,止于尺骨粗隆,由肌皮神经支配,作用是屈肘。

34. 肱三头肌的解剖特点是什么?

答:分为长头、外侧头和内侧头,长头肌腱起自肩胛骨盂下结节,止于尺骨鹰嘴;外侧头起自桡神经沟外上方的骨面,止于尺骨鹰嘴;内侧头起自桡神经沟以下的骨面,止于尺骨鹰嘴。

35. 上肢前侧的动脉有哪些?

答:肱动脉、桡动脉和尺动脉。

36. 肱动脉的分支有哪些?

答:肱深动脉、尺侧上副动脉和尺侧下副动脉。

37. 上肢浅静脉有哪些?

答:头静脉、贵要静脉、肘正中静脉和前臂正中静脉。

38. 上肢的深静脉有哪些?

答:从桡腕关节上方至腋腔的深静脉均与同名动脉伴行。桡静脉、尺静脉和肱静脉均为两条,两条肱静脉通常于胸大肌下缘处合成一条腋静脉。

二、肘关节相关疾病

1. 肱骨外上髁炎(网球肘)的病因和临床表现是什么?

答:由于长期的劳损,可使附着在肘关节部位的一些肌腱和软组织发生部分性纤维撕裂或损伤,网球肘多因前臂伸肌群长期反复强烈地收缩、牵拉，使肌腱附着处发生不同程度的急慢性累积性损伤。临床表现为：肘部疼痛；不能持重物，手不能用力握物，握拳、提壶、拧毛巾等运动可使疼痛加重；压痛，一般在肱骨外上髁处有局限性压痛点。

2. 肱骨外上髁炎依据临床表现与病理表现分哪三期？

答：（1）Ⅰ期：为肘关节外侧轻度疼痛，劳累后诱发；组织学表现为急性、可复性炎性反应，无血管纤维增生；非手术治疗可获得较为满意的结果；

（2）Ⅱ期：为活动后疼痛明显，有时静息痛，休息后可恢复；组织学表现为血管纤维增生；

（3）Ⅲ期：为静息痛、夜间痛，日常功能受限，显微镜下可见广泛血管纤维增生，可伴有完全性或部分肌腱断裂；非手术治疗无效。

3. 肘关节外侧副韧带损伤最常见的病因是什么？

答：肘关节脱位。

4. 肘关节外侧副韧带损伤后有哪些特殊检查可帮助确诊？

答：外侧轴移试验、后外抽屉试验、扶手椅试验。

5. 高尔夫球肘又称什么？

答：肱骨内上髁炎。

6. 肘管综合征又称什么？

答：迟发性尺神经炎。

7. 肘管综合征的临床表现有哪些？

答：（1）首先出现手背尺侧、小鱼、小指及环指尺侧伴感觉异常，通常为麻木或刺痛；

（2）而后出现小指对掌无力及手指收展不灵活；

（3）查体可见手部小鱼际肌、骨间肌萎缩，环、小指呈爪形手畸形，夹指试验阳性及尺神经沟处 Tinel 征阳性。

第四节 膝

一、膝关节的基础知识

1. 膝关节由哪些结构组成?

答:膝关节由三块骨、三个相互关节的面构成。

(1)骨:胫骨、股骨、髌骨;

(2)关节面:股骨下端关节面、胫骨上端关节面、髌骨关节面。

2. 膝关节的范围是什么?

答:膝关节上界为髌上囊的顶部,相当于髌骨上四横指部,下界略低于胫股关节。

3. 膝关节的主要韧带有哪些?

答:外侧副韧带、内侧副韧带、前交叉韧带、后交叉韧带、髌韧带和腘斜韧带等。

4. 股四头肌的组成和作用是什么?

答:股四头肌由股内侧肌、股外侧肌、股直肌和股中间肌组成。作用是伸膝关节、屈髋关节,是伸膝的主要装置,是稳定膝关节的重要因素。

5. 膝关节的常见损伤有哪些?

答:(1)内侧副韧带损伤;

(2)外侧副韧带损伤;

(3)前交叉韧带损伤;

(4)后交叉韧带损伤;

(5)伸膝装置损伤;

(6)髌骨脱位;

（7）髌骨软骨软化。

6. 什么是膝关节损伤三联征?

答：外伤致前十字韧带、内侧副韧带及内侧半月板三者合并损伤者。

7. 什么是膝关节内外侧"四联复合体"?

答：内外侧"四联复合体"是膝关节的主要稳定结构。内侧复合体由胫侧副韧带、半膜肌、鹅足肌腱和后侧关节囊的后斜韧带部分组成，外侧复合体由髂胫束、腓侧副韧带、腘肌腱和股二头肌腱构成。

8. 什么是膝关节交锁?

答：令患者主动伸屈膝关节，膝关节在活动中突然被卡住，不能伸直，也不能站稳。

9. 什么是 Q 角?

答：自髂前上棘至髌骨中心画一条线，另一条线从髌骨中心至胫骨结节中央，两条线的夹角为 Q 角，膝外翻时该角增大。男性正常值为 $10°$，女性正常值为 $15°$。

10. 膝关节主要伸肌及屈肌有哪些?

答：股四头肌是伸膝的重要装置，腘绳肌是膝关节的主要屈肌。

二、半月板损伤

1. 半月板的解剖特点是什么?

答：半月板由 2 个纤维软骨构成，垫在胫骨内、外侧髁关节面上，半月板外缘厚、内缘薄。

2. 内侧半月板的解剖特点是什么?

答：呈"C"字形，前端窄、后部宽，外缘中部与关节囊纤维层和胫侧副韧带相连。

3．外侧半月板的解剖特点是什么？

答：呈"O"字形，外缘中后 1/3 处有腘肌腱沟，腘肌腱由此通过。

4．半月板的重要功能有哪些？

答：（1）扩大关节面，传导载荷；

（2）维持关节稳定；

（3）润滑关节作用；

（4）改善股骨和胫骨之间的形态匹配性。

5．半月板损伤的临床表现是什么？

答：是一种以膝关节局限性疼痛，部分患者有打软腿或膝关节交锁现象，股四头肌萎缩，膝关节间隙固定的局限性压痛为主要表现的疾病。

6．根据半月板血供分布情况，临床上将半月板分为哪几个区？

答：红 - 红区（血供丰富区）、红 - 白交界区（从有血供区向无血供区的过渡区）、白 - 白区（无血供区）。

7．半月板撕裂有哪些体征？

答：关节绞索、关节弹响。

8．半月板损伤常用的体格检查方法有哪些？

答：浮髌试验、摇摆试验、MC-Murray 试验和 Apley 试验。

9．半月板撕裂最常见的部位是哪里？

答：半月板后角。

10．半月板撕裂最具特征性的症状是什么？

答：内、外侧关节间隙或半月板边缘的压痛。

11．半月板部分切除的目的是什么？

答：（1）切除撕裂的部分形成稳定的半月板，解除疼痛；

（2）半月板成形，防止损伤的加重；

（3）保留半月板外环，通过外环纤维部分保留半月板的震荡吸收功能，从而向周边传递轴向应力。

12. 膝关节在哪种体位时易造成半月板损伤?

答：半月板紧紧黏合在胫骨平台的关节面上，膝关节在运动过程中是不移动的，只有在膝关节屈曲 135° 时，关节做内旋或外旋运动，半月板才有轻微的移动，故此体位容易造成半月板的损伤。

13. 半月板损伤的诊断要点有哪些?

答：有膝关节突然旋转或跳跃落地时扭伤史，出现疼痛、肿胀、活动受限、关节弹响和关节交锁征。

三、膝关节韧带损伤

1. 前交叉韧带的解剖位置和功能是什么?

答：起自胫骨髁间隆起的前方内侧，与外侧半月板的前角附着，斜向后上外方，纤维呈扇形附着于股骨外侧髁的内侧。分为后外及前内两束，有防止胫骨向前移位的功能。

2. 后交叉韧带的解剖位置和功能是什么?

答：起自胫骨髁间隆起的后方，斜向前上内方，附着于股骨内侧髁的外侧面，主要作用是防止胫骨向后移位。

3. 外侧副韧带的解剖位置和功能是什么?

答：起自股骨外上髁，向下延伸至腓骨头，有防止小腿内收及旋转活动的功能。

4. 内侧副韧带的解剖位置和功能是什么?

答：起自股骨内上髁，向下附着于胫骨内侧髁及相邻骨体，有防止膝外展及防止膝旋转不稳的作用。

5. 膝外侧肌主要有哪些?

答：主要有股二头肌、腘肌及髂胫束。

6. 股二头肌的功能是什么?

答：股二头肌位于股骨后部外侧，作用是屈膝并使小腿外旋。

7. 腘肌的功能是什么?

答：腘肌斜位于腘窝底，起自股骨外侧髁，是小腿的内旋肌，有固定半月板及稳定膝关节的作用。

8. 膝内侧肌主要有哪些?

答：缝匠肌、半腱肌、半膜肌和股薄肌。

9. 膝内侧肌的作用是什么?

答：缝匠肌、半腱肌及股薄肌的肌腱腱共同构成"鹅足"，与半膜肌一起，共同使小腿内旋，是防止膝外旋不稳的重要因素。

10. 膝关节附近最主要的血管是什么?

答：腘动脉。

11. 腘动脉的走行及分支是什么?

答：腘动脉是股动脉通过内收大肌肌管的延续部分，紧贴股骨下端及胫骨上端的后方。当腘动脉进入比目鱼肌"腱弓"之后分成两支，即胫前动脉与胫后动脉。

12. 膝关节附近最主要的神经是什么?

答：膝关节附近的神经有胫神经与腓总神经，二者均为坐骨神经的分支。

13. 前交叉韧带损伤常见的病因有哪些?

答：膝外翻伤（最常见）、膝内翻伤、膝过伸伤、膝屈曲位后方撞伤。

14. 前交叉韧带损伤的症状有哪些?

答：疼痛、肿胀、不稳（不能继续运动、不能急停或急转、反复扭伤）。

15. 前交叉韧带损伤急性期的症状有哪些?

答：急性期指受伤 3 周内，主要症状是疼痛、肿胀、停止当前正在进行的动作或走动。

16. 前交叉韧带损伤慢性期的症状有哪些?

答：慢性期指受伤大于 3 周，此时疼痛及肿胀不明显，可继发关节不稳及有错动感，不敢做急停或急转动作。

17. 前交叉韧带损伤常见的查体方法有哪些?

答：前抽屉试验（anterior drawer test，ADT）、拉赫曼试验（Lachman test）。

18. 前抽屉试验的方法是什么?

答：患者平卧，屈膝 90°，检查者双手一起握住患者小腿上段，用力向前方做拉抽屉的动作，与健侧腿对比，如果出现患侧胫骨过度前移，提示前交叉韧带断裂。

19. 拉赫曼试验的方法是什么?

答：屈膝 15°～20°，用两只手分别握住股骨远端和胫骨近端，前后错动，双侧对比，看是否存在胫骨过度前移。

20. 足背动脉的位置是什么?

答：足背动脉位于内外踝背侧连线上，拇长伸肌腱与二趾长伸腱之间（位于足背中部大脚趾和第二脚趾之间）。

21. 足背动脉的评估方法是什么?

答：嘱患者双腿自然伸直，评估者站于床尾，双手示指及中指同时触摸双侧的足背动脉搏动情况。

22. 后交叉韧带损伤的病因是什么?

答：当暴力撞击小腿上端前方时，使胫骨向后移位，造成后交叉韧带损伤，甚者可伴有后关节囊破裂、胫骨隆突撕脱骨折和外侧半月板损伤。

23. 后交叉韧带的损伤机制是什么?

答：全屈损伤（最常见）、直接应力损伤和过伸损伤。

24. 后交叉韧带断裂的症状有哪些?

答：（1）膝关节受伤后关节内有撕裂感，关节松弛，失去原有的稳定性；

（2）膝关节明显肿胀，关节内积血、疼痛、活动功能丧失。

四、髌骨脱位

1. 髌骨的解剖学特点有哪些?

答：位于膝关节前方，股骨的下端前面，是人体内最大的籽骨，包埋于股四头肌腱内，为三角形的扁平骨，参与膝关节的构成。

2. 髌骨的功能有哪些?

答：保护膝关节，避免股四头肌腱对股骨髁软骨面的摩擦；传递股四头肌的力量，参与构成伸膝装置；维持膝关节在半蹲位的稳定性；防止膝关节过度内收、外展和伸屈活动。

3. 髌骨脱位的定义是什么?

答：髌骨的后关节面与股骨下端两髁之间的关节面发生移位叫做髌骨脱位，发生 2 次以上的髌骨脱位称为复发性髌骨脱位。

4. 髌骨脱位的发生机制有哪些?

答：（1）直接外力：如跪地，膝的髌骨部被踢、被撞等，这种外力多产生髌骨的半脱位；

（2）间接外力：膝扭转时由于内翻或外翻，加上股四头肌的突然收缩致使髌骨脱位或半脱位。

5. 髌骨脱位的症状有哪些?

答：膝乏力，有时出现肿痛及肿胀，关节不稳；膝关节屈曲时，可见髌骨的位置外移，严重可完全滑到股骨外髁的外侧。

6. 髌骨脱位的常见体征是什么?

答：检查见髌膝关节及髌骨内侧压痛，恐惧试验（＋）。

第五节　踝

一、踝关节的基础知识

1. 踝关节由哪三个骨性结构组成?

答：胫骨、腓骨和距骨。

2. 踝关节的活动范围是什么?

答：（1）跖屈：$30° \sim 50°$；

（2）背伸：$15° \sim 20°$；

（3）内翻（距下关节）：$20°$；

（4）外翻（距下关节）：$20°$；

（5）旋后：可达 $5° \sim 10°$；

（6）旋前：可达 $5° \sim 10°$。

3. 评估外踝韧带不稳定最常用的检查是什么?

答：前抽屉试验、距骨倾斜试验。

4. 踝关节属于哪种类型关节?

答：铰链关节。

5. 踝关节的韧带结构有哪些?

答：踝关节韧带共分为三组：下胫腓韧带、内侧韧带（三角韧带）和外侧韧带。

6. 下胫腓韧带的功能是什么?

答：下胫腓韧带分为下胫腓前韧带、骨间韧带、下胫腓后韧带和下胫腓横韧带。功能：保持踝关节紧固而又有一定的弹性，踝背屈时下胫腓联合轻微增宽。

7. 踝关节内侧韧带（三角韧带）的功能是什么?

答：三角韧带分为胫距前韧带、胫跟韧带和胫距后韧带。功能：对抗距骨外旋应力，跖屈时牵拉距骨内旋，对抗后足外翻应力。

8. 踝关节外侧韧带的功能是什么?

答：（1）腓距前韧带：跖屈位限制足内翻、中立位对抗距骨向前移位；

（2）腓跟韧带：中立位限制足内翻、限制距骨向前移位；

（3）腓距后韧带：限制踝关节过度背屈。

9. 胫前动脉的解剖位置及分支是什么?

答：胫前动脉是腘动脉的终支之一，在平对胫骨粗隆处发自腘动脉，在小腿上部位于胫骨前肌与趾长伸肌之间，向下则贴胫骨外侧面行于胫骨前肌与拇长伸肌之间，后经拇长伸肌腱深面至其外侧，在足背延续为足背动脉。

10. 胫后动脉的解剖位置及分支是什么?

答：胫后动脉是腘动脉的直接延续。在腘肌下缘分出后，向下于小腿屈肌浅、深两层之间，经内踝后方，通过屈肌支持带深面转入足底，分为足底内、外侧动脉。

11. 腓总神经的走行是什么?

答：腓总神经沿股二头肌内侧缘行向外下，至腓骨头后面，经腓骨长肌深面绕腓骨颈外侧，分成腓浅和腓深神经。

12. 腓总神经损伤的临床表现有哪些?

答：腓骨肌及胫骨前肌群的瘫痪和萎缩，出现足背屈、外翻功能障碍呈足下垂畸形；伸拇、伸趾功能丧失，呈屈曲状态；小腿前外侧和足背前、内侧感觉障碍。

13. 胫神经的走行是什么?

答：行经比目鱼肌腱弓的深面，伴胫后动脉下行于小腿浅、深层肌之间。经内踝后方，屈肌支持带的深面，至足底分为足底内侧神经和足底外侧神经。

14. 胫神经损伤的临床表现有哪些?

答：股骨髁上骨折及膝关节脱位易损伤胫神经，出现踝跖屈、内收、内翻，足趾跖屈、外展和内收障碍，小腿后侧、足背外侧、跟外侧和足底感觉障碍。

二、踝关节相关疾病

1. 踝关节韧带中最易损伤的是哪个韧带?

答：距腓前韧带。

2. 踝关节扭伤的临床表现是什么?

答：Ⅰ型：扭伤周围有轻度水肿，并存在压痛和活动受限，但通常能够进行完全的负重。Ⅱ型和Ⅲ型：踝关节周围存在严重水肿，常出现淤血；踝关节主动活动受限，伴有极度疼痛。

3. 踝关节扭伤分哪3型?

答：(1) Ⅰ型：韧带受到牵拉，没有撕裂，踝关节相对稳定；

(2) Ⅱ型：韧带部分撕裂，出现不同程度的踝关节不稳定；

(3) Ⅲ型：踝关节严重损伤，一根或多根韧带完全撕裂，可能造成周围骨性结构的骨折，踝关节不稳定。

4. 前方踝关节撞击的主要原因是什么？

答：胫骨远端前方或距骨颈异常增生的骨赘突入至胫距关节内，在踝关节背屈过程中产生撞击，从而造成活动受限和疼痛。

5. 距骨骨软骨损伤的分期是什么？

答：（1）1期为软骨压缩型损伤；

（2）2期为骨软骨的不完全骨折；

（3）3期为骨软骨的完全骨折，但没有移位；

（4）4期为移位的骨软骨骨折。

6. 踝关节骨性关节炎的临床表现有哪些？

答：肿胀、疼痛、关节僵硬感、活动受限、交锁和弹响。

7. 跟腱断裂的临床表现有哪些？

答：（1）"三有"：棒击感、疼痛、响声；

（2）"三无"：不能提踵、休息位不等长、捏小腿足跟不活动。

8. 何为休息位不等长？

答：当患者趴在床上，双脚搭在床外，使跟腱处于休息位，对比双侧即可发现患侧脚足跟较患侧短，也就是休息位不等长。

9. 跟腱断裂患者术前泡脚的方法是什么？

答：急性跟腱断裂的患者使用0.02%高锰酸钾溶液，温度为30℃，泡脚20 min。陈旧性跟腱断裂的患者使用0.02%高锰酸钾溶液，温度为40℃，泡脚20 min。

第六节　髋

1. 髋关节的常见损伤是什么?

答：股骨髋臼撞击和髋臼盂唇损伤。

2. 股骨髋臼撞击临床上分为哪两个类型?

答：凸轮撞击和钳形撞击。

3. 什么是凸轮撞击?

答：由股骨头颈结合部凸起引起的撞击。

4. 什么是钳形撞击?

答：由于髋臼的局部或广泛过度覆盖引起的撞击。

5. 股骨髋臼撞击的临床表现主要有哪些?

答：主要表现为在髋关节旋转时，坐姿以及运动中或运动后，腹股沟区域出现疼痛，有些患者可能出现大粗隆部位的疼痛并向大腿外侧放射。

6. 髋关节属于什么关节?

答：球窝关节。

7. 造成髋臼盂唇损伤的主要病因有哪些?

答：创伤、股骨髋臼撞击、关节囊松弛、髋臼发育不良和关节退变。

8. 髋臼盂唇损伤的临床表现有哪些?

答：患者静息状态下可能出现髋关节屈曲、外展或外旋，提示患者存在滑膜炎或关节积液。患髋活动度受限，可能出现臀肌步态。

9．什么是臀肌步态？

答：行走时患肢需要屈髋、屈膝，步幅变小。

10．髋关节的骨性结构是什么？

答：髋关节的骨性结构由髋臼和股骨构成。髋臼由髂骨、坐骨、耻骨共同融合组成。

11．髋关节周围的主要屈肌有哪些？

答：髂腰肌、股直肌、缝匠肌和阔筋膜张肌。

12．髋关节周围的主要伸肌有哪些？

答：（1）臀大肌：伸髋关节、外旋股骨；

（2）腘绳肌：伸髋关节、屈膝关节。

13．髋关节周围的主要外展肌有哪些？

答：臀中肌和臀小肌。

14．髋关节的内旋肌群有哪些？

答：臀中肌、臀小肌、阔筋膜张肌、半腱肌、半膜肌、耻骨肌和大收肌。

15．髋关节周围的血管有哪些？

答：股动脉、股静脉、股深动脉和旋股外侧动脉。

16．髋关节周围的主要神经有哪些？

答：坐骨神经、股神经、股外侧皮神经和闭孔神经。

17．坐骨神经的走行及支配区是什么？

答：坐骨神经经梨状肌下孔出骨盆到臀部，在臀大肌深面向下行，支配途经的肌肉，在到腘窝以前，分为胫神经和腓总神经，支配小腿及足的全部肌肉，以及除隐神经支配区以外的小腿与足的皮肤感觉。

18．弹响髋的临床表现有哪些？

答：股骨大粗隆部有弹响、步态异常、双膝不能并拢下蹲、坐位时双膝分开不能做膝关节重叠。

第七章　骨与软组织肿瘤科

第一节　概　述

1. 什么是骨肿瘤?

答：是发生于骨骼或其附属组织（血管、神经、骨髓等）的肿瘤。

2. 骨肿瘤的分类及临床特点是什么?

答：分为良性骨肿瘤和恶性骨肿瘤。

（1）良性骨肿瘤：一般先有肿块，生长缓慢，边界清楚，伴或不伴有轻度疼痛，一般无全身症状。

（2）恶性骨肿瘤：一般先有疼痛，后出现肿块，生长迅速，边界不清，局部可肿胀、皮肤发红发热、关节功能障碍及组织压迫症状等，可伴有全身症状如发热、消瘦等，晚期可有全身其他组织器官转移。

3. 什么是软组织肿瘤?

答：是指起源于黏液、纤维、脂肪、平滑肌、横纹肌、间皮、血管、淋巴管等组织，并且位于软组织部位（内脏器官除外）的肿瘤。

4. 软组织肿瘤的临床表现有哪些?

答：（1）肿块：患者多以无痛性肿块就诊；

（2）疼痛：高分级肉瘤因生长较快，常伴有钝痛；

（3）部位：纤维源性肿瘤多发生于皮下组织；脂肪源

190

性肿瘤多发生于臀部、下肢及腹膜后；间质瘤多发生于胸、腹腔；平滑肌源性肿瘤多发生于腹腔及躯干部等；

（4）活动度：良性及低度恶性肿瘤生长部位常表浅，活动度较大；生长部位较深或周围组织浸润的肿瘤，活动度较小。

5. 常见的良性骨肿瘤有哪些？

答：主要有骨巨细胞瘤、骨软骨瘤、内生软骨瘤、多发性骨软骨瘤和骨样骨瘤等。

6. 常见的恶性骨肿瘤有哪些？

答：主要有骨肉瘤、软骨肉瘤、尤因肉瘤、恶性骨巨细胞瘤和骨转移瘤等。

7. 常见的良性软组织肿瘤有哪些？

答：主要有脂肪瘤、血管瘤、表皮样囊肿、腱鞘囊肿、神经鞘瘤和神经纤维瘤病等。

8. 常见的恶性软组织肿瘤有哪些？

答：主要有纤维肉瘤、恶性纤维组织细胞瘤、脂肪肉瘤、平滑肌肉瘤、横纹肌肉瘤、血管肉瘤、恶性周围神经鞘膜瘤、软组织尤因肉瘤、滑膜肉瘤、上皮样肉瘤和透明细胞肉瘤等。

9. 诊断骨与软组织肿瘤通常需要做哪些影像学检查？

答：骨X线平片、CT、正电子发射计算机断层显像（PET）、MRI和骨扫描。

10. 骨与软组织肿瘤术前行血管造影及动脉栓塞有何意义？

答：（1）血管造影可了解肿瘤供血情况，为手术入路及术式的选择提供依据；

（2）动脉栓塞可减少术中出血，增加手术安全性，有利于肿瘤的完整切除。

11. 病理学诊断对骨肿瘤的治疗有什么意义?

答:(1)指导手术切除范围;

(2)决定术前是否需要放化疗;

(3)决定术后是否需要进一步治疗等。

第二节　骨与软组织肿瘤手术的护理

1. 骨肿瘤的手术范围分类有哪些?

答:包括囊内切除、边缘切除、广泛切除及根治性切除。

2. 什么是囊内切除?

答:指手术在肿瘤组织内进行,肉眼或镜下可看见肿瘤细胞。

3. 什么是边缘切除?

答:指手术在肿瘤和肿瘤邻近的软组织内进行,可能会残留卫星灶或跳跃病灶。

4. 什么是广泛切除?

答:指在肿瘤外的正常组织内进行,切除范围包括肿瘤周围的反应带和水肿区。

5. 什么是根治性切除?

答:指广泛切除原发肿瘤及其直接侵犯的组织。

6. 如何对骨与软组织肿瘤手术前患者进行疼痛护理?

答:教会患者正确进行疼痛评估,按三阶梯止痛原则,遵医嘱止痛,及时评价止痛效果,注意观察不良反应,并做好患者及家属的健康宣教。

7. 四肢肿瘤患者手术前如何进行皮肤护理?

答：术前可用温水清洁皮肤，禁止在患肢进行抽血、输液等治疗。术前1日遵医嘱完成手术部位备皮，并用皂液及清水清洁皮肤。

8. 骨肿瘤患者手术前如何预防病理性骨折?

答:（1）告知患者下床活动时动作要慢，要有人陪同；

（2）患侧肢体不要负重，可使用拐杖等支撑；

（3）注意防跌倒；

（4）骨破坏严重者应卧床休息，禁止下床活动。

9. 手术前进行肢体功能锻炼的意义是什么?

答:（1）功能锻炼能够改善及促进肢体功能恢复；

（2）能够增加患者战胜疾病的信心；

（3）促进患者早日康复。

10. 骨肿瘤手术后患者的病情观察要点主要包括哪些?

答：患者神志、生命体征、疼痛、伤口、引流及患肢感觉、运动、温度、血运等。

11. 皮瓣的观察要点主要包括哪些?

答：皮瓣的颜色、温度、毛细血管充盈情况及皮瓣张力等。

12. 手术后功能锻炼的原则有哪些?

答:（1）循序渐进；

（2）活动范围从小到大；

（3）次数由少到多；

（4）时间由短到长；

（5）强度由弱到强；

（6）术后活动应尽早开始：如患者清醒后即可开始。

13. 保肢手术的优点有哪些?

答:(1)尽可能保留患者肢体,也就是尽可能保留了相关的功能;

(2)能够对患者起到心理安慰的作用;

(3)满足患者对自身形象的需求;

(4)术后即能恢复患肢功能,早期并发症少;

(5)提高生活质量。

14. 保肢手术的要求有哪些?

答:肿瘤能够彻底切除,肿瘤的复发率不高于截肢手术,术后功能不低于截肢术后安装的义肢等。

15. 截肢手术后伤口残端的护理要点有哪些?

答:(1)术后早期注意残端定型,残端所有骨突均用棉垫保护、弹力绷带包扎;

(2)密切观察残端渗血情况,以防残端血管结扎线脱落导致的大出血;

(3)密切观察病情,发现异常,及时报告医生。

16. 什么是幻肢痛?

答:是指截肢术后,患者常常感到被切除的肢体仍然存在,并有各种疼痛的感觉。

17. 截肢手术后幻肢痛的护理要点有哪些?

答:(1)术前做好宣教工作,使患者有充分的思想准备,接受对肢体截除的事实,做好心理护理;

(2)对疾病史较长的患者可轻轻叩击其神经残端,也可用热敷等理疗方法;

(3)尽早安装义肢,如安装下肢义肢者可早期下床适当活动,一般数月后幻肢痛有望消失;

(4)顽固性幻肢痛者除以上处理外,还可用普鲁卡因进行封闭、交感神经阻滞或交感神经切除术。

(5)不主张应用镇痛药物治疗。

18. 恶性骨与软组织肿瘤的转移途径主要有哪些?

答：血行转移和淋巴转移。

19. 青少年常见的四肢恶性骨肿瘤主要有哪些?

答：骨肉瘤、尤因肉瘤等。

20. 恶性骨肿瘤保肢治疗后的并发症主要有哪些?

答：感染、局部复发、远处转移和功能障碍等。

21. 软组织肿瘤术后常见并发症有哪些?

答：出血、伤口感染、皮下积液、肢体功能障碍和深静脉血栓形成等。

第三节　放疗的护理

1. 什么是放射治疗（放疗）?

答：是利用一种或多种电离辐射对恶性肿瘤及一些良性病变进行的治疗。

2. 放疗期间常见的并发症有哪些?

答：(1)胃肠道反应：食欲不振、恶心、呕吐、厌食；

(2)心理反应：疲乏、睡眠不佳、精神紧张、忧郁；

(3)血象改变：白细胞、血小板、中性粒细胞、免疫球蛋白降低，免疫功能下降；

(4)皮肤反应：部分患者出现皮肤瘙痒、红、肿、热、脱皮、糜烂、渗出；

(5)其他：疼痛、发热、出血等。

3. 放疗后皮肤反应的各级表现主要是什么?

答：(1)Ⅰ级：轻微红斑，瘙痒，轻度干性反应；

(2)Ⅱ级：散在红斑，皮肤皱褶处有湿性反应，或中度水肿；

（3）Ⅲ级：皮肤皱褶外的脱皮；

（4）Ⅳ级：皮肤溃疡、出血、坏死。

4. 放疗照射野皮肤的保护要点主要有哪些?

答:（1）保持清洁干燥，可用软毛巾浸温水轻轻蘸洗；

（2）内衣应柔软、宽松，最好是纯棉制品；

（3）禁用肥皂、乙醇、油膏等刺激性药物，禁贴胶布，禁止挠抓；

（4）避免冷热等各种刺激，避免暴晒。

5. 骨与软组织肿瘤术后放疗的主要作用是什么?

答:（1）降低局部复发率；

（2）提高疗效。

6. 骨转移的常见部位有哪些?

答：脊柱、骨盆、股骨等。

7. 骨转移瘤患者主要临床表现有哪些?

答：骨痛、高钙血症、病理性骨折、脊髓神经压迫（瘫痪）及肢体活动受限（运动功能障碍）等。

8. 骨盆肿瘤术后患者应保持什么体位?

答：保持患肢外展中立位。

第八章 中医骨科

第一节 概 述

1. 什么是中医骨伤科学？

答：中医骨伤科学是一门防治骨关节及其周围筋肉损伤与疾病的学科。古属"疡医"范畴，又称"接骨""正体""正骨""伤科"等。

2. 什么是中医骨科护理？

答：中医骨科护理充分运用望、闻、问、切四诊方法，采用中医护理知识、运用中医操作技能对骨科患者进行护理。

3. 骨伤科疗法主要有哪些？

答：手法复位、夹板固定、按摩、针灸、艾灸、小针刀、熏蒸、整脊、牵引、功能锻炼、气功和中药等。

4. 中医临床护理学的基本特点是什么？

答：整体观念、辨证施护。

5. 辨证方法有哪些？

答：脏腑辨证、卫气营血辨证、三焦辨证、六经辨证、阴阳辨证、部位辨证、局部辨证和经络辨证等。

6. 中医临床护理主要包括哪些内容？

答：主要包括病情观察、生活起居、饮食护理、用药护理、情志护理和对症处理等方面。

7. 中医临床护理的病情观察要点是什么?

答：观察患者的生命体征、主要症状、神志、面色、苔脉、食欲、气血的盛衰和病情进展等情况。

8. 情志护理的方法有哪些?

答：说理开导、释疑解惑、怡情易性、顺情从欲、以情制情和发泄解郁等。

第二节　常见骨科疾病的中医护理

一、肩周炎

1. 什么是肩周炎?

答：肩周炎的全称是肩关节周围炎，俗称"五十肩"，好发于50岁左右的中老年人，女性多于男性。是一种暂时性的，以肩部疼痛、肩关节活动障碍为特征的，肩周肌肉、肌腱、滑囊和关节囊等软组织发生慢性炎症的一种疾病。

2. 肩周炎的病因有哪些?

答：(1)与年龄有关；

(2)与肩部受凉、受寒或肩部外伤有关；

(3)任何可以引起上肢或肩关节肌筋膜粘连，关节活动受限的原因都可能引起肩周炎。

3. 肩周炎的临床表现有哪些?

答：(1)肩部疼痛，患侧卧位疼痛明显，半夜易疼醒；

(2)上肢肌肉无力、活动范围减小；

(3)洗脸、梳头、穿脱衣服等日常活动障碍。

4. 肩周炎患者功能锻炼的注意事项有哪些?

答：(1)急性期疼痛剧烈时不宜进行功能锻炼；

（2）功能锻炼时肩部会产生痛感，但以可忍受为度；

（3）功能锻炼应循序渐进，不要急于求成。

二、膝关节骨性关节炎

1. 什么是膝关节骨关节炎？

答：是由关节软骨、关节结构的退行性变以及继发于退行性变而导致软骨破坏或增生性变化所引起的一系列疾病。

2. 膝关节骨关节炎的病因是什么？

答：根本原因是关节软骨的退化、外伤、过度劳累、体重过重、不正确的走路姿势、长时间下蹲、膝关节的受凉受寒等。

3. 膝关节骨关节炎的分型有哪些？

答：（1）无特定原因的原发性骨关节炎；

（2）有明显原因的继发性骨关节炎。

4. 骨关节炎的临床表现有哪些？

答：（1）疼痛；

（2）僵硬或晨僵：典型的情况是早起及开始活动时出现，做数分钟活动后消失，伴随关节肿胀及积液的减少而缓解；

（3）关节内响声：如摩擦音等；

（4）活动受限：如肌肉痉挛、韧带挛缩等；

（5）关节绞锁。

5. 膝关节骨性关节炎的分型有哪些？

答：风寒湿痹证、风湿热痹证、瘀血闭阻证和肝肾亏虚证。

6. 膝关节骨性关节炎各类分型的中医治疗原则有哪些？

答：（1）风寒湿痹证：祛风通络，散寒除湿；

（2）风湿热痹证：祛热疏风，除湿止痛；

（3）瘀血闭阻证：活血化瘀，舒筋止痛；

（4）肝肾亏虚证：滋补肝肾，强壮筋骨。

7. 膝关节骨性关节炎患者的功能锻炼方法有哪些？

答：（1）直腿抬高练习；

（2）负重直腿抬高练习；

（3）负重短弧练习；

（4）负重长弧练习。

三、胫腓骨骨折

1. 中医骨伤治疗骨折的四项原则是什么？

答：动静结合、筋骨并重、内外兼治和医患合作。

2. 胫腓骨骨折的常见分型有哪些？

答：血瘀气滞证、瘀血凝滞证和肝肾不足证。

四、骨蚀（成人股骨坏死）

1. 骨蚀（成人股骨坏死）的常见分型及特点有哪些？

答：（1）血瘀气滞证：髋部疼痛，夜间剧痛，疼痛部位固定，关节屈伸活动障碍。舌质暗或有瘀点，苔黄。

（2）肾虚血瘀症：髋部持续隐痛，关节僵硬，伴心烦失眠，口渴咽干，面色潮红。舌质红，苔黄燥或黄腻。

（3）痰瘀蕴结证：髋部剧烈疼痛，疼痛部位固定，关节肿胀，关节屈伸活动障碍，肌肤麻木，形体肥胖。舌质灰。

2. 骨蚀患者根据不同的分型给予何种饮食指导？

答：（1）血瘀气滞证：宜食行气止痛、活血化瘀的食品，如白萝卜、鲈鱼、红糖、山楂、生姜、桃仁、百合等；忌煎炸、肥腻、厚味、寒凉的食品。

（2）肾虚血瘀证

①肾阴虚患者宜食滋养肾阴的食品（不宜与萝卜同

服），如大枣、枸杞子、黑芝麻、甲鱼肉、桃仁等；忌辛辣香燥的食品；

②肾阳虚患者宜食温阳补肾的食品，如黑豆、核桃、杏仁、腰果、黑芝麻等；忌生冷瓜果及寒凉的食品。

（3）痰瘀蕴结证：宜食健脾除湿、行气活血化瘀的食品，如白萝卜、山药、薏苡仁、赤小豆、木耳等；忌辛辣、燥热、肥腻等生痰助湿的食品。

3. 排尿困难的中医护理措施主要有哪些？

答：（1）评估排尿困难的原因；

（2）遵医嘱艾灸，取中极、关元、气海等穴；

（3）热熨下腹部，还可采取穴位按摩，取中极、关元、气海等穴。

4. 便秘的中医护理措施主要有哪些？

答：（1）评估便秘引起的原因；

（2）遵医嘱指导患者穴位按摩，取关元、足三里、大横、天枢等穴；

（3）腹部按摩，必要时遵医嘱给予中药贴脐；

（4）遵医嘱指导并协助患者耳穴贴压，取大肠、小肠、脾、胃、交感等穴。

五、腰痹（腰椎间盘突出症）

1. 腰痹（腰椎间盘突出）的分型有哪些？

答：血瘀气滞证、寒湿痹阻证、湿热痹阻证和肝肾亏虚证。

2. 腰痹各分型的特点有哪些？

答：（1）血瘀气滞证：腰腿痛剧烈，痛有定处，腰部僵硬，俯仰活动艰难，舌质暗紫，或有瘀斑，舌苔薄白或薄黄；

（2）寒湿痹阻证：腰腿部寒冷疼痛，腰部旋转活动受限，遇寒痛增，得热则减，伴下肢活动受限，舌质胖淡，苔白腻；

（3）湿热痹阻证：腰腿疼痛，疼痛部位伴有热感，活动受限，口渴不欲饮，苔黄腻；

（4）肝肾亏虚证：持续腰腿疼痛，反复发作，乏力，劳则加重，卧则减轻；包括肝肾阴虚及肝肾阳虚证。

①阴虚证症见：心烦失眠，口苦咽干，舌红少津；

②阳虚证症见：四肢不温，形寒畏冷，舌质淡胖。

六、项痹（神经根型颈椎病）

1. 项痹的分型有哪些？

答：风寒痹阻、血瘀气滞、痰湿阻络、肝肾不足和气血亏虚。

2. 项痹各分型的特点有哪些？

答：（1）风寒痹阻：颈、肩、上肢疼痛麻木，以痛为主，头有沉重感，颈部僵硬，活动受限，恶寒畏风。舌淡红，苔薄白，脉弦紧。

（2）血瘀气滞：颈肩部、上肢刺痛，伴有肢体麻木。舌质暗，脉弦。

（3）痰湿阻络：头晕目眩，头重如裹，四肢麻木，纳呆。舌暗红，苔厚腻，脉弦滑。

（4）肝肾不足：眩晕头痛，耳鸣耳聋，失眠多梦，肢体麻木，面红目赤。舌红少苔，脉弦。

（5）气血亏虚：头晕目眩，面色苍白，心悸气短，四肢麻木，倦怠乏力。舌淡苔少，脉细弱。

第三节　骨伤科常见中医技术的护理

一、中医微创技术

1. 何谓中医微创技术?

答：起源于中国传统医学的古九针疗法，以现代医学的解剖、生理、病理、生物力学以及外科微创技术为基础，集我国传统医学的针刺手法特色于一体的中西医学技术。

2. 中医微创治疗的原理是什么?

答：是一种介于手术方法和非手术疗法之间的闭合性松解术，是在切开性手术方法的基础上结合针刺方法形成的，达到机械松解，干预肌腱、筋膜、韧带、关节囊、滑囊等软组织，恢复相关部位的正常功能，从而达到治疗目的。

3. 中医微创治疗的优点有哪些?

答：(1)操作简单，不受环境和条件的限制；

(2)治疗切口小，不用缝合，对人体组织的损伤小，不易引起感染，无不良反应；

(3)患者无明显痛苦和恐惧感，术后无须休息，疗程短，患者易于接受。

4. 中医微创治疗的适应证有哪些?

答：(1)软组织损伤引起的颈、腰痛，腱鞘炎，肩周炎；

(2)由外伤、劳损、手术等原因引起的局部组织粘连、瘢痕等，如网球肘、肩胛提肌损伤；

(3)骨关节内科疾病的后遗症，如风湿、强直性脊柱炎、痛风、骨关节缺血性坏死、四肢关节纤维性僵硬等。

5. 中医微创治疗的禁忌证有哪些？

答：（1）发热、感染患者；

（2）患血友病及有出血倾向或凝血机制障碍者；

（3）严重的内脏疾病发作期、糖尿病患者；

（4）体格虚弱、不合作者或精神病患者；

（5）手术部位有感染或有红、肿、热、痛、脓肿者；

（6）诊断不明确，手术部位、病理变化及局部解剖结构复杂者；

（7）手术部位邻近有重要器官且无法保护者。

6. 中医微创治疗分哪三大类？

答：从所使用针具上来分，可将中医微创治疗分为锐性松解减压、钝性松解减压及套管松解减压三大类。

7. 目前在国内外流行的针具有哪些？

答：针刀、水针刀、铍针、刃针、松解、圆利针及不同刀形（弯形、双刃）等。

8. 针刀的结构特征是什么？

答：形似针，实为刀，是中国的微创外科手术器械。

9. 针刀医学的本质是什么？

答：非药物微创疗法，闭合型松解减压术。

二、中药离子导入法

1. 何谓中药离子导入法？

答：是应用浸有中草药的电极板，放置在人体的穴位上，通过药物离子透入仪输出的直流电，将中药药液离子透入穴位，以达到药物与电刺激穴位双重治疗效应的一种外治法。

2. 中药离子导入的禁忌证有哪些？

答：高热、出血疾患、活动性结核、妊娠、严重心功能不全、治疗部位有金属异物、皮肤破损、感染或带有心脏起搏器的患者。

3. 中药离子导入法的注意事项有哪些?

答:(1)治疗过程中,注意患者的保暖;

(2)注意中药药物溶液的 pH,以减少刺激性,衬垫上药物浓度一般为 10%;

(3)药物的成分要纯,以防止或减少寄生离子的影响,要求每个衬垫只供一种药物使用,避免交叉感染,清洁消毒衬垫要按药物的不同种类分开,并禁用洗涤剂;

(4)治疗过程中,随时观察患者的反应,及时调节电流量,谨防电灼伤。

(5)如出现局部皮肤过敏情况,可用复方醋酸地塞米松乳膏(皮炎平)、醋酸氟轻松乳膏(肤轻松)等药物涂抹患处。

三、中药外用、外敷

1. 何谓中药外用法?

答:是将药物或配合一定的器械,直接作用于患者体表某部或病变部位,以达到治疗目的的一种治疗方法。

2. 中药外用法都包括什么?

答:中药外敷法、中药湿敷法、中药换药法、熏洗法、药熨法和中药离子导入法。

3. 何谓中药外敷法?

答:是将中药研成细末,并与各种不同的基质调成糊状制剂敷布于穴位或患处,以治疗疾病的一种外治法,又称敷贴。中药可选用干药或鲜药,应把干药研磨成粉剂再使用。

4. 中药外敷的作用是什么?

答:(1)通络活络、活血化瘀、消肿止痛、清热解毒和祛瘀生新等作用;

(2)不仅可以治疗局部病证,还能治疗全身病证。

5. 中药外敷的基本原理是什么?

答:外敷的中药通过刺激相应的穴位,调和营卫,疏通经络,协调脏腑的功能。

6. 中药外敷法的骨科适应证有哪些?

答:外科疮疡、跌打损伤、颈痹、腰痹、关节疼痛等病证。

7. 中药外敷法的骨科禁忌证有哪些?

答:药物过敏、皮肤破损、感染、湿疹、疱疹等。

8. 中药外敷法的注意事项有哪些?

答:(1)随配随用;

(2)以蜂蜜、饴糖作为赋形剂时,应加入少量0.1%~0.2%的苯甲酸,以防发酵变质,尤其是夏天;

(3)用水或药汁、醋调配的敷药须经常用调药余汁润之,以防干燥;

(4)患者在敷药期间应卧床休息,如遇敷料脱落,应及时报告护士做相应处理;

(5)告知患者学会局部自我观察,如遇瘙痒及时告知护士,禁忌搔抓,以免引起感染;

(6)告知患者外用药不能口服;

(7)告知患者应着深色衣服,以免药物外溢污染衣物。

9. 中药外敷法常见的不良反应有哪些?

答:(1)皮肤过敏反应:瘙痒、红疹、水疱等;

(2)中毒反应:出现头晕、口麻、恶心、呕吐等;

(3)烫伤:局部起水疱。

10. 中药外敷法常见不良反应的处理方法有哪些?

答：(1)皮肤过敏反应：应立即停止敷药，并遵医嘱进行抗过敏处理；

(2)中毒反应：应立即停药，定时观察，并及时报告，直至中毒反应消失；

(3)烫伤：按烫伤处理。

四、推拿、拔罐、中药热敷等

1. 何谓推拿?

答：又称按摩，用手在人体上按经络、穴位用推、拿、提、捏、揉等手法进行治疗的一种方法，是中医学的一个重要组成部分。

2. 何谓推拿疗法?

答：在中医基础理论的指导下，根据病情在人体体表特定部位或穴位上，运用各种手法及某些特定的肢体活动进行按摩，以调节机体生理、病理状态，从而达到防治疾病的一种外治方法。

3. 推拿疗法适用于哪些骨伤科疾病?

答：颈痹、腰痹、落枕、肩周炎、软组织扭伤等。

4. 推拿疗法有哪些禁忌证?

答：(1)未确诊的急性脊柱损伤；

(2)各种骨折、骨质疏松、骨结核；

(3)严重的心、脑、肺疾病；

(4)有出血倾向者；

(5)皮肤有破损、感染等；

(6)急性传染病；

(7)妊娠妇女；

(8)精神病患者。

5. 何为拔罐疗法?

答：是以一系列特制的罐、筒等为工具，采用燃烧或抽吸等方法，排除罐内空气形成负压，使之吸附在人体表面穴位或治疗部位上，对局部皮肤形成吸拔刺激，造成体表局部充血或瘀血，并以此治疗疾病的一种物理疗法。属于中医外治法的一种，是中医治疗学的重要组成部分。

6. 拔罐疗法的目的是什么?

答：温通经络、祛风散寒、消肿止痛、吸毒排脓。

7. 拔罐疗法的禁忌证有哪些?

答：(1)高热抽搐及凝血机制障碍患者；

(2)皮肤溃疡、水肿、破损、感染等；

(3)大血管处；

(4)孕妇腹部、腰骶部均不宜拔罐。

8. 何为中药热敷?

答：是使用热的中药对相应身体部位进行热敷的治疗方法，以此来消除或减轻疼痛，是一种古老的热敷疗法。

9. 中药热敷的基本原理是什么?

答：使局部的毛细血管扩张，血液循环加速。

10. 中药热敷的目的是什么?

答：(1)消炎消肿；

(2)疏通筋脉；

(3)祛寒止痛；

(4)活血化瘀；

(5)缓解疲劳。

11. 中药热敷的注意事项有哪些?

答：(1)热敷部位皮肤无破损、开放性损伤、感染等；

(2)热敷时毛巾折叠平整，温度适宜，以患者可忍受为度，以免烫伤皮肤，对皮肤感觉迟钝患者尤其注意；

（3）可隔着毛巾使用拍打法，勿使用揉、搓等，以免皮肤破损；

（4）用于中药热敷的中药，用量较大，毒性较强，禁止内服，以免药物中毒；

（5）嘱患者一旦有过敏反应，立即报告护士或医生，做相应处理。

12. 何为低频治疗？

答：以中医经络理论为基础，与现代电子技术相结合的利用脉冲波形来刺激人体穴位、相应病灶及反射点进行治疗、保健的一种方法，是完全针对人体生物电进行治疗的一种技术。

13. 低频治疗的目的是什么？

答：疏通经络、改善微循环、消炎、镇痛、调节人体免疫力等。

14. 哪些穴位可缓解患者术后疼痛？

答：交感穴、神门穴、虎口等。

15. 哪些穴位可缓解患者因术后卧床引起的便秘？

答：可用中医的点穴法来缓解便秘程度，常用的穴位有大肠穴、直肠穴、肺穴、支沟、足三里、三阴交、天枢和气海等。

第九章　骨科患者皮肤管理

第一节　概　述

1. 什么是备皮？

答：是指在手术的相应部位进行毛发剃除或体表的清洁。

2. 备皮的目的是什么？

答：去除手术区毛发和污垢，彻底清洁皮肤，为手术时皮肤消毒做准备，预防术后切口感染。

3. 手术患者皮肤准备必须剃毛吗？

答：手术区域若毛发细小，可不必剃毛，清洁皮肤即可。

4. 不剃毛备皮的分类有哪些？

答：分为脱毛剂备皮法、推毛备皮法和清洁剂清洁法三种。

5. 备皮的原则有哪些？

答：（1）毛发妨碍手术操作，否则不应剃毛备皮；

（2）如必须剃毛备皮，应使用专门备皮器或脱毛剂；

（3）尽量抱持皮肤完整；

（4）尽量靠近手术开始时间进行备皮等。

6. 备皮的注意事项有哪些？

答：（1）按备皮范围要求备皮；

（2）动作轻柔，勿剃破皮肤；

（3）观察手术区皮肤有无湿疹、疖疮、破损、红肿等。

7. 发生静脉危象的临床表现是什么?

答：皮瓣移植术后静脉危象发生概率大于动脉危象，多发生于术后 72 h，主要是因为血栓形成所致；变化缓慢，多为逐渐发生；皮瓣颜色青紫，张力高，皮温稍有下降，毛细血管充盈时间缩短，切口处出血为紫色、量多。

8. 血管痉挛与静脉危象的鉴别要点是什么?

答：(1)血管痉挛是由于疼痛、血容量不足及温度降低引起；

(2)静脉危象一般由于管壁粗糙、血流缓慢及吻合质量差引起。

第二节　皮瓣移植患者的皮肤护理

1. 皮瓣移植术后观察内容有哪些?

答：皮瓣温度、颜色、肿胀程度、毛细血管充盈情况等。

2. 皮瓣移植术后观察皮肤温度的注意事项有哪些?

答：(1)皮温应在 33~37℃，与健侧相比温差在 2℃以内；手术结束时移植组织的皮温一般较低，通常应在 3 h 内恢复；

(2)测量皮温的部位应固定，用笔做出记号；

(3)测量的先后顺序及每次测量时间要固定；

(4)应用半导体点温测定仪时，压力要适当。压力大时，点的接触面大，测出温度较高。

3. 皮瓣移植术后观察皮肤颜色时的干扰因素有哪些?

答：(1)光线亮暗程度；

(2)皮肤色泽；

（3）消毒剂的影响。

（4）肢体包裹松紧度等。

4. 移植组织供皮区皮肤护理的观察要点有哪些?

答：（1）伤口及敷料固定、渗出情况，有无渗血、渗液，有无异味；

（2）伤口加压包扎时，观察肢端血液循环；

（3）评估患者疼痛程度。

5. 移植组织植皮区皮肤护理的观察要点有哪些?

答：（1）伤口及敷料有无渗血、渗液，有无异味；

（2）使用烤灯照射时，烤灯的功率、距离适宜；

（3）监测植皮区皮肤温度，并与健侧做对照；

（4）使用抗凝药物和扩血管药物期间，观察有无出血倾向；

（5）有无压疮。

6. 移植组织植皮区的注意事项是什么?

答：（1）避免使用血管收缩药物；

（2）避免在强光下观察皮瓣情况；

（3）避免患肢在制动期间牵拉皮瓣或皮管；

（4）植皮区勿暴露于高温、强日光下，避免损伤；

（5）植皮区皮肤成活后，创面完全愈合，应立即佩戴弹力套持续压迫6个月，预防创面出现瘢痕增生；

（6）植皮区皮肤瘙痒，切忌用手搔抓，以免破溃、出血或感染。

7. 皮瓣移植术后发生动脉危象的临床表现是什么?

答：（1）病情变化快，皮瓣颜色为苍白色；

（2）皮瓣萎缩、不饱满，摸之有空虚感；

（3）皮瓣温度明显下降（低于健侧4℃）；

（4）皮瓣处毛细血管充盈时间延长；

（5）皮瓣处行小切口或者针刺，无鲜血涌出，不自行渗血。

8.皮瓣移植术后,为什么护士要对患肢实施保暖措施?

答:皮瓣移植术后若温度过低,会引起皮瓣处血管痉挛,影响皮瓣成活。保暖措施可以防止血管痉挛,还能治疗血管痉挛。

9.皮瓣移植术后患者常用的抗凝、抗痉挛药物有哪些?

答:(1)注射用药:如低分子右旋糖酐、丹参注射液、山莨菪碱注射剂、尿激酶、肝素等;

(2)口服用药:双嘧达莫(潘生丁)、硝苯地平、阿司匹林等。

第三节 压力性损伤的护理

1.压力性损伤的定义是什么?

答:是皮肤和(或)皮下组织的局部损伤,通常位于骨隆突处,由压力或压力联合剪切力所致。

2.压力性损伤的风险因素有哪些?

答:(1)局部因素:如压力、剪切力、潮湿、使用医疗器具等;

(2)全身因素:如营养不良、运动障碍、体位受限、手术时间长、高龄、吸烟、合并心脑血管等。

3.压力性损伤的高危人群有哪些?

答:脊髓损伤患者、老年人、危重患者、手术患者、营养不良患者、肥胖者、消瘦者、糖尿病患者、低蛋白血症患者、肾病患者、皮肤病患者、卧床患者、严重认知功能障碍患者等。

4.临床中常用的压力性损伤风险因素评估量表有哪些?

答：Braden 量表、Norton 量表和 Waterlow 量表。

5. 对于存在压力性损伤高危因素的患者，应评估哪些内容?

答：(1)损伤的部位；

(2)损伤的时间；

(3)皮肤状况：创面的颜色、创面大小、深度，有无窦道、潜行或腔隙，创面边缘情况，创面有无感染征象，创面周围皮肤情况，组织血流灌注情况等；

(4)皮肤有无渗液：渗液的颜色、性质、量及气味；

(5)全身状况：有无慢性疾病，如糖尿病、营养状况等；

(6)疼痛程度；

(7)药物过敏及用药史：有无使用激素类药物、过去使用的敷料、有无相关药物过敏史等；

(8)其他：心理因素、社会因素、家庭支持、经济状况等。

6. 皮肤评估的频率是什么?

答：根据患者首次评估结果及病情决定，可根据病情每 48 h 1 次到 1 周 1 次。若患者出现明显的病情变化时，应及时进行评估。

7. 对于老年压力性损伤高危患者，适合采用何种营养评估方法?

答：用营养风险筛查 2002（nutritional risk screening 2002，NRS 2002）进行营养评估，适用于老年压力性损伤高危患者的营养风险筛查。

8. 患者皮肤营养状况评估包括哪些内容?

答：皮肤完整性、弹性、颜色、温度、水分、感觉等。

9. 心理社会评估包括哪些内容?

答：精神状态、心理症状、社会支持、家庭支持、经济状况、种族与文化、生活质量以及教育程度等方面。

10. 给予患者侧卧位时，适宜角度是多少?

答：有试验证明，侧卧时选择角度 30° 对人体局部皮肤产生的压力较小，更有利于防止压力性损伤的发生。

11. 体位变换的频率根据什么而定?

答：根据患者的病情、皮肤状况、活动及移动能力、舒适程度及使用支撑面的材质来决定。当原有措施未对患者产生效果时，应考虑调整体位变换的频率。

12. 协助患者体位变换和躯体移动时有哪些注意事项?

答：(1)应抬起患者身体，避免拖、拉、拽等动作，以避免增加患者局部皮肤的摩擦力和剪切力；

(2)可以选择辅助工具，如翻身易、过床易等。

13. 患者坐在轮椅上自我减压的方法是什么?

答：(1)可用手撑在扶手或坐垫上，将臀部悬空；

(2)身体躯干前倾依靠在下肢上，或者斜靠在一边再斜靠在另一边；

(3)还可使用电动轮椅自动改变体位，应每 15～30 min 减压 15～30 s。

14. 压力性损伤的好发部位有哪些?

答：身体的骨隆突部位以及使用医疗器械的身体部位，如枕部、颧骨、肩胛、肘部、骶尾部、髋骨、膝盖、内外踝、足跟等。

15. 如何正确测量压力性损伤伤口?

答：以患者身体的头至脚为纵轴，表示伤口的长度；与纵轴垂直为横轴，表示伤口的宽度。

16. 如何正确测量压力性损伤伤口深度?

答：使用探针或止血钳等探查伤口基底的各个部位及伤口的深度，探查伤口基底部有无窦道和潜行，再与刻度尺进行对照，获取伤口深度数据。注意每次测量要用同样的方法和测量物品。

17. 伤口渗液分为几种颜色?

答：稻草色（浆液）、淡红色或粉红色（浆液血液混合型渗液）、黄色或褐色（脓性渗液）、淡绿色（铜绿假单胞菌感染性渗液）。

18. 什么情况下考虑为脊髓瘘?

答：渗出大量清水样液体，且伤口长期不愈合，甚至形成窦道伤口，可考虑为脊髓瘘。

19. 压力性损伤感染伤口切开引流的指征是什么?

答：伤口有明显的红、肿、热、痛，局部有波动感时，应配合医生及时切开引流，并确保引流通畅。

20. 临床中常见治疗压力性损伤的敷料种类包括哪些?

答：薄膜敷料、水胶体敷料、水凝胶敷料、藻酸盐敷料、硅胶敷料、泡沫敷料、含银敷料、含碘敷料等。

21. 压力性损伤伤口敷料的使用原则是什么?

答：（1）更换敷料时应评估压力性损伤的具体情况，以确保选择合适的敷料；

（2）选择敷料时，要考虑皮肤当前的状况和去除敷料的难易程度，防止对皮肤产生机械性损伤；

（3）选择的敷料应具备保持伤口床湿润且周围干燥，防止伤口周围浸渍，促进压力性损伤愈合的特性；

（4）将敷料粘贴在干燥无损的皮肤上，不要粘贴于润肤剂或其他隔离剂上；

（5）更换敷料的频率应符合医疗护理常规和产品生产商的推荐意见。

第十章　骨科患者快优康复

第一节　概　　述

1. 什么是康复?

答：是指综合地、协调地应用医学的、教育的、社会的、职业的各种方法，使病、伤、残者（包括先天残疾）已经丧失的功能尽快地、尽最大可能地得到恢复和重建，使他们在体格上、精神上、社会上和经济上的能力得到尽可能的恢复，使他们重新走向生活、走向工作。

2. 快速康复理念的由来什么?

答：快速康复理念由丹麦腹部外科医生 Henrik Kehlet 于 2001 年提出，首先应用于直肠外科，随后欧美等国家便开展了快速康复的研究，开始将快速康复理念应用于心脏外科、骨科、泌尿外科、妇科及普通外科中。快速康复并无明确的概念，也有人称其为快速外科通道（fast track surgery，FTS）、术后加强康复（enhanced recovery after surgery，ERAS）或快速康复外科（rapid recovery surgery，RRS）等。

3. 开展快速康复的目的是什么?

答：(1)缩短平均住院日；

(2)加快周转率；

(3)降低患者费用；

（4）减少患者并发症；

（5）提高手术效果；

（6）加快患者康复；

（7）提高患者满意度；

（8）减少医患纠纷；

（9）优化工作流程；

（10）让社会满意、让政府满意等。

4. 什么是快速外科通道（FTS）？

答：是指在术前、术中及术后应用各种已证实有效的方法以减少手术应激及并发症，加速患者术后的康复。

5. 快速外科通道（FTS）的五大要点是什么？

答：（1）优化围术期处理的诸多措施；

（2）缓解手术创伤应激反应；

（3）减少术后并发症；

（4）缩短住院时间；

（5）让患者快速康复。

6. 什么是术后加强康复（ERAS）？

答：是指在围术期采用以循证医学为依据的一系列优化措施，来阻断或减轻机体的应激反应，以达到使患者快速康复、缩短住院时间、减少住院费用的目的。

7. 术后加强康复（ERAS）的五大要点是什么？

答：（1）应用围术期已有循证医学证据支持的一系列优化处理措施；

（2）减少患者术后生理、心理创伤应激；

（3）降低术后并发症发生率及死亡率；

（4）使患者获得快速康复，回归社会；

（5）减少医疗费用。

8. 术后加强康复（ERAS）在围术期的关注要点有哪些？

答：（1）术前：包括术前、术中及术后的标准化干预措施咨询和培训、禁食要求、深静脉血栓形成的预防、预防性应用抗生素、疼痛管理；

（2）术中：体温控制、手术径路和切口的选择、引流及麻醉方式、术中体液控制；

（3）术后：术后疼痛管理、早期活动、静脉补液、营养支持、肠道反应。

9. 快优康复的由来是什么？

答：北京积水潭医院矫形骨科周一新主任及其团队在2015年出版了《髋膝关节置换快优临床路径及康复指南》，在此书中率先提出了快优康复的理念，是在快速康复理念的基础上发展而来。其核心是建立一支由手术医师、麻醉医师、内科医师、护理人员、康复治疗师、护工等多学科参与的快优康复团队，建立一整套多学科合作的管理模式，对患者及其家属进行充分的术前沟通，使患者对住院的整个过程有一个清晰的认识，尽可能地消除患者的紧张和焦虑情绪，使患者达到既快又好的康复目的。

10. 快优康复的五大要点是什么？

答：（1）优化临床诊疗护理流程和康复方案；

（2）注重患者在接受手术治疗和术后康复的全过程；

（3）注重有序、高效、高质量的诊疗和护理；

（4）注重快速及优质的手术过程和术后康复；

（5）注重患者早日回归家庭及社会。

11. 快优康复的益处有哪些？

答：（1）患者层面：提高手术效果、降低并发症、降低住院费用、缩短住院时间、缩短康复过程；

（2）医院层面：提升团队合作能力、优化流程、提高医院效益；

（3）社会层面：提高患者满意度、社会满意度及政府满意度。

12. 实现快优康复的最佳途径是什么？

答：（1）积极优化流程；

（2）加强团队合作；

（3）鼓励患者参与；

（4）推动全程康复。

13. 快优康复的 16 个关键环节有哪些？

答：制度与流程再造、评估、健康教育、体位护理、慢病管理、营养管理、麻醉管理、医疗及护理技术、血液管理、疼痛管理、静脉血栓栓塞症预防与管理、抗生素使用管理、并发症管理、全方位培训、功能锻炼及康复。

14. 什么是评估？

答：评估是有计划、有目的、有系统地收集患者资料的过程。根据收集到的资料信息，对护理对象和相关事物做出大概推断，从而为护理活动提供基本依据。评估是整个护理程序的基础，同时也是最为关键的步骤。如果评估不正确，将导致护理诊断和计划的错误以及预期目标失败。因此，评估是快优康复的重要组成部分。

15. 评估的目的是什么？

答：（1）为分析、判断和正确地做出护理诊断或护理问题提供依据；

（2）建立患者健康状况的基本资料；

（3）为患者提供准确、高效的医疗和护理；

（4）为医疗及护理科研积累资料。

16. 评估的基本内容包括什么？

答：（1）收集的资料应该与护理有关，并且尽可能地不与其他专业人员重复收集相同的资料；

（2）以人的基本需要层次论的理论观点为基础收集资料；

（3）基本内容包括生理、心理、社会、文化、精神等方面的内容。

17. 评估的主要方法有哪些？

答：（1）系统观察法：即通过望、闻、问、切、量等方法来获取患者的资料；

（2）交谈：通过与患者或其家属、朋友的交谈来获取护理诊断所需要的资料信息；

（3）问诊：主诉、既往史、既往生活习惯、文化背景、疼痛情况；

（4）查体：运用体检技巧进行体格检查，以收集与护理相关的生理资料，如肌力、体位、关节活动度等，而与病理生理学诊断有关的体检应由医师来完成；

（5）查阅记录：包括患者以往的病理、护理记录等。

18. 什么是健康教育？

答：通过有计划、有组织、有系统的社会教育活动，使人们自觉地采纳有益于健康的行为和生活方式，消除或减轻影响健康的危险因素，预防疾病，促进健康，提高生活质量，并对教育效果作出评价。因此，健康教育也是快优康复的重要组成部分。

19. 健康教育的核心是什么？

答：通过对疾病知识的传播和行为干预，教育患者及其家属树立健康意识，养成良好的行为和生活方式，积极地配合治疗，以降低或消除影响健康的危险因素。

20. 健康教育的目的有哪些？

答：（1）提高患者依从性。通过对患者及其家属进行健康教育，可使其掌握必要的疾病相关知识，正确认识疾病，更好地配合治疗，从而提高治疗依从性。

（2）心理治疗。消除或缓解患者及其家属因对疾病不了解而产生的恐惧、焦虑等情绪反应，增强战胜疾病的信心。

（3）密切医患关系。不仅能使患者及其家属愿意接受治疗，还可以使其了解治疗的全过程，增加患者及其家属的理解，减少医疗纠纷。

（4）降低医疗成本。使患者及其家属了解疾病防治及康复的基本知识，减少住院天数，降低医疗成本，提高医疗设施的利用率。

21. 骨科常见的并发症有哪些？

答：疼痛、出血、伤口感染、发热、压疮、骨筋膜室综合征、下肢深静脉血栓、急性肺栓塞、脂肪栓塞综合征、脑脊液漏、硬膜外血肿、神经损伤、伤口不愈合、应激性溃疡并发上消化道出血、失血性休克等。

第二节　骨科患者静脉血栓栓塞症的管理

1. 什么是静脉血栓栓塞症？

答：静脉血栓栓塞症（venous thromboembolism，VTE）是包括深静脉血栓形成（deep venous thrombosis，DVT）和肺血栓栓塞症（pulmonary thromboembolism，PTE）在内的一组血栓栓塞性疾病，是在遗传、环境及行为等多种危险因素共同作用下的全身性疾病。

2. 什么是下肢深静脉血栓形成？

答：是指血液在深静脉内异常凝结所致的一种静脉回流障碍性疾病。

3. 什么是肺栓塞？

答：是指来自静脉系统或右心的血栓阻塞肺动脉或其分

支所致的肺功能循环障碍性疾病。

4. 静脉血栓栓塞症的发病机制有哪些?

答:(1)血流缓慢;

(2)静脉壁损伤;

(3)血液高凝状态。

5. 什么是 Caprini 个体化静脉血栓栓塞症风险评估模型?

答:由美国医生 Caprini 于1988年创立。通过记录和静脉血栓栓塞症风险相关的各种因素并进行评分,将住院患者分为低危、中危、高危和极高危4个级别,根据患者的风险级别,制订个体化的静脉血栓栓塞症预防方案。

6. 下肢深静脉血栓形成的临床表现有哪些?

答:(1)患肢肿胀;

(2)疼痛、压痛和发热;

(3)浅静脉曲张;

(4)股青肿、股白肿。

7. 什么是股青肿?

答:下肢深静脉血栓形成广泛累及肌肉静脉丛时,由于髂静脉及其侧支全部被血栓阻塞,组织张力极度增高,致使下肢动脉痉挛,肢体缺血甚至坏死,临床表现为疼痛剧烈,患肢皮肤发亮,伴有水疱或血疱,皮肤呈青紫色,皮温冷,不能扪及足背动脉、胫后动脉搏动,称为股青肿。

8. 什么是股白肿?

答:当下肢深静脉急性栓塞时,下肢水肿在数小时内达到最大程度,肿胀呈可凹性极高张力,阻塞主要发生在股静脉系统内。当合并感染时,刺激动脉持续痉挛,可见全肢体的肿胀、皮肤苍白及皮下网状的小静脉扩张,称为股白肿。

9. 根据血栓在血管里的位置，下肢深静脉血栓形成可以分为几型？

答：(1)周围型；

(2)中心型；

(3)混合型。

10. 肺栓塞的临床表现有哪些？

答：肺栓塞的临床症状多种多样，缺乏特异性，主要临床症状包括呼吸困难、胸痛、咳嗽、咯血等。

11. 血栓后综合征的临床表现有哪些？

答：(1)患侧肢体沉重(站立、行走后加重)；

(2)皮肤硬化、色素沉着、静脉曲张(休息、躺卧或肢体抬高可减轻)；

(3)下垂性发绀甚至皮肤溃疡。

12. 下肢深静脉血栓形成有哪些辅助检查？

答：(1)血浆 D- 二聚体测定；

(2)彩色多普勒超声；

(3)螺旋 CT 静脉成像；

(4)磁共振静脉成像；

(5)下肢静脉造影；

(6)放射性核素检查。

13. 骨科大手术围术期血栓形成的高发期时间在什么时候？

答：手术当日及术后 24 h。

14. 静脉血栓栓塞症的预防方法分哪几类？

答：(1)基本预防；

(2)物理预防；

(3)药物预防。

15. 静脉血栓栓塞症的基本预防方法有哪些？

答：（1）对患者进行预防静脉血栓栓塞症的知识教育；

（2）改善生活方式：戒烟、戒酒，控制体重、血压、血糖和血脂，平衡膳食，保证液体入量，定时体检，按时服药；

（3）有创操作时避免静脉内膜损伤；

（4）规范下肢止血带的应用；

（5）术后抬高患肢，防止深静脉回流障碍；

（6）勤翻身，早期功能锻炼，多做深呼吸和咳嗽动作；

（7）术中和术后补液，避免脱水而增加血液黏度；

（8）术后能起床者尽可能早期下床活动，促使小腿肌肉活动，增加下肢静脉回流。

16. 静脉血栓栓塞症的物理预防方法有哪些？

答：（1）梯度压力弹力袜（graduated compression stocking，GCS）；

（2）间歇性加压充气装置（intermittent pneumatic compression，IPC）；

（3）动静脉脉冲系统（intermittent pneumatic plantar stimulation，IPPS）；

（4）神经肌肉刺激器。

17. 物理预防方法的使用禁忌证包括哪些？

答：（1）充血性心力衰竭、肺水肿或下肢水肿；

（2）深静脉血栓栓塞症、血栓（性）静脉炎或肺栓塞；

（3）间歇充气加压装置和梯度压力弹力袜禁用于下肢局部有异常情况（如皮炎、坏疽、近期接受皮肤移植手术）、下肢血管严重动脉硬化、糖尿病性外周神经病及其他缺血性血管病、下肢严重畸形等。

18. 梯度压力弹力袜的预防原理是什么？

答：（1）包裹下肢形成压力，减少静脉的横截面积，从而增加血流速度、消除静脉瘀滞；

（2）肢体远端压力高于近端压力，形成梯度压力，加快血流速度；

（3）增加小腿肌肉泵的作用，促进静脉瓣膜功能，减少静脉瘀滞；

（4）调节一些凝血因子的水平。

19. 如何选择梯度压力弹力袜？

答：（1）准确测量患者的腿长、大腿及小腿的腿围；

（2）根据测量值选择不同型号的弹力袜。

20. 弹力袜日常清洗维护时需要注意什么？

答：（1）避免尖锐的物体如指甲将袜子划破或发生勾丝现象，一旦出现，需要更换；

（2）清洗时用弱酸的洗衣液进行清洗；

（3）洗涤时水温勿超过 40 ℃；

（4）勿在太阳光下暴晒。

21. 间歇式充气加压装置的预防原理是什么？

答：（1）加速下肢静脉血流速度，改善静脉淤血状态，促使淤血静脉排空；

（2）增强纤维蛋白溶解活性，抑制促凝血物质的激活，改变血液的高凝状态。

22. 临床上常见的预防和治疗静脉血栓栓塞症的药物有哪几种？

答：（1）普通肝素；

（2）低分子肝素（低分子肝素钙注射液、依诺肝素钠注射液等）；

（3）维生素 K 拮抗剂（华法林）；

（4）Xa 因子抑制剂（利伐沙班）。

23. 发生血栓后的治疗目标是什么？

答：（1）预防致死性肺栓塞；

（2）预防血栓复发；

（3）预防血栓后综合征。

24. 下肢深静脉血栓形成急性期（≤14 天）的治疗方案是什么？

答：（1）第 2 版《深静脉血栓形成的诊断和治疗指南》建议使用维生素 K 拮抗剂联合低分子肝素或普通肝素在国际标准化比值（INR）达标且稳定 24 h 后，停用低分子肝素或普通肝素；

（2）也可以选用直接（或间接）Xa 因子抑制剂。

25. 因手术而导致血栓的患者治疗方案是什么？

答：第 2 版《深静脉血栓形成的诊断和治疗指南》建议使用维生素 K 拮抗剂 3 个月。

26. 对于危险因素不明的血栓患者长期治疗方案是什么？

答：第 2 版《深静脉血栓形成的诊断和治疗指南》建议使用维生素 K 拮抗剂 3～6 个月，甚至时间更长。

27. 下肢深静脉血栓形成慢性期（＞30 天）的治疗方案是什么？

答：第 2 版《深静脉血栓形成的诊断和治疗指南》建议服用静脉血管活性药物（黄酮类、七叶皂苷类等），并长期使用梯度压力袜。

28. 普通肝素的药物特点及观察要点有哪些？

答：（1）价格便宜；

（2）个体差异性大，需监测活化部分凝血活酶时间（APTT）；

（3）长期应用可能会导致骨质疏松。

29. 低分子肝素的药物特点及观察要点有哪些？

答：（1）无须常规监测，生物利用度接近 90%；

（2）严重出血并发症较少、较安全；

（3）需要注意患者肾功能情况。

30. 应用低分子肝素抗凝治疗的部位选择要点是什么?

答：（1）患者取仰卧位，双腿屈曲，嘱患者放松；

（2）避开脐周 5 cm 以内的静脉丛，在前外侧或后外侧腹壁皮下组织内，左右交替注射，每次注射点间距大于 2 cm；

（3）禁止在任何有损伤、硬结和瘢痕的部位注射。

31. 应用低分子肝素抗凝治疗的注射要点是什么?

答：（1）注射时轻轻捏起皮肤，形成皱褶；

（2）垂直进针，针头全部插入注射者用拇指和示指捏起的皱褶内，不是水平插入；

（3）回抽注射针栓，无回血后缓慢注射；

（4）注射完毕后再松开皱褶，使用棉球压迫注射部位。

32. 目前临床上常用的预充式抗凝药有哪些?

答：（1）低分子肝素钙注射液（速碧林）；

（2）依诺肝素钠注射液（克赛）；

（3）安卓（磺达肝癸钠注射液）。

33. 预充式抗凝药的正确注射途径及方法是什么?

答：（1）深层皮下注射，禁止肌内注射；

（2）为了避免药物丢失，注射之前不需排出注射器内的气泡，针头向下，空气弹至药液上方即可；

（3）注射时，针应垂直、完全插入注射者用拇指和示指捏起的皮肤皱褶内。

34. 使用维生素 K 拮抗剂的患者饮食需要注意什么?

答：避免突然摄入大量含维生素 K 的食物，会影响华法林的药物疗效。含维生素 K 高的食物有：绿叶蔬菜（如菠菜、生菜）、其他蔬菜（如芥蓝、甘蓝、葱）、豆类及其他食物（如紫菜、动物肝、油等）。

35. 出血是抗凝治疗后的主要并发症，根据出血部位主要分为几类？

答：（1）颅内出血；

（2）牙龈出血；

（3）皮下出血；

（4）消化道出血；

（5）结膜出血。

36. 临床上各类抗凝药物过量的拮抗方法分别是什么？

答：（1）普通肝素 *vs.* 鱼精蛋白；

（2）低分子肝 *vs.* 冰冻血浆，次选鱼精蛋白；

（3）华法林 *vs.* 维生素 **K**。

37. 什么是溶栓治疗？

答：利用溶栓药物激活体内纤溶酶原，使之变成有活性的纤溶酶，促进血栓的溶解，达到清除新鲜血栓的一种治疗方法。

38. 溶栓治疗的常用药物有哪些？

答：（1）链激酶（SK）；

（2）尿激酶（UK）（最为常用）；

（3）组织型纤溶酶原激活物。

39. 溶栓治疗的适应证有哪些？

答：适用于广泛性近端深静脉血栓（髂、股静脉血栓）形成患者。

（1）生理功能良好；

（2）出现症状<14 天；

（3）预期寿命>1 年；

（4）出血危险度低。

40. 溶栓治疗的禁忌证是什么？

答：溶栓治疗期间应避免任何对血管有损伤的操作，

对有下列情况的患者应禁用溶栓治疗：

（1）体内有活动性出血者；

（2）2个月内有过脑卒中或颅内有病灶者；

（3）2周内有过大手术、器官活检术或较大创伤者；

（4）围产期妇女；

（5）有消化道溃疡或有消化道出血史者（不包括痔疮）；

（6）严重肝、肾功能不全者；

（7）未得到控制的高血压患者；

（8）左心有附壁血栓的患者；

（9）亚急性心内膜炎患者等，对怀孕期妇女、房颤、近期施行心肺复苏、糖尿病视网膜病变、近期接受过小手术以及有轻度肝肾功能不全的患者应慎用溶栓治疗。

41. 溶栓治疗的护理观察要点是什么？

答：（1）监测血浆纤维蛋白原（FG）和凝血酶时间（TT），FG＜1.0 g/L应停药，TT的国际标准化比值应控制在2.0～3.0；

（2）观察患者是否有皮下出血、神志等情况，警惕颅内等深部组织出血。

42. 护理人员观察下肢肿胀时如何测量腿围？

答：测量双侧大腿腿围（髌骨上10 cm处的周径）和小腿腿围（胫骨结节下10 cm处的周径）。

第三节　骨科患者的疼痛管理

一、骨科患者疼痛管理的基础知识

1. 什么是疼痛？

答：世界卫生组织和国际疼痛研究协会将疼痛定义为：

组织损伤或潜在组织损伤引起的不愉快感觉和情感体验。

2. 疼痛有哪几种分类方法?

答:(1)按病理学分类:浅表痛、深部痛、神经性疼痛和心因性疼痛;

(2)按神经学分类:周围神经痛、中枢神经痛;

(3)按疼痛的病程分类:可以分成短暂性疼痛、急性疼痛、慢性疼痛。

3. 如何区分急性疼痛与慢性疼痛?

答:急性疼痛是指新近产生并可能短期存在(3个月以内的)的疼痛,持续3个月以上的疼痛为慢性疼痛。

4. 骨科患者疼痛有何特点?

答:(1)骨科患者普遍存在疼痛;

(2)疼痛程度的变化与创伤和治疗有着明显的关系;

(3)如果是创伤造成的疼痛,疼痛的发生非常突然,对心理的影响巨大,可直接影响患者对治疗、康复锻炼甚至手术的态度;

(4)如果是骨科慢性疾病造成的疼痛,多是慢性疼痛,疼痛持续存在。

(5)疼痛与康复锻炼相互制约。

5. 疼痛管理的定义是什么?

答:指是通过医疗服务来缓解或减轻疼痛的过程,是医疗保健服务中极其重要的一部分。

6. 目前比较成熟的疼痛管理模式是什么?

答:由以前的疼痛控制模式转变为目前世界公认的疼痛管理模式,以麻醉医师为主体的模式转向以护士为主体的模式。

7. 疼痛管理的目的有哪些?

答:(1)缓解疼痛甚至解除疼痛;

（2）减少药物的不良反应；

（3）改善功能；

（4）提高患者的舒适度；

（5）缩短患者住院周期；

（6）使患者尽快康复；

（7）提高患者的生活质量。

8. 疼痛管理的原则有哪些?

答：（1）重视制度建设，设定规范化的疼痛管理流程；

（2）重视健康教育；

（3）选择合理的评估方法，及时评估与定时评估相结合；

（4）尽早管理疼痛；

（5）提倡综合疼痛管理；

（6）提倡多模式镇痛；

（7）注重个体化镇痛；

（8）注重持续改进。

9. 美国医疗机构评审国际联合委员会（简称 JCI）疼痛管理标准总则包括哪些?

答：（1）疼痛筛查和疼痛评估的对象为住院患者和急诊患者；

（2）医生与护士协作对患者进行疼痛评估；

（3）疼痛筛查和疼痛评估时主要使用"数字分级法（NRS）""Wong-Baker 面部表情疼痛量表"；

（4）医生根据疼痛评估的结果和患者情况，决定采用不同的疼痛治疗措施；

（5）医生或护士对疼痛治疗的患者进行定时评估，及时调整疼痛管理计划；经疼痛治疗仍无法控制的，应向疼痛专家请求会诊；

（6）疼痛筛查和疼痛评估的结果及疼痛治疗的措施和结果等记录在病史中；

（7）在疼痛治疗前，医生应与患者及家属充分沟通；

在制订疼痛管理方案时充分考虑患者和家属的要求及其风俗文化和宗教信仰等情况；

（8）医生对患者及家属进行有效疼痛管理知识的宣教，使患者及家属配合并参与疼痛治疗过程；

（9）临床医生应学习和更新疼痛的相关知识和诊疗常规，以适应临床工作需要。

10. 护士在疼痛管理中的角色是什么？

答：（1）疼痛管理团队的主体；

（2）疼痛的主要评估者；

（3）疼痛管理措施的具体落实者；

（4）患者及家属的教育者和指导者；

（5）疼痛患者权益的维护者；

（6）疼痛管理质量的监督者。

11. 为何护士是疼痛患者权益的维护者？

答：患者对于自己的治疗有知情权，疼痛管理又是治疗的一部分，故护士有义务、有责任向患者和家属进行疼痛相关知识的健康教育，如疼痛的危害、部位、性质、持续时间和疼痛程度等。

二、疼痛评估

1. 疼痛评估相关的人文因素有哪些？

答：个人经历、民族、文化价值观、信仰、情感特征、发育特征、疼痛经历等。

2. 发育特征如何影响疼痛评估？

答：在孩童时代人们就已经学会在疼痛时做出不同的表现。年龄可以直接影响患者疼痛反应的方式，老化会影响到整个机体，导致疼痛的退行性病变，会对疼痛感觉刺激的感知降低，增加受伤的风险，如骨折等。

3. 疼痛经历如何影响疼痛评估?

答:有研究表明疼痛经历会增加患者对疼痛的敏感性,降低患者对于疼痛的耐受程度,例如发生在童年时代的某些疼痛体验。

4. 疼痛评估的原则是什么?

答:疼痛是一种主观感受,只有遭受疼痛的个体才能体会到疼痛的程度,患者自我报告的疼痛相关信息是最准确和最可靠的。因此,疼痛评估的原则是要尊重患者的主诉。疼痛评估贯穿于疼痛管理的整个过程中,直到患者的疼痛评分<4分。

5. 疼痛评估的要点和方法有哪些?

答:见下表。

要点	方法
部位	①让患者确认自己疼痛的位置。 ②可用图片的形式,方便患者指出疼痛的位置。 ③提供患者一张人体图片,让患者在图片中画出疼痛的位置。 ④询问患者疼痛是否辐射到周围,如果是,则让患者指出疼痛辐射的范围及位置。
描述	①让患者用自己的语言来描述疼痛。 ②给患者提供一些疼痛描述词汇,方便不能描述自身疼痛的患者进行疼痛描述。 ③评估患者是否存在神经性疼痛,主要通过识别和记录患者的某些描述性词语,例如灼烧样、枪击样、电击样、麻木感、麻刺感等。
强度	①针对不同的个体,运用不同的评估工具来评估患者的疼痛强度。 ②对于可自述疼痛程度的患者,可使用数字疼痛评估量表。 ③使用同一种疼痛评估工具对同一个体进行全程评估:目前的疼痛程度、最轻的疼痛程度和最重的疼痛程度。
持续时间	①询问患者疼痛开始的时间和截止的时间。 ②确认疼痛持续的时间。 ③识别什么时候疼痛加重。 ④识别什么时候疼痛缓解。
加重和缓解因素	①询问患者什么原因会使疼痛缓解。 ②询问患者什么原因会使疼痛加重。 ③确认患者什么药物和什么治疗方法能够缓解疼痛。 ④询问患者已经采用过哪些疗法,如音乐疗法、抚触疗法、改变体位或服用某种药物等。
相关因素	①询问患者是否有因疼痛而恶心或呕吐的经历。 ②询问患者是否有便秘。 ③评估患者是否安静、精神错乱、混乱或压抑。 ④询问患者是否有睡眠困难。

6. 决定疼痛评估频率的因素是什么？

答：（1）患者的疼痛程度；

（2）患者的需要和对疼痛治疗的反应；

（3）患者应用镇痛药的情况；

（4）患者有无出现镇痛药的不良反应。

7. 在为患者进行首次疼痛评估时，应充分了解哪些问题？

答：（1）入院前应用过的疼痛管理方法，分清楚哪些是有用的、哪些是没用的；

（2）患者对应用各种镇痛药物的态度，有无滥用药物的既往史；

（3）患者应对压力和疼痛时的反应，是否患有精神方面的疾病，如抑郁、焦虑等；

（4）患者描述、报告疼痛以及表现出疼痛的方式；

（5）患者及家属对疼痛管理的期望值。

8. 应用疼痛评估工具的目的是什么？

答：是将疼痛评估的结果尽可能地量化，根据量化结果采取不同的疼痛管理措施，从而有利于疼痛评估前后差异的比较。

9. 急性疼痛管理的目标是什么？

答：是缓解疼痛或者将疼痛降低到患者能够接受的水平：

（1）疼痛评分≤4分；

（2）24 h内应用镇痛药的频率≤3次；

（3）24 h内疼痛评估的频率≤3次。

10. 急性疼痛评估工具的特点有哪些？

答：（1）工具简单，容易使用；

（2）能快速进行评估和再评估；

（3）评估内容容易记录；

（4）不同文化和语言的患者都容易理解。

11．常用的急性疼痛评估工具有哪些？

答：（1）数字分级法（numeric rating scale，NRS）；

（2）口述分级评分法（verbal rating scales，VRS）；

（3）视觉模拟评分法（visual analogue scales，VAS）；

（4）Wong-Baker 面部表情疼痛量表（Wong-Baker faces pain scale，FPS）。

12．什么是数字分级法？

答：数字分级法是用 0～10 的数字表示疼痛强度的疼痛评估方法，其中 0 为无痛，1～3 为轻度疼痛（疼痛尚不影响睡眠），4～6 为中度疼痛，7～9 为重度疼痛（不能入睡或睡眠中痛醒），10 为剧痛。此方法目前在临床上较为通用（图 10-3-1）。

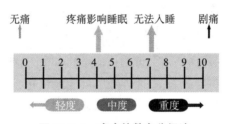

图 10-3-1　疼痛的数字分级法

13．什么是口述分级评分法？

答：口述分级评分法由一系列描述疼痛的形容词组成，最轻度疼痛的描述被评为 0 分，以后每级增加 1 分。此方法简单，适用于临床简单评估疼痛，也适用于观察疼痛管理的效果（表 10-3-1）。

表10-3-1　口述分级评分法

分级	疼痛程度	描述
0级	无痛	无疼痛
Ⅰ级	轻度	有疼痛，但可以忍受，生活正常，可以正常睡眠
Ⅱ级	中度	疼痛明显，不能忍受，要求服用镇痛药，睡眠受到影响
Ⅲ级	重度	疼痛剧烈，不能忍受，需用镇痛药，睡眠受严重影响，可伴有自主神经紊乱或被动体位

14．视觉模拟评分法如何操作？

答：基本方法是使用一条 10 cm 长的游动标尺，标有 10 个刻度，一端为 0，表示"无痛"；另一端为 10，表示"最痛"；中间部分表示不同程度的疼痛。由患者在上面标记出最能代表其疼痛强度的点。

15．视觉模拟评分法的缺点是什么？

答：（1）不能用于精神错乱或服用镇静剂的患者；

（2）适用于视觉和运动功能基本正常的患者；

（3）需要由患者自己评估，但最后由医生或护士确认。

16．Wong-Baker 面部表情疼痛量表如何应用？

答：该量表是通过医生或护士观察患者的行为改变，用 6 个不同的面部表情来代表疼痛的不同程度，如图 10-3-2 所示，从微笑到悲伤直至哭泣，每一个图片代表不同的疼痛程度，图片下方的数字代表疼痛的评分，医生或护士通过选定不同的图片，来确认患者疼痛的程度。此种方法比较直观，易于理解，特别适用于语言障碍、文化程度较低及儿童和老年患者。

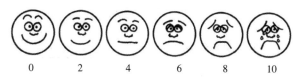

图 10-3-2　Wong-Baker 面部表情疼痛量表

17．对慢性、持续性疼痛的评估工具有何要求？

答：要求除了能评估疼痛强度以外，还能评估其他方面如疼痛的性质和部位、患者情绪、药物疗效、疼痛对患者活动和睡眠的影响等。可采用多维度的疼痛量表，如 McGill 疼痛问卷、简明疼痛调查表、西黑文—耶鲁多维度疼痛调查表等。

18. 无法自我报告疼痛的患者如何进行疼痛评估?

答：无法自我报告疼痛的患者包括老年痴呆症、婴幼儿、危重、意识不清、智力障碍及临终患者。此类患者由于认知能力和沟通交流存在障碍，不能正常表达他们的疼痛程度，因此，评估此类患者的疼痛程度，需要医护人员观察患者与疼痛相关的行为和对疼痛管理的反应，给予充分、准确和有意义的分析，并根据疼痛的评价来监测非药物疗法与药物疗法的疗效。

19. 目前国外临床工作中常用于无法报告疼痛患者的疼痛评估工具有哪些?

答：(1)重症监护疼痛观察工具(the critical care pain observation tool，CPOT)；

(2)行为疼痛量表(behavioral pain scale，BPS)；

(3)无沟通能力患者疼痛评估工具(non-communicative patient's pain assessment instrument，NOPPAIN)；

(4)晚期老年痴呆症疼痛评估量表(pain assessment in advanced dementia scale，PAINAD)；

(5)痴呆患者疼痛行为动态观察量表(mobilization-observation-behavior-intensity-dementia pain scale，MOBID)MOBID；

(6)Doloplus-2量表。

20. 儿童疼痛的特点有哪些?

答：(1)疼痛是儿童普遍经历过的体验。

(2)小儿的神经系统具有可塑性，剧烈的疼痛可造成中枢神经系统的发育迟缓，从而影响智力发育。反复的或强烈的疼痛刺激会导致激素分泌紊乱，将会造成结构和功能的改变，并且有可能持续到成人阶段。

(3)不同年龄段的儿童认知能力、行为方式和情感表达方法均有不同，因而，疼痛具有不同特点。

21. 常用的儿童疼痛评估工具有哪些?

答:(1)新生儿面部编码系统(neonatal facial coding system,NFCS);

(2)新生儿疼痛评估量表(neonatal infant pain scale,NIPS);

(3)早产儿疼痛量表(premature infant pain profile,PIPP);

(4)儿童事件影响量表(The Children's Revised Impact of Event Scale,CRIES);

(5)新生儿急性疼痛行为评分量表(douleur aigue nouveaune,DAN)等。

22. 常用的学龄前儿童疼痛评估工具有哪些?

答:Wong-Baker 面部表情疼痛量表、扑克牌评分法(poker chip scale)、指间距评分法(finger span scale,FSS)等。

23. 常用的学龄期儿童疼痛评估工具有哪些?

答:数字评定法(NRS)、视觉模拟评分法(VAS 法)、口述分级评分法(VRS)和绘画法等。

三、疼痛管理

1. 疼痛管理的常用方法有哪些?

答:(1)一般方法:心理护理、抚触、情感支持疗法、松弛疗法、音乐疗法、改变体位、想象疗法、转移注意力、深呼吸等;

(2)中医方法:针灸、艾灸、耳穴贴压疗法等;

(3)物理方法:红外线治疗仪、频谱治疗仪、冰袋、暖水袋等;

(4)药物方法

①口服类:a. 阿片类,如哌替啶等;b. 非阿片类,如

曲马多、对乙酰胺基酚；c. 口服非甾体消炎药类，如双氯芬酸钠肠溶片（扶他林肠溶片）、洛索洛芬钠片（乐松）、氯诺昔康片（可塞风）、塞来昔布胶囊（西乐葆胶囊）；d. 口服复方制剂类，如氨酚羟考酮、去痛片等。

②注射类：如注射用帕瑞昔布钠（特耐）、氟比洛芬酯注射液（凯芬）、注射用氯诺昔康等。

（5）手术方法。

2. 疼痛管理的物理治疗方法有哪些？

答：（1）冷疗；

（2）热疗；

（3）神经肌肉刺激疗法，如 Geko 神级肌肉刺激器；

（4）生物反馈疗法；

（5）频谱仪；

（6）红外线治疗仪。

3. 疼痛治疗的常用药物有哪些种类？

答：（1）阿片类；

（2）非阿片类；

（3）非甾体消炎药（NSAIDs）；

（4）中枢镇痛药；

（5）复方镇痛药；

（6）封闭疗法常用的类固醇激素注射液和局部麻醉药，包括镇静药、抗抑郁药、抗焦虑药、肌松药等；

（7）中药。

4. 疼痛治疗常用的给药途径有哪些？

答：（1）口服给药法；

（2）肌内注射给药；

（3）经皮下注射给药；

（4）恒速静脉输液泵；

（5）各种贴剂；

（6）患者自控镇痛（patient-controlled analgesia，PCA）。

5. 患者自控镇痛的给药途径有哪些？

答：（1）静脉 PCA（patient controlled intravenous analgesia，PCIA）；

（2）硬膜外 PCA（patient controlled epidural analgesia，PCEA）；

（3）皮下 PCA（patient controlled subcutaneous analgesia，PCSA）；

（4）周围神经自控镇痛（patient controlled nerve analgesia，PCNA）。

6. 疼痛管理的用药原则是什么？

答：无创给药、按时给药、超前镇痛、按阶梯给药和个性化给药。

7. 临床常见的镇痛药不良反应有哪些？

答：便秘、恶心、呕吐、呼吸抑制、嗜睡、眩晕、皮肤瘙痒、躯体依赖性等。

8. 恶心、呕吐的护理措施有哪些？

答：（1）为患者提供安静、舒适、温度、温度及光线适宜的环境；

（2）心理护理；

（3）根据恶心、呕吐的程度，适度采用药物治疗，例如维生素 B_6、甲氧氯普胺等药物进行治疗；

（4）中医治疗，例如按摩、针灸、艾灸等。

9. 嗜睡的护理措施有哪些？

答：（1）注意评估患者嗜睡持续的时间，如持续时间过长，应及时通知医生；

（2）密切观察病情，积极发现有无造成嗜睡的其他原因，并及时报告医生；

（3）注意保护患者安全，防止患者跌倒及坠床；

（4）注意皮肤护理，防止压疮的发生。

10. 眩晕的护理措施有哪些？

答：（1）注意保护患者的安全；

（2）评估眩晕的原因及程度；

（3）对于轻度眩晕的患者，护士协助其在原地休息后可缓解；

（4）对于中重度眩晕的患者，应及时报告医生，并根据医嘱采取相应的措施，以减轻眩晕的程度。

11. 皮肤瘙痒的护理措施有哪些？

答：（1）评估皮肤瘙痒发生的原因；

（2）心理护理；

（3）注意皮肤的护理，嘱患者不要搔抓，或自行使用外用药物；

（4）嘱患者根据医嘱使用药物；

（5）鼓励患者多饮水。

（6）穿着棉质材料的衣裤，尤其是内衣；

（7）少用各种刺激性强的护肤品，甚至是洗手液；

（8）注意保持室内的温度及湿度，必要时使用加湿器。

四、骨科疼痛管理病房

1. 骨科患者关于疼痛的错误观念主要有哪些？

答：（1）不能全面认识疼痛的危害和对身体造成的影响；

（2）面对疼痛，能忍则忍；

（3）疼痛时不能及时报告；

（4）对镇痛药物认识有偏差，担心会成瘾或对身体造成不良的影响等。

2. 对骨科患者进行疼痛管理的目标是什么？

答：（1）患者疼痛评分≤4分；

（2）24 h 疼痛的频率≤3 次；

（3）24 h 内需要解救药物频率≤3 次；

（4）减轻患者对手术恐惧及焦虑情绪；

（5）提高患者对手术质量的整体评价；

（6）使患者尽早开展功能锻炼及康复训练；

（7）降低术后并发症；

（8）提高患者满意度；

（9）减少医患纠纷。

3. 病房疼痛管理团队由哪些人员组成?

答：由临床医生、护理人员、康复治疗师、麻醉师、临床药师、患者及其陪伴者组成。

4. 护理人员在疼痛管理团队中如何起到主导作用?

答：（1）护士长

①率先学习并更新自身疼痛管理理念；

②负责对护理人员进行疼痛管理知识及临床应用能力的培训，并定时督查、反馈疼痛管理的质量，对发现的问题提出改进措施，做到持续改进；

③开展多种多样的以疼痛管理为主题的活动，如查房、病例分析、小组讨论、理论授课、医患互动等，以提高疼痛管理水平；

④负责与疼痛管理团队中其他成员的沟通与协调。

（2）各级护理人员

①学习并更新自身疼痛管理理念；

②对患者及陪伴人员进行疼痛相关知识的培训和教育；

③掌握疼痛评估工具的使用；

④评估患者的疼痛程度；

⑤及时向医生汇报患者的疼痛状况；

⑥根据评分结果，采取相应的疼痛管理措施；

⑦密切观察药物不良反应，及时报告医生并做相应处理。

5. 护理人员在疼痛管理中应具备的能力有哪些?

答：良好的沟通能力、疼痛评估的能力、疼痛护理的能力、风险管理能力、教育的能力和协调的能力等。

6. 常见骨科患者疼痛教育的流程是怎样的?

答：

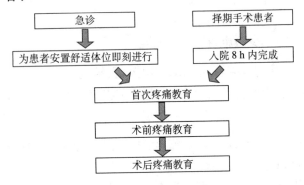

7. 对住院患者疼痛教育的内容包括哪些?

答：（1）首次疼痛教育的内容

①讲解疼痛管理的新观念；

②讲解适合该患者的疼痛评估方法；

③告知患者当疼痛出现或应用镇痛药出现不良反应时，要及时向护士汇报，以便及时处理。

（2）术前疼痛教育的内容

①教会患者疼痛管理一般方法的具体措施，如音乐疗法、放松疗法、冷疗法、温热疗法、改变体位法、触摸法等；

②告知患者超前镇痛法和联合镇痛法的重要性：提高患者的痛阈、提高患者对药物的耐受性、加快药物起效时间、延长镇痛药的疗效时长，从而达到满意的镇痛效果。

（3）术后疼痛教育的内容

①鼓励患者及时报告疼痛的程度，包括术后及开展功能锻炼的时候；

②当疼痛评分＜4分时，鼓励患者自行采取疼痛管理的

一般方法；

③当疼痛评分≥4分时，及时报告医护人员，并采取相应的疼痛管理措施；

④讲解镇痛药的作用及不良反应，并鼓励患者及时报告不良反应，以便及时采取相应的措施。

8. 疼痛教育的方法和形式有哪些?

答：（1）口头讲解；

（2）提问互动；

（3）示教；

（4）模拟；

（5）患者间沟通交流；

（6）制作图册、卡片；

（7）信息化，如建立微信群、关注公众号等。

9. 疼痛教育过程中有哪些注意事项?

答：（1）要创造安静的、保护患者隐私的教学环境；

（2）将最重要的内容放在最前面或者最后面；

（3）重要内容反复讲解；

（4）可以是单一方法与多种方法相互结合；

（5）要多使用鼓励性的提问方法；

（6）每次教学内容不宜过多；

（7）每次教育时间不宜过长，要有短暂的休息；

（8）使用清晰、简明的教育材料；

（9）避免使用医学术语；

（10）让家人或其他陪伴人员一起参加；

（11）要随时评估患者对教学内容的理解及掌握程度；

（12）要积极为医护人员与患者和家属之间的沟通创造条件。

第十一章　骨科支具

一、概述

1. 支具的作用是什么?

答:稳定与支撑、固定功能、保护功能、助动(行)功能、预防矫正畸形、改进功能、减少轴向承重。

2. 支具使用的适应证是什么?

答:(1)骨折、骨骼损伤的定位、矫正、固定;

(2)肢体内固定术后的外固定。

3. 支具使用的禁忌证是什么?

答:(1)对支具材料过敏者;

(2)不稳定骨折患者慎用。

4. 支具的分类有哪些?

答:(1)颈部:颈部牵引器、颈托;

(2)脊柱:脊柱矫形器、腰围、背心;

(3)上肢:三角巾吊带、贴胸固定、万象肘肩支具、可调性肘支具等;

(4)下肢:髋人字支具、足踝真空固定支具、数字卡盘调节式膝支具、跟腱靴、跟腱长腿支具等。

5. 如何确定支具的舒适度?

答:以患者不感到压迫感,边缘不出现压红、疼痛等症状。

6. 支具如何养护？

答：支具佩戴期间，保持支具清洁，必要时用软刷蘸取清水或清洁剂擦洗干净，毛巾擦干，置阴凉处晾干。

7. 如何预防支具相关并发症的发生？

答：（1）避免血管压迫损伤：随时注意观察肢体末端皮肤的颜色、温度、感觉等；

（2）避免神经损伤：避免浅神经受压，尤其是在骨突邻近的神经；

（3）避免压疮：骨隆突处易出现压疮，注意支具合体，穿用时小心保护皮肤，并保持皮肤干燥、清洁、不受压迫、不受摩擦。

二、翻身易

1. 翻身易的原理是什么？

答：翻身易与患者身体接触面积大，承力均匀，可减少患者身体与床单位直接接触摩擦，同时可保持患者脊柱平直，避免脊柱出现过屈过伸、侧屈、旋转等。

2. 使用翻身易的目的是什么？

答：（1）协助患者轴向翻身，预防脊柱二次损伤；

（2）减轻患者翻身时躯体疼痛，增加舒适感；

（3）保护患者皮肤；

（4）护士操作省力、方便。

3. 使用翻身易的适应证有哪些？

答：不能进行床上自主翻身的患者。

三、预托

1. 颈托的原理是什么？

答：颈托是通过矫正颈椎内在病理变化所致的不良体

位，使颈椎保持制动与稳定状态。

2. 使用颈托的目的是什么？

答：(1)固定、制动、保护、保持颈椎的稳定性；

(2)减少颈椎活动对血管、神经组织的摩擦刺激，控制急性期无菌性炎症的发展，促进炎症、水肿的消除和吸收。

3. 使用颈托的适应证有哪些？

答：(1)颈椎病、颈椎间盘突出症、颈椎骨折等疾病的保守治疗；

(2)颈椎手术后的固定、制动。

4. 使用颈托的禁忌证有哪些？

答：患处有外伤或过敏时，不宜直接使用。

四、颈椎枕

1. 使用颈椎枕的目的是什么？

答：(1)保持颈椎的正常生理弯曲；

(2)头颈部制动；

(3)减少患者颈部落空感，提高患者舒适度；

(4)对颈椎后路手术有压迫止血的作用。

2. 使用颈椎枕的适应证有哪些？

答：(1)颈椎前路、后路手术后患者；

(2)颈椎损伤患者；

(3)颈椎疾病保守治疗患者。

3. 使用颈椎枕的禁忌证有哪些？

答：(1)患处对于颈椎枕轻度过敏时，不宜直接使用；

(2)伤口引流量较多，需及时处理的患者。

五、头颈胸支具

1. 头颈胸支具的原理是什么?

答:限制颈椎前屈、后伸、侧屈、旋转,同时有上提的支撑力,使颈椎保持制动与稳定状态。

2. 使用头颈胸支具的目的是什么?

答:(1)固定头、颈、胸部,起到治疗或术后外固定的作用,保持颈椎的稳定性;

(2)减少颈椎活动对血管、神经组织的摩擦刺激,控制急性期无菌性炎症的发展,促进炎症、水肿的消除和吸收。

3. 使用头颈胸支具的适应证有哪些?

答:(1)颈椎(寰、枢椎除外)损伤后的保守治疗及术后的固定、康复治疗;

(2)高位胸椎损伤的治疗;

(3)颈椎病的治疗;

(4)去除 Halo-vest 外固定架后的治疗。

4. 使用头颈胸支具的禁忌证有哪些?

答:患处有外伤或过敏时,不宜直接使用。

六、胸腰支具

1. 胸腰支具的原理是什么?

答:胸腰支具采用两片式结构,利用生物力学三点矫正的原理来矫正和稳定躯干。通过控制胸腰椎的伸屈、旋转和侧屈运动,利用轻微的腹压来减轻脊柱的负荷,提供脊柱有力的固定支撑及稳定作用。

2. 使用胸腰支具的目的是什么?

答:(1)固定、限制胸腰椎活动;

(2)减轻疼痛、保护胸腰椎;

（3）矫正脊柱侧凸、畸形。

3. 使用头颈胸支具的适应证有哪些?

答:(1)胸腰椎压缩骨折患者的保守治疗;

（2）用于胸腰椎术前、术后的固定（如胸腰椎骨折、腰椎滑脱、椎管狭窄症等）;

（3）矫正畸形、脊柱侧凸。

4. 使用头颈胸支具的禁忌证有哪些?

答:(1)对支具的主要材料过敏者禁用;

（2）精神病患者禁用;

（3）脆骨症患者禁用;

（4）受力点存在感染或二度压疮患者慎用;

（5）不稳定骨折患者慎用。

七、腰围

1. 腰围的原理是什么?

答:腰围是通过矫正腰椎内在病理变化所致的不良体位，使腰椎保持制动与稳定状态。

2. 使用腰围的目的是什么?

答:(1)固定、制动腰椎，保持腰椎稳定;

（2）减少腰椎活动对血管、神经组织的摩擦刺激，控制急性期无菌性炎症的发展，促进炎症、水肿的消除和吸收。

3. 使用腰围的适应证有哪些?

答:(1)腰部严重扭伤、损伤;

（2）腰椎手术后对腰椎进行固定;

（3）腰椎间盘突出症、腰椎神经根受压、腰椎骨折;

（4）辅助物理治疗及康复。

4. 使用腰围的禁忌证有哪些?

答:腰部有皮肤损伤或过敏的患者，不宜直接使用。

八、枕颌吊带牵引

1. 枕颌吊带牵引的原理是什么？

答：通过外力或者人体自身的重力将颈椎体之间的间隙通过牵引而增宽，使神经根、脊髓及交感神经所受的刺激和压迫得以缓解，同时限制颈椎的活动，解除颈部肌肉痉挛，从而减轻对椎间盘的压力。

2. 使用枕颌吊带牵引的目的是什么？

答：固定、制动、解除脊髓及神经根压迫，缓解症状。

3. 使用枕颌吊带牵引的适应证有哪些？

答：（1）颈椎退行性疾病的辅助治疗；

（2）12 岁以下儿童颈椎骨折或脱位的治疗；

（3）成人无明显移位的颈椎骨折，在确定性治疗（骨牵引、支具、石膏或手术）之前作为临时固定措施。

4. 使用枕颌吊带牵引的禁忌证有哪些？

答：（1）严重心、肺疾病以及全身衰弱的患者不适合牵引；

（2）颈椎严重退行性改变、脊髓型颈椎病、严重骨质疏松、椎动脉狭窄患者；

（3）高龄、颈椎后纵韧带骨化症等患者选用牵引时应当谨慎；

（4）下颌及枕部皮肤有伤口、压疮、感染等患者禁止牵引。

九、Halo-vest 外固定架

1. Halo-vest 外固定架的原理是什么？

答：Halo-vest 外固定架是外固定支具中唯一具有在三维方向上稳定颈椎的支具，防止出现继发性神经损伤，并可根据需要调整固定位置。通过支撑杆连接胸廓上的背夹和固定于头颅的可伸屈的头环，兼具牵引、固定及调整伸屈的功能。

2. 使用 Halo-vest 外固定架的目的是什么?

答：制动、牵引、复位和固定。

3. 使用 Halo-vest 外固定架的适应证有哪些?

答：(1)颈椎损伤(颈椎骨折、骨折脱位、无骨折脱位型)、不稳定型颈髓损伤的术前临时固定、牵引复位及术中牵引固定、术后制动；

(2)颈椎结核及其他炎症所致的不稳定；

(3)颈椎损伤但全身情况差，不能耐受手术者；

(4)局部皮肤感染、颈椎感染性疾病(如结核等)不适合手术内固定者；

(5)因经济原因不能承担手术内固定费用者；

(6)治疗特定的颈椎骨折，尤其是 C1 和 C2 骨折。

4. 使用 Halo-vest 外固定架的禁忌证有哪些?

答：(1)颈椎损伤同时伴有颅骨损伤；

(2)严重头部感染者；

(3)严重凝血机制障碍者；

(4)8 岁以下儿童；

(5)背部二度以上压疮或感染者；

(6)严重精神疾病患者；

(7)严重骨质疏松症。

十、颅骨牵引

1. 颅骨牵引的原理是什么?

答：通过外力或者人体自身的重力将颈椎椎体之间的间隙通过牵引而增宽，使骨折复位，减轻组织充血、消肿，同时限制颈椎的活动。

2. 颅骨牵引的目的是什么?

答：固定及稳定颈椎、骨折复位、缓解疼痛、减轻颈椎后凸畸形。

3. 使用颅骨牵引的适应证有哪些?

答：(1)颈椎骨折脱位或伴有神经症状、高位截瘫的患者；

(2)颈椎外伤性疾病；

(3)上颈椎畸形、脱位。

4. 使用颅骨牵引的禁忌证有哪些?

答：(1)牵引处有炎症或开放性创伤、污染严重者；

(2)牵引局部骨骼有病变及严重骨质疏松者；

(3)有恶性肿瘤、出血性倾向者；

(4)严重心、肺疾病以及全身衰弱的患者不适合牵引；

(5)牵引局部需要切开复位者。

十一、无助力助行架

1. 无助力助行架的原理是什么?

答：不借助外力或他人帮助，靠使用自身动力使用助行架辅助行走。

2. 使用无助力助行架的目的是什么?

答：(1)帮助患者恢复正常行走步态；

(2)协助患者保持身体的平衡；

(3)减少并发症的发生。

3. 使用无助力助行架的适应证有哪些?

答：(1)单侧下肢无力或截肢患者，如老年性骨关节炎、关节置换术后等；

(2)广泛性体能减弱患者，如心肺疾病患者、长期卧床或患病的老年人。

4. 使用无助力助行架的并发症有哪些?

答:（1）跌倒;

（2）患肢负重过重。

5. 如何指导患者调节助行架的高度?

答：双臂自然下垂，双肘屈曲15°～20°时，助行架扶手与手腕高度一致，基本平齐患者股骨大转子的高度（图3-2-5c）。

十二、拐杖

1. 使用拐杖的目的是什么?

答:（1）保持平衡;

（2）支持保护;

（3）增强肌力;

（4）恢复功能;

（5）预防并发症。

2. 使用拐杖的并发症有哪些?

答:（1）患肢伸肘无力;

（2）垂腕畸形;

（3）垂指畸形;

（4）屈指力量减弱;

（5）皮肤浅感觉减退等。

3. 正确使用拐杖的意义有哪些?

答:（1）最大限度地支持、保护患肢;

（2）促使尽早恢复正常步态;

（3）保证上肢在操作拐杖时不受额外的损伤;

（4）规范康复流程等。

十三、骨牵引

1. 什么是骨牵引?

答：是将不锈钢针插入骨骼的坚硬部位，通过牵引针直接牵引骨骼，又称为直接牵引。

2. 使用骨牵引的目的是什么?

答：（1）牵引关节或骨骼；

（2）牵拉及固定关节；

（3）需要矫正和预防因肌肉挛缩导致的畸形。

3. 使用骨牵引的适应证有哪些?

答：（1）成人的长管状骨不稳定骨折或骨折脱位；

（2）骨盆骨折伴骶髂关节半脱位；

（3）陈旧性髋关节脱位在手法或手术复位前应用骨牵引松解软组织痉挛；

（4）髋臼中心脱位、错位严重者；

（5）四肢软组织痉挛引起的关节畸形，应用皮牵引不能矫正者。

4. 使用骨牵引的禁忌证有哪些?

答：（1）牵引处有炎症或开放性创伤、污染严重者；

（2）牵引局部骨骼有病变及严重骨质疏松者；

（3）牵引部位需要切开复位者。

5. 各部位骨牵引的重量是多少?

答：（1）颅骨牵引：牵引重量为体重的 1/12；

（2）尺骨鹰嘴牵引：牵引重量为体重的 1/20；

（3）尺桡骨茎突牵引：牵引重量为体重的 1/20；

（4）掌骨牵引：牵引重量为体重的 1/20；

（5）指骨牵引：牵引重量不超过 1 kg；

（6）股骨大粗隆牵引：牵引的重量为体重的 1/12；

（7）股骨髁上牵引：牵引重量为体重的 1/8 ~ 1/7；

（8）胫骨结节牵引：牵引重量为体重的 1/8 ~ 1/7；

（9）踝上牵引：牵引重量为体重的 1/12；

（10）跟骨牵引：牵引重量为体重的 1/12。

十四、外固定架

1. 什么是外固定架?

答：在骨折的远、近心骨段，经皮穿放高强度钢针，再用体外稳定系统与裸露于皮肤处的针端连接起来，达到固定骨折的目的。此固定系统称为骨外固定器或骨外固定架（图 11-1）。

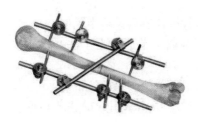

图 11-1　外固定架

2. 外固定架的原理是什么?

答：利用不锈钢固定针对骨骼的把持力，将体外连接轩的机械复位和坚强固定的力量传导至骨骼，根据骨折和关节复位的需要进行移位和固定。

3. 使用外固定架的目的是什么?

答：（1）对骨折或脱位进行复位和固定；

（2）辅助治疗骨骼、关节和软组织损伤；

（3）矫正骨骼、关节畸形；

（4）恢复躯干和肢体的功能。

4. 使用外固定架的适应证有哪些?

答：（1）四肢长管状骨开放性骨折；

（2）粉碎性骨折；

（3）合并感染或骨折不愈合者；

（4）烧伤合并骨折者；

（5）双段或多段骨折者；

（6）肢体延长者；

（7）骨缺损无法早期植骨者等。

5. 使用外固定架的禁忌证有哪些?

答：（1）整个长骨感染；

（2）伤肢皮肤病变者；

（3）严重骨质疏松者；

（4）不合作者。

十五、医用过床器

1. 医用过床器的目的是什么?

答：是将患者从手术台、推车、平车、病床等上面安全、平稳移位的一种工具，既能避免在搬运过程中造成不必要的损伤，又能提高护理质量。

2. 使用医用过床器的评估要点有哪些?

答：（1）评估患者意识，确保可以配合操作；

（2）评估患者背部皮肤情况，确保无开放性伤口；

（3）评估患者患肢情况，确保有保护措施；

（4）评估医用过床器是否坚固耐用；

（5）评估病床是否已安全锁定。

3. 使用医用过床器的并发症有哪些?

答：（1）皮肤损伤；

（2）骨折端移位；

（3）管路滑脱。

十六、平车

1. 使用平车的目的是什么?

答：转运行动不方便的患者。

2. 使用平车的评估要点有哪些?

答：(1)患者的体重、病情与身体活动能力；

(2)患者的配合程度；

(3)转运的距离；

(4)骨折部位；

(5)管路情况；

(6)转运平车性能是否良好。

3. 平车使用过程中的注意事项有哪些?

答：(1)保证患者舒适安全；

(2)严密观察病情；

(3)推车速度不宜过快；

(4)上下坡时，头侧应置于高处一端；

(5)防止导管扭曲、受压、脱出等；

(6)骨折患者应做好固定、防止错位；

(7)保证液体输注高度及防止穿刺处脱出、渗液等。

十七、冰毯机

1. 冰毯机的原理是什么?

答：通过序贯加压的方法将冰桶内的冰水通过管路泵入冰毯垫内，同时进行水的循环以保持冰毯垫温度相对恒定，从而起到冰敷疗法的效果。

2. 使用冰毯机的目的是什么?

答：降温、止痛、止血、减轻炎症性水肿和渗出。

3. 使用冰毯机的适应证有哪些?

答:(1)外伤后早期四肢及各关节明显肿胀;

(2)骨科术后早期;

(3)患肢功能锻炼后。

4. 使用冰毯机的禁忌证有哪些?

答:皮肤有破损者、患肢有石膏固定者。

5. 使用冰毯机的并发症有哪些?

答:冻伤和伤口感染。

十八、膝关节固定矩形器、铰链式矩形器

1. 膝关节固定矩形器、铰链式矩形器的原理是什么?

答:通过力的作用限制异常的活动来维持关节的稳定性,以恢复肢体的负荷能力。

2. 使用膝关节固定矩形器、铰链式矩形器的目的是什么?

答:固定功能、保护功能和承重功能。

3. 使用膝关节固定矩形器、铰链式矩形器的适应证有哪些?

答:(1)膝关节脱位手术前后;

(2)髌骨脱位;

(3)膝关节侧副韧带损伤、十字韧带损伤;

(4)膝关节半月板缝合术后;

(5)膝关节关节内其他骨折内固定术后。

4. 使用膝关节固定矩形器、铰链式矩形器的禁忌证有哪些?

答:(1)患肢有开放伤口;

(2)患肢轻度过敏时;

(3)患肢有破损、溃疡时;

(4)恶性肿瘤患者;

（5）有出血性倾向者。

5. 使用膝关节固定矩形器、铰链式矩形器的并发症有哪些?

答：压疮、皮疹和医源性关节再损伤。

十九、外展（外旋）包

1. 外展（外旋）包的原理是什么?

答：通过放松冈上肌、三角肌，使肌肉处于松弛状态，从而减少关节活动摩擦对肌肉组织的刺激，有助于炎症和水肿的消除、吸收，保持肩关节相对稳定性。

2. 使用外展（外旋）包的目的是什么?

答：维持患肢功能位、放松肌肉、促进愈合、保证关节稳定性。

3. 使用外展（外旋）包的适应证有哪些?

答：（1）外展包

①反球人工肩关节置换术后；

②巨大肩袖损伤修补术后；

③陈旧肱骨大结节骨折术后。

（2）外旋包

①冈下肌损伤修补术后；

②肩关节后方不稳定手术治疗后。

二十、膝关节持续被动运动仪

1. 使用膝关节持续被动运动仪的目的是什么?

答：它是一种下肢功能康复机，又称 CPM（continuous passive motion）仪，应用于下肢手术后及下肢的康复运动。持续被动运动的目的是使髋、膝、踝关节产生同步的连续性活动，模拟人体大腿肌肉带动骨骼的方式作用于膝关节，促进骨折愈合（图 11-2 ）。

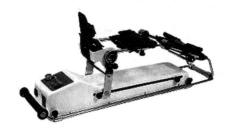

图 11-2　膝关节持续被动运动仪（CPM 仪）

2. 膝关节持续被动运动仪的原理是什么？

答：（1）对下肢手术后及下肢康复患者进行连续的、被动的、膝踝关节活动等；

（2）模拟人体大腿肌肉带动骨骼的方式。

3. 使用膝关节持续被动运动仪的适应证有哪些？

答：（1）膝关节置换术；

（2）髌骨、胫骨、股骨骨折；

（3）各种原因引起的膝关节周围肌力减退；

（4）脑卒中引起的膝关节疼痛、挛缩。

二十一、预防压疮气垫床

1. 预防压疮气垫床的原理是什么？

答：气囊定时地轮换充气和放气。

2. 使用预防压疮气垫床的目的是什么？

答：防止压疮。

3. 使用预防压疮气垫床的适应证是什么？

答：长期卧床患者。

二十二、抗血栓梯度压力袜

1. 抗血栓梯度压力袜的原理是什么?

答：通过对下肢的束紧压迫，在体表形成向上递减的压力，促使静脉血液回流，有效地改善静脉循环，减少腿部逆流和淤血，预防和治疗静脉曲张，从而有助于防止出现深静脉血栓和肺栓塞。

2. 使用抗血栓梯度压力袜的适应证有哪些?

答:（1）全髋关节置换术；

（2）全膝关节置换术；

（3）髋关节骨折；

（4）存在发生深静脉血栓风险的无禁忌证的患者；

（5）对抗凝治疗有禁忌的患者，如神经外科手术、头部创伤患者等；

（6）长期坐位、站位及活动受限者。

3. 使用抗血栓梯度压力袜的禁忌证有哪些?

答:（1）任何可能受到抗血栓压力袜不良影响的腿部情况，如皮炎、坏疽、最近接受过皮肤移植术等；

（2）严重的动脉硬化或血管缺血性疾病；

（3）充血性心力衰竭引发的下肢大面积水肿；

（4）充血性心力衰竭引发的肺水肿。

二十三、间歇充气加压装置（IPC）

1. 间歇充气加压装置的原理是什么?

答：进行间歇式气动压迫，充气压力带通过压迫肢体从而增强静脉血液的流动。

2. 使用间歇充气加压装置的目的是什么?

答：防止出现深静脉血栓和肺栓塞。

3. 使用间歇充气加压装置的适应证有哪些?

答:(1)全髋关节置换术;

(2)全膝关节置换术;

(3)髋关节骨折;

(4)存在发生深静脉血栓风险的无禁忌证患者;

(5)对抗凝治疗有禁忌的患者。如神经外科手术头部创伤患者等。

4. 使用间歇充气加压装置的禁忌证有哪些?

答:(1)任何有可能妨碍充气压力带作用的腿部情况,如皮炎、静脉结扎(在手术后即刻)、坏疽或者刚做完皮肤移植手术的患者;

(2)严重的动脉硬化症或其他缺血性血管病;

(3)腿部大范围水肿;

(4)充血性心力衰竭引发的肺水肿;

(5)腿部严重畸形;

(6)疑似已出现深静脉血栓。

二十四、石膏

1. 使用石膏的目的是什么?

答:(1)维持固定,保持患肢功能位;

(2)保护患肢;

(3)矫正肢体畸形。

2. 石膏固定的适应证是什么?

答:(1)骨折复位后的固定;

(2)关节损伤或脱位后的固定;

(3)周围神经、血管、肌腱断裂或损伤,手术修复后的制动;

(4)急慢性骨、关节炎症的局部制动;

(5)畸形矫正术后的维持和固定。

3. 石膏固定的禁忌证是什么?

答:(1)全身情况差,如心、肺、肾功能不全等;

(2)伤口发生或疑有厌氧菌感染;

(3)孕妇禁忌躯干部大型石膏固定;

(4)年龄过大、新生儿及身体衰弱者不宜行大型石膏固定。

4. 使用石膏常见的并发症有哪些?

答:骨筋膜室综合征、压迫性溃疡、压迫性神经损伤、石膏综合征和失用综合征。

二十五、小儿头颈胸石膏

1. 使用小儿头颈胸石膏的目的是什么?

答:术后固定、预防畸形和矫正畸形。

2. 使用小儿头颈胸石膏的适应证有哪些?

答:1 岁以上、14 岁以下小儿先天性肌性斜颈术后。

3. 使用小儿头颈胸石膏的并发症有哪些?

答:压疮和石膏综合征。

4. 使用小儿头颈胸石膏的评估要点有哪些?

答:(1)患儿生命体征;

(2)患儿全身状况;

(3)患儿麻醉清醒状况;

(4)患儿管路情况;

(5)患儿输液速度及反应;

(6)石膏边缘及骨隆突部位皮肤情况。

二十六、小儿人类位石膏

1. 使用小儿人类位石膏的目的是什么?

答：恢复股骨头和髋臼的正常对应关系，以利于关节的正常发育。

2. 使用小儿人类位石膏的适应证有哪些?

答：（1）发育性髋脱位患儿；

（2）年龄在 6～18 个月且佩戴 Pavlik 连衣挽具失效的患儿。

3. 使用小儿人类位石膏的并发症有哪些?

答：压疮，石膏综合征，股骨头缺血性坏死，髋关节半脱位，双下肢不等长，髋关节周围钙化、骨化，屈髋无力，关节僵硬。

二十七、小儿单髋人字石膏

1. 使用小儿单髋人字石膏的目的是什么?

答：术后固定患肢、预防畸形和矫正畸形。

2. 使用小儿单髋人字石膏的适应证有哪些?

答：（1）小儿发育性髋关节脱位切开复位术后；

（2）小儿股骨近端手术术后。

3. 使用小儿单髋人字石膏的并发症有哪些?

答：压疮和石膏综合征。

二十八、皮牵引

1. 什么是皮牵引?

答：用贴敷于患肢皮肤上的胶布或包裹于患肢皮肤上的牵引带，利用其与皮肤的摩擦力，通过滑轮装置及肌肉在骨骼上的附着点，将牵引力传递到骨骼，又称间接牵引（图 11-3 ）。

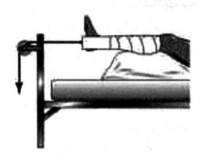

图 11-3　皮牵引

2.　皮牵引的目的是什么？

答：（1）患肢制动，减少局部刺激，减轻局部炎症扩散；

（2）稳定骨折断端，有止痛和便于骨折愈合的作用；

（3）保持肢体功能位，便于关节活动，防止肌肉萎缩；

（4）解除肌肉痉挛，改善静脉回流；

（5）矫正和预防关节畸形。

3.　使用皮牵引的适应证及禁忌证各有哪些？

答：（1）适应证：小儿股骨骨折、肱骨不稳定性骨折、成人下肢骨骼牵引的辅助治疗等；

（2）禁忌证：皮肤有损伤或有炎症者。

二十九、小儿双下肢悬吊皮牵引

1.　小儿双下肢悬吊皮牵引的目的是什么？

答：利用婴幼儿腘绳肌松弛，在屈髋 90° 的情况下，进行双下肢悬吊皮牵引。

2.　使用小儿双下肢悬吊皮牵引的适应证有哪些？

答：（1）1 岁半以下股骨干骨折患儿；

（2）1 岁半以下股骨近端骨折患儿；

（3）1岁半以下股骨头骺滑脱患儿；

（4）1岁半以下先天性髋关节脱位患儿。

3.　使用小儿双下肢悬吊皮牵引的禁忌证有哪些?

答：（1）患肢皮肤有受损或炎症；

（2）对牵引套过敏者。

4.　使用小儿双下肢悬吊皮牵引的并发症有哪些?

答：皮肤水疱和骨筋膜室综合征。

5.　使用小儿双下肢悬吊皮牵引前的评估要点有哪些?

答：（1）患儿及家属的心理状况；

（2）患儿及家属的配合度；

（3）患儿牵引部位皮肤情况；

（4）牵引装置及牵引效果；

（5）患儿牵引肢体末端皮肤温度；

（6）患儿牵引肢体末端血运情况；

（7）患儿牵引肢体末端活动情况。

三十、小儿下肢皮牵引

1.　小儿下肢皮牵引的目的是什么?

答：（1）骨折、脱位的复位和固定；

（2）预防关节挛缩；

（3）矫正畸形；

（4）预防畸形；

（5）缓解肌肉痉挛；

（6）保持肢体功能位；

（7）减轻疼痛。

2.　使用小儿下肢皮牵引的适应证有哪些?

答：（1）小儿股骨干骨折复位和固定；

（2）小儿发育性髋关节脱位术前准备；

（3）9岁以内小儿髋关节前半脱位复位和固定；

（4）小儿骨关节感染固定；

（5）小儿发育性髋关节脱位单髋人字石膏拆除后康复锻炼。

3. 使用小儿下肢皮牵引的禁忌证有哪些?

答:（1）皮肤有损伤或炎症；

（2）血液循环不良；

（3）骨折处严重缩短；

（4）牵引重量超过皮肤牵引能接受的范围。

4. 使用小儿下肢皮牵引的并发症有哪些?

答：压疮和足下垂。

5. 使用小儿下肢皮牵引的评估要点有哪些?

答:（1）患儿牵引部位的皮肤情况；

（2）牵引装置及牵引效果；

（3）患儿牵引肢体末端皮肤温度；

（4）患儿牵引肢体末端血运情况；

（5）患儿牵引肢体末端活动情况。

三十一、Russell 牵引

1. Russell 牵引的目的是什么?

答:（1）使骨折、脱位部位固定、复位；

（2）缓解肌肉痉挛；

（3）预防畸形；

（4）矫正畸形；

（5）患肢制动；

（6）减轻疼痛。

2. 使用 Russell 牵引的适应证有哪些?

答:（1）儿童股骨头骺滑脱术前牵引复位；

（2）5~12 岁儿童股骨干骨折。

3. 使用 Russell 牵引的禁忌证有哪些?

答：穿针部位有炎症、无法避开者。

4. 使用 Russell 牵引的并发症有哪些?

答：局部渗出、局部水肿、针道感染、压疮和足下垂。

三十二、Orthofix 外固定支架

1. Orthofix 外固定支架的目的是什么?

答：通过加压、延长、成角、平移和旋转，完成改变骨内应力、增加骨长度、矫正成角等畸形的需要，以达到固定骨的目的。

2. 使用 Orthofix 外固定支架的适应证有哪些?

答：（1）Ⅱ或Ⅲ度开放性骨折损伤；

（2）骨折伴肢体严重烧伤；

（3）骨折后需要进一步行交腿皮瓣、游离皮瓣手术和其他重建过程；

（4）骨折后有严重骨缺损或需维持肢体长度；

（5）肢体延长；

（6）关节融合；

（7）骨折后有或怀疑有骨折不愈合。

3. 使用 Orthofix 外固定支架的并发症有哪些?

答：（1）针道感染；

（2）穿针造成神经、血管损伤；

（3）穿针造成肌肉肌腱损伤；

（4）骨折后严重的延迟或不愈合；

（5）筋膜间隔区综合征；

（6）再骨折；

（7）关节僵硬和强直；

（8）爪形趾畸形；

（9）因针道感染而使骨折固定困难。

三十三、Hizarov 外固定延长支架

1. 使用 Hizarov 外固定延长支架的目的是什么？

答：加压、延长、去成角、去旋转和横向移位。

2. 使用 Hizarov 外固定延长支架的适应有证有哪些？

答：儿童下肢畸形和肢体延长。

3. 使用 Hizarov 外固定延长支架的并发症有哪些？

答：针道感染、肌肉关节挛缩、轴向偏移、神经血管损伤、延迟愈合和骨不连、骨端早期融合。

三十四、头臂外固定支具

1. 使用头臂外固定支具的目的是什么？

答：（1）固定患肢，保持患肢内收屈肘贴胸位，限制肘关节的活动；

（2）固定头颈部，避免头部过伸；

（3）限制患者头颈部和患肢的活动，防止神经吻合口撕裂；

（4）避免患肢因不自主运动、外力及其他原因对神经造成的牵扯和影响。

2. 使用头臂外固定支具的适应证有哪些？

答：（1）膈神经移位术后的固定及康复治疗；

（2）健侧第 7 颈椎移位术后的固定及康复治疗。

3. 使用头臂外固定支具的禁忌证有哪些？

答：（1）患处有外伤；

（2）对塑料过敏者；

（3）智力极为低下、缺乏自主活动能力者；

（4）不配合治疗者；

（5）有精神疾病者；

（6）严重、广泛的肌肉瘫痪者；

（7）肌无力者。

三十五、烤灯

1. 使用烤灯的目的是什么？

答：改善局部血液循环、促进肿胀消退、降低肌张力、缓解肌紧张和镇痛。

2. 使用烤灯的适应证有哪些？

答：（1）断肢（指）再植术后治疗；

（2）动脉损伤；

（3）周围血管循环障碍；

（4）亚急性及慢性软组织损伤（超过 24 h 后）；

（5）关节炎；

（6）关节痛；

（7）浅表性神经炎；

（8）神经痛。

3. 使用烤灯的禁忌证有哪些？

答：（1）有出血倾向的患者；

（2）高热患者；

（3）活动性结核患者；

（4）严重动脉硬化患者；

（5）代偿不全的心脏病患者；

（6）温热感觉障碍患者。

三十六、颈腕吊带

1. 使用颈腕吊带的目的是什么？

答：悬吊患肢，减轻肿胀；保护患肢。

2. 使用颈腕吊带的适应证有哪些?

答：手部及前臂疾患。

3. 使用颈腕吊带的禁忌证有哪些?

答：(1)颈椎损伤患者;

(2)患肢有外固定架的患者;

(3)肘关节有外固定的患者。

三十七、弹性支具

1. 使用弹性支具的目的是什么?

答：(1)用弹簧和橡皮筋的外力作用于手指关节，防止关节畸形;

(2)矫正或控制僵硬关节及丧失主动活动的关节，以增加或替代关节活动;

(3)矫正畸形或抑制并发症及恢复关节正常活动范围;

(4)肌腱移植术后早期进行有保护下的功能锻炼。

2. 使用弹性支具的适应证有哪些?

答：(1)手部软组织或关节囊挛缩;

(2)肌腱修复术后早期功能锻炼。

3. 使用弹性支具的禁忌证有哪些?

答：(1)患处有外伤或对塑料过敏的患者;

(2)不配合治疗的患者;

(3)精神疾病患者。

三十八、肩外展支具

1. 使用肩外展支具的目的是什么?

答：(1)固定患肢，保持患肢肩关节外展120°，肘关节屈曲90°，腕关节中立位;

(2)固定肩部，避免肩部内收;

（3）防止伤口撕裂；

（4）防止因不自主运动、外力及其他原因对软组织造成的牵拉和影响。

2. 使用肩外展支具的适应证有哪些?

答：肩外展功能重建术后。

3. 使用肩外展支具的禁忌证有哪些?

答：（1）对塑料过敏者；

（2）智力极为低下、缺乏自主活动能力者；

（3）不配合治疗者；

（4）精神疾病患者。

三十九、负压封闭引流（VSD）

1. 使用负压封闭引流的目的是什么?

答：（1）全方位引流，减少机体组织对毒素和坏死组织的重吸收；

（2）阻止外部细菌进入创面，保证了创面内和皮肤的水蒸气正常透出，将开放创面变为闭合创面；

（3）促进局部血液循环，刺激肉芽生长，加快创面愈合时间。

2. 使用负压封闭引流的适应证有哪些?

答：（1）肢体的离断伤；

（2）肢体软组织大面积撕脱伤、套脱伤；

（3）肢体感染创面的引流；

（4）开放性骨折合并软组织缺损；

（5）肌腱外露或骨外露；

（6）慢性骨髓炎合并创面经久不愈合；

（7）骨筋膜室综合征；

（8）糖尿病性溃疡；

（9）压疮等。

3. 使用负压封闭引流的禁忌证有哪些?

答:(1)有活动性出血的伤口;

(2)癌性溃疡伤口;

(3)疑似厌氧菌感染的伤口。

四十、Geko 神经肌肉刺激器

1. 什么是 Geko 神经肌肉刺激器?

答：是一种促进下肢血液循环的小型电子仪器(图 11-4)。该仪器轻便、小巧,便于携带,操作方便,佩戴舒适,患者依从性强。

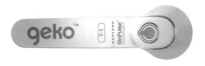

图 11-4　Geko 神经肌肉刺激器

2. Geko 神经肌肉刺激器的原理是什么?

答：通过低频电子脉冲刺激并激活位于腘窝的腓总神经,从而激活小腿的肌肉泵,促进腓肠肌以及足踝肌肉群收缩。肌肉收缩挤压腿中的静脉和动脉,形成主动泵血提高下肢静脉、动脉和微循环血运。通过彩超计算可使下肢静脉和动脉体积流量分别增加约 101% 和 75%。

3. Geko 神经肌肉刺激器的使用方法是什么?

答:(1)先确认腓骨头位置:在髌骨下方中点外后方旁开四指,摸到一骨突处即为腓骨头;

(2)将 Geko 的标记线对准腓骨头,尾端向后围着小腿外侧粘贴到膝盖后方,并确认粘贴牢固(图 11-5);

(3)按动头端蓝色按钮,即可启动 Geko 装置;

(4)每按动一次蓝色按钮,可增加一级刺激强度,Geko 一共 7 个强度;

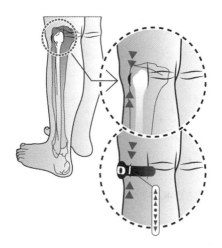

图 11-5　Geko 神经肌肉刺激器

（5）按住蓝色按钮 3 s 可降低一级刺激强度；

（6）按住蓝色按钮 5 s 以上可关机；

（7）Geko 运行中的刺激强度由指示灯连续闪烁的次数表示，闪烁一次表示强度为一级，为最低级，连续闪烁 7 次表示强度为七级，为最高级；

（8）电池寿命为 24 ~ 36 h，为一次性电池，不可重复使用；

（9）废弃的电池按医疗垃圾处理。

4. 使用 Geko 神经肌肉刺激器的适应证有哪些？

答：（1）预防血栓：在患者术后无法使用抗凝药物的阶段可以选择 Geko，也可和药物等其他方法结合使用；

（2）手术后与长期卧床的患者；

（3）下肢肿胀：通过加快血流速度降低红细胞聚集，恢复血液流动性、恢复毛细血管功能；

（4）慢性伤口：提高下肢静脉、动脉、微循环血运，增加下肢的血液灌注与供氧；可创造适合伤口愈合的组织条件，提高愈合速度与质量，如糖尿病足、骨不愈合等；

（5）下肢疼痛。

5. 使用 Geko 神经肌肉刺激器的禁忌证有哪些?

答:（1）安装心脏起搏器患者;

（2）确诊为静脉血栓的患者;

（3）心脏病患者;

（4）肌肉收缩不利的患者;

（5）孕妇慎用。

四十一、自动脉冲冷疗系统

1. 什么是冷疗?

答:是将低于人体温度的物理因子作用于患处,使皮肤和内脏器官的血管收缩,改变人体局部或全身血液循环和新陈代谢状况,以达到治疗目的一种治疗方法。

2. 冷疗的温度设定要求是什么?

答:冷疗温度不应低于 10 ℃,以 10~15 ℃为佳,且持续时间不应少于 20 min。

3. 冷疗的方式有哪些?

答:（1）一次性化学冰袋;

（2）硅胶冰袋;

（3）冰水混合物;

（4）自动脉冲冷疗系统。

4. 什么是自动脉冲冷疗系统?

答:是一种冷敷与脉冲加压相结合的、可满足不同患处的全新冷疗设备。

5. 自动脉冲冷疗系统的工作原理是什么?

答:利用压缩机制冷原理,将主机内水的温度调节至冷敷所需温度,通过水泵将主机内的水泵入冰囊内,同时进行水循环以保持冰囊内水温度保持恒定,利用脉冲加压功能，在加压冷敷的同时进行按摩，预防冻伤等并发症的发生，从而起到对患处持续恒温脉冲加压冷敷的效果。

6. 使用自动脉冲冷疗系统的目的是什么？

答：（1）减轻出血及淤血；

（2）防止渗出的体液渗入到组织内部并促进其吸收；

（3）减轻水肿、血肿的形成；

（4）使神经末梢的敏感性降低而减轻疼痛；

（5）降温等。

7. 使用自动脉冲冷疗系统的适应证有哪些？

答：（1）外伤后早期四肢肿胀明显者；

（2）外伤后早期关节肿胀明显者；

（3）骨科术后患者；

（4）患肢功能锻炼。

8. 使用自动脉冲冷疗系统的禁忌证有哪些？

答：（1）皮肤破溃者；

（2）患肢有石膏固定者；

（3）雷诺综合征患者；

（4）心血管疾病患者，如高血压等；

（5）外周血管障碍患者，如血管痉挛；

（6）对低温不能耐受者。

9. 自动脉冲冷疗系统的评估要点有哪些？

答：（1）患者意识；

（2）患者生命体征，尤其是体温；

（3）伤口情况；

（4）患肢情况；

（5）机器运行情况等。

10. 使用自动脉冲冷疗系统的注意事项有哪些？

答：（1）连接要正确，否则系统会因压力异常出现声光报警（图 11-6）；

　　（2）随时注意观察水位变化，若水位低于两个刻度时，应及时加水，否则系统因缺水会出现声光报警；

　　（3）注意将冷敷隔离垫防水面向外放置。

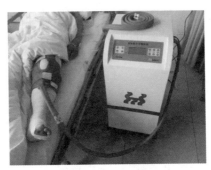

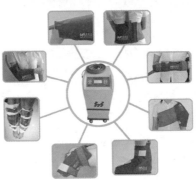

图 11-6　主机 - 连接管 - 冰囊连接图